Essentials
エッセンシャル

栄養教育論

第5版

坂本達昭 井上広子 早見直美 編
Sakamoto, Tatsuaki　Inoue, Hiroko　Hayami, Naomi

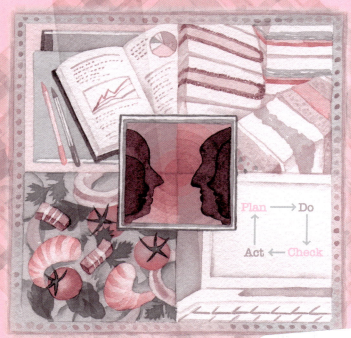

医歯薬出版株式会社

■編集者

坂本達昭　SAKAMOTO, Tatsuaki　熊本県立大学環境共生学部環境共生学科，准教授
井上広子　INOUE, Hiroko　東洋大学食環境科学部健康栄養学科，教授
早見直美　HAYAMI, Naomi　大阪公立大学大学院生活科学研究科，准教授

■執筆者（執筆順）

坂本達昭　SAKAMOTO, Tatsuaki　上記に同じ
長島万弓　NAGASHIMA, Mayumi　元中部大学応用生物学部食品栄養科学科，教授
井上広子　INOUE, Hiroko　上記に同じ
菊地裕絵　KIKUCHI, Hiroe　国立国際医療研究センター病院心療内科，診療科長
鈴木朋子　SUZUKI, Tomoko　大阪樟蔭女子大学健康栄養学部健康栄養学科，教授
橘ゆかり　TACHIBANA, Yukari　神戸松蔭女子学院大学人間科学部食物栄養学科，教授
林　芙美　HAYASHI, Fumi　女子栄養大学栄養学部，准教授
矢埜みどり　YANO, Midori　兵庫大学，名誉教授
西岡伸紀　NISHIOKA, Nobuki　京都女子大学心理共生学部心理共生学科，教授
石川みどり　ISHIKAWA, Midori　国立保健医療科学院生涯健康研究部，上席主任研究官
早見直美　HAYAMI, Naomi　上記に同じ
吉本優子　YOSHIMOTO, Yuko　京都府立大学大学院生命環境科学研究科，准教授
川西正子　KAWANISHI, Masako　前近畿大学農学部食品栄養学科，准教授
宇佐見美佳　USAMI, Mika　羽衣国際大学人間生活学部食物栄養学科，准教授
中出美代　NAKADE, Miyo　東海学園大学健康栄養学部健康栄養学科，教授
野末みほ　NOZUE, Miho　常葉大学健康プロデュース学部健康栄養学科，教授
大関知子　OZEKI, Tomoko　大阪公立大学大学院生活科学研究科，教授
新宅賀洋　SHINTAKU, Kayo　帝塚山大学現代生活学部食物栄養学科，教授
澤部加奈子　SAWABE, Kanako　尚絅大学生活科学部栄養科学科，講師
大和田浩子　OHWADA, Hiroko　山形県立米沢栄養大学健康栄養学部健康栄養学科，教授
松本範子　MATSUMOTO, Noriko　園田学園女子大学人間健康学部食物栄養学科，教授

造本デザイン・AD
M's 杉山光章 SUGIYAMA, Mitsuaki
表紙イラスト
阿部真由美 ABE, Mayumi

第5版改訂にあたって

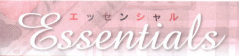

　本書の第4版改訂から間もなく，新型コロナウイルス感染症の感染拡大を受け，緊急事態宣言が出されました．このパンデミックを経て，社会は大きく変化しました．未知の感染症の蔓延に世界が混乱と不安に陥った一方で，これまでとは違う生活のありように対応すべく，デジタル化が加速し，その利便性は一気に向上しました．中でも，人工知能（AI）などの科学技術の飛躍的な進歩は，栄養情報の提供や栄養指導の手法に大きな影響を与える可能性があります．将来的には，栄養教育の方法そのものが大きく変わっていくことも考えられます．たとえば，栄養教育へのAIの活用や，オンラインで実施可能な栄養教育プログラムの普及が進むことで，より多くの人々に対して効果的なサポートが実現できるようになるかもしれません．

　とはいえ，管理栄養士・栄養士にとっては，対象者に教育を行ううえで根拠となる専門知識と，本書で扱う栄養教育の方法論の修得が必須であることは，今後も変わらないでしょう．栄養教育の目的は，対象者に知識を提供することだけではなく，健康な生活習慣を実践してもらうことにあります．そのために，対象者の行動の背後にある多様な要因について，行動科学を踏まえて理解し，より良い意思決定や行動変容をサポートする必要があります．また，健康日本21（第三次）で，ライフコースアプローチの必要性が示されたように，各ライフステージの課題に応じた栄養教育や，人々が健康になれる食環境を整備することも管理栄養士・栄養士には求められています．

　今回の第5版では，第4版改訂以降の社会状況の変化と令和4（2022）年度管理栄養士国家試験出題基準（ガイドライン）に対応するとともに，新たな執筆者の先生にも加わっていただきました．社会から必要とされる管理栄養士・栄養士をめざす皆さまに，本書をご活用いただければ幸いです．

　最後になりましたが，本書の出版にあたり，さまざまな形でご協力くださった執筆者の先生方と医歯薬出版株式会社に心から感謝申し上げ，まえがきとさせていただきます．

2024年9月

編者一同

初版―まえがき

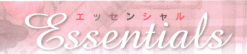

　めまぐるしく変化を続ける社会・経済の影響を受け，私たちの日々の営みはますます多様化し，個別化している．食生活からみると人々の健康・栄養状況は，過剰栄養と低栄養という2つの問題点をもったまま経過し，一部においては崩食とよばれる状況に至っている．個人を対象とする健康教育と生活環境への行政施策によって人々の健康行動を形成し，健康の保持・増進を図ろうとする理論と手法の研究により，「健康日本21」をはじめとする健康政策の推進が図られている．食生活管理の面から人々の健康づくりを担う栄養教育は健康教育の一環として行うものであり，生活習慣病予防，なかでもメタボリックシンドローム予防に重点をおく健康政策に欠かせないものである．

　新カリキュラムにおいて栄養教育は，行動科学理論と教育学の基礎を踏まえ，カウンセリング論に基づき実施することが望ましいとし，栄養指導論から栄養教育論と改称された．しかし，現時点の栄養教育論は，原論として構築されつつある時期といえる．そこで本書では，健康教育論に基づく栄養教育論として位置づけ，青少年から成人にわたる幅広い年齢層を対象として健康教育の分野で活躍している専門家に執筆していただき，食行動に焦点をあてた行動科学と教育学の基本をていねいに取り扱った．これらの理論の統合により健康的な食行動を形成し，健康の保持・増進とQOLの向上を目標とする栄養教育の方法論を簡潔に整理することができたと考えている．

　管理栄養士は人々が生き生きと生涯を送れるよう食生活管理，栄養教育を担う専門家として活躍する．本書は，栄養士法や健康増進法の理解をもってする"栄養教育マネジメント"から栄養・食生活に関する制度や食料政策などによる"食環境への積極的な働きかけ"となる栄養教育活動へと発展させて学習することをねらいとしている．その点において，管理栄養士たちが積みあげてきた具体的な教育事例を用いた実践編は，栄養学や応用栄養学，臨床栄養学を基盤とする栄養教育の方法論を提示しており，栄養教育マネジメントの実際を知ることができ専門職としての実践力が大いに培われるであろう．

　さらに，先進国の栄養状況ならびに栄養教育の国際的動向を学ぶとともに，発展途上国の栄養問題をふまえて，食を介した国際援助，ボランティア活動などについて視野を広めることも目的とした．

　本書は，医歯薬出版の協力のもとに多くの執筆者の力をいただき足掛け3年の歳月をかけてようやく完成した．その間，栄養教諭制度創設，食育基本法公布，介護保険法改正，診療報酬改定と栄養施策の大きな変革を実感しながら，今が管理栄養士の真価を発揮するときであるとの思いを新たに，本書が科学的に栄養教育活動を進めていくための一助となればと願っている．

2006年4月

編集者　春木　敏

Essentials 栄養教育論 第5版

目　次

基礎理論編

1　栄養教育の概念　　3

栄養教育の目的・目標………（坂本達昭）…3
1　栄養教育の定義 ……………………… 3
2　ヘルスプロモーション ……………… 4
　①ヘルスプロモーションとは …………… 4
　②ポピュレーションアプローチとハイリス
　　クアプローチ …………………………… 5
3　人々の健康状況と近年の健康政策 …… 7
4　食生活とその他の生活習慣 ………… 6
　■身体活動・運動 ……………………… 8
　■睡眠 …………………………………… 8
　■喫煙 …………………………………… 8

食生活の多様性 ……………………… 9
1　食物の階層 …………………………… 9
2　食物選択・食行動に影響する要因 … 10

①生物学的に決定された行動の準備要因‥10
②食体験，生理的条件づけ，社会的条件
　づけ …………………………………… 10
③個人内要因，個人間要因 …………… 11
④環境要因 ……………………………… 11
3　人々の健康と地球環境 ……………… 12

栄養教育の対象と機会
　………………………（長島万弓・井上広子）…13
1　ライフステージ，ライフスタイルから
　みた対象と機会 ……………………… 13
2　健康状態からみた対象と機会 ……… 14
3　個人・組織・地域社会のレベル別に
　みた対象と機会 ……………………… 15

2　行動科学理論と栄養教育　　（菊地裕絵）　17

行動科学理論の栄養教育への適用
　……………………………………………17
1　行動科学とは ………………………… 17
2　代表的な理論やモデル ……………… 17
　①刺激－反応理論 ……………………… 17
　②ヘルスビリーフモデル（健康信念モデル，保
　　健信念モデル） ………………………… 18
　③合理的行動理論と計画的行動理論 …… 19
　④社会的認知理論（社会的学習理論） …… 20
　　■自己効力感 …………………………… 21
　⑤トランスセオレティカルモデル
　　（行動変容段階モデル） ………………… 21
　⑥ソーシャルネットワーク …………… 23
　⑦ソーシャルサポート ………………… 23
　⑧コミュニティオーガニゼーション …… 25
　⑨イノベーション普及理論 …………… 25

⑩ヘルスリテラシー …………………… 26
⑪ヘルスコミュニケーション ………… 26
⑫プリシード・プロシードモデル ……… 26
⑬ソーシャルマーケティング ………… 27
⑭生態学的モデル ……………………… 28
3　代表的な行動変容技法や概念 ……… 28
　①刺激統制法 …………………………… 28
　②行動置換法 …………………………… 28
　③拮抗法・反応妨害法 ………………… 29
　④セルフモニタリング ………………… 29
　⑤認知再構成 …………………………… 29
　⑥目標宣言・行動契約 ………………… 31
　⑦自己効力感（セルフ・エフィカシー）… 31
　⑧ストレスマネジメント，ストレスコーピ
　　ング …………………………………… 31
　⑨ソーシャルスキルトレーニング ……… 32

viii　目次

⑩再発予防訓練…………………32

行動科学理論に基づく健康支援のプロセス………33
1 問題行動の同定………………33

2 問題行動の分析………………33
3 健康支援の計画………………33
4 実践とその結果の共有・フィードバック・修正………………34

3 栄養カウンセリング　　　　　　　　　　　（鈴木朋子）　35

カウンセリングの基本………………35
1 心理学の研究技法からみたカウンセリング………………35
①調査的面接法………………35
②相談的面接法………………36
2 カウンセリングの基本理論………37
①カウンセリングの定義………38
②援助を求めている人−クライアント……39
③援助すること−カウンセラーの役割……39
■共感的理解………………39
■無条件の肯定的配慮…………40
■純粋さ………………41
■傾聴………………42

栄養カウンセリングの特徴と基本姿勢………………42
1 栄養カウンセリングとは…………42
2 栄養カウンセリングを支える心理学的知見………………44
①カウンセリングの技法…………44

②行動の変化を促す面接法−認知行動療法………………45
③行動の変化を促す面接法−動機づけ面接法………………46
④摂食障害患者の治療や援助についての知識………………47

栄養カウンセリングの実際…………48
1 栄養カウンセリングの組み立て─個人を対象として考える………………48
①対象者との信頼関係の形成段階………49
②面接の焦点づけのための情報収集の段階………………50
③具体的な話し合いの段階…………50
④まとめの段階………………51
⑤面接の際の注意点………………51
2 家族を対象とする場合…………52
3 集団を対象とする場合…………53
①栄養教育の視点から……………53
■グループワークの具体例………53
②栄養カウンセリングの視点から………54

4 食環境づくりと栄養教育　　　　　　　　　　　55

食環境づくり………（長島万弓・井上広子）…55
1 健康づくりのための環境整備の重要性と管理栄養士の役割………………55
2 健康づくりのための食環境整備………55
①食物へのアクセス面の整備の例と留意点………………56
②情報へのアクセス面の整備の例と留意点………………58
3 自然と健康になれる環境づくりとは……60
■行動変容を促す仕掛け−ナッジ理論の応用………………60

組織づくり・地域づくりへの展開
………………（鈴木朋子）…61
1 自助集団（セルフヘルプグループ）……61
2 組織づくり，ネットワークづくり………62
3 グループダイナミクス………………63
4 エンパワメント………………63
5 ソーシャルキャピタル………………63

5 栄養教育マネジメント I 65

栄養教育マネジメントの枠組み
·····················（橘 ゆかり）···65

健康・食物摂取状況のアセスメント
·····················（橘 ゆかり）···67
1 実態把握のための調査方法·············67
①質問紙法·························67
②個人面接法·······················69
③集団面接法·······················70
　■フォーカスグループ ··········70
④観察法···························71
⑤二次データの利用·················71
2 行動記録・行動分析による
　アセスメント·····················71
3 個人要因（知識, 態度, スキル, 行動）の
　アセスメント·····················71
4 環境要因（家庭, 組織, 地域）の
　アセスメント·····················72
5 優先課題の特定···················72

6 栄養教育マネジメント II 73

栄養教育プログラムの作成 i
　─目標設定の意義と方法····（坂本達昭）···73
1 問題行動をもたらす要因を分析する·····73
2 目標設定の意義と方法···············74
3 目標の種類とその内容···············74
①結果目標·························75
②行動目標·························76
③学習目標·························76
④環境目標·························77
⑤実施目標·························77
4 栄養教育プログラムの計画···········77

栄養教育プログラムの作成 ii
　─実際の流れ·······················78
1 学習者の決定·············（林 芙美）···78
2 全体計画・プログラム案・学習指導案
　の作成·················（林 芙美）···79
①全体計画の作成···················79
②プログラム案の作成···············79
③学習指導案の作成·················80
3 期間・時期・頻度・時間の設定
　·······················（林 芙美）···84
4 場所の選択と設定·········（林 芙美）···84
5 実施者の決定とトレーニング（林 芙美）···84

6 教材の選択と作成·········（矢埜みどり）···85
①教材の必要性·····················85
②教材の種類と特徴·················85
7 学習形態の選択···········（矢埜みどり）···85
①講義形式の種類と内容·············87
②討議形式の種類と内容·············87
③参加型学習の種類と内容···········89
　■体験学習（実習）···········89
　■コンクール ···············89
　■ピアエデュケーション ·······89
　■ワークショップ ···········89
④不特定多数の集団を対象にした
　学習形態·························89
⑤個別学習に用いられる学習形態·········89

栄養教育プログラムの実施に
　必要なスキル·············（矢埜みどり）···91
1 コミュニケーションスキル···············91
2 プレゼンテーションスキル···············92

栄養教育プログラムの実施（坂本達昭）···93
1 モニタリング·····················93
2 実施記録・報告···················93

x　目次

7　栄養教育マネジメントⅢ　95

栄養教育の評価……………………………95

1　評価の目的……………（西岡伸紀）…95
- ①栄養教育の評価の目的……………95
- ②評価の定義……………………………95

2　評価のデザイン………（西岡伸紀）…96
- ①実験デザイン………………………96
- ②準実験デザイン……………………98
- ③前後比較デザイン…………………98
- ④ケーススタディデザイン…………98

3　評価の種類…………（西岡伸紀）…99
- ①企画評価………………………………100
- ②経過評価………………………………100
- ③影響評価（短期目標に関する評価）…101
- ④結果評価
　（中・長期目標に関する評価）………103
- ⑤総合的評価……………………………103

4　測定や手法の信頼性と妥当性
　……………………（西岡伸紀）…104
- ①信頼性…………………………………104
- ②妥当性…………………………………104
- ③評価の妥当性…………………………104
  - バイアス（偏り）……………………104
  - 偶然……………………………………105
  - 反応効果………………………………105
- ④内的妥当性と外的妥当性……………105

5　評価結果のフィードバック…（西岡伸紀）…106

6　経済評価………（長島万弓・井上広子）…106
- ①費用効果分析…………………………107
- ②費用便益分析…………………………108
- ③費用効用分析…………………………108
- ④感度分析と割引………………………110

7　評価指標と評価基準の設定
　………………………（坂本達昭）…110

実践応用編

1　栄養教育に活用する基礎知識と教材　（石川みどり）　113

食事摂取基準の栄養教育への活用…113
わかりやすい食事チェック教材…114

1　食品群……………………………114

2　1食または1日の献立構成を示す教材…114
- ①食事バランスガイド…………………115
- ②健康な食事……………………………115
- ③一汁三菜………………………………116

健康・栄養教育教材として
　活用する指針………………………116

1　食生活指針…………………………116

2　運動指針……………………………116

3　休養指針……………………………116

健康な食生活管理に活用する知識…117

1　食品表示法…………………………117

2　食品表示基準………………………117

3　栄養成分表示のためのガイドライン…119

4　特別用途食品………………………119

5　保健機能食品………………………120

6　外食料理栄養成分表示……………121

2　ライフステージ・ライフスタイルからみた栄養教育の実際　123

多様な場（セッティング）における
　ライフステージ別の栄養教育の展開
　　　　　　　　（早見直美）…123

1　ライフステージにおけるおもな栄養教育
　の場とその特徴………………………123

- 妊娠期・授乳期………………………123
- 乳幼児期………………………………123
- 学童期・思春期………………………124
- 成人期…………………………………124
- 高齢期…………………………………124

2 栄養教育の場としてのオンラインの活用
‥‥‥‥‥‥‥‥‥‥‥‥‥‥‥‥‥ 125

妊娠期・授乳期の栄養教育
‥‥‥‥‥‥‥‥‥‥‥‥(吉本優子)‥126

1 妊娠期・授乳期の栄養教育の特性と留
意事項‥‥‥‥‥‥‥‥‥‥‥‥‥ 126
 ■ 特性 ‥‥‥‥‥‥‥‥‥‥‥‥‥ 126
 ■ 留意事項 ‥‥‥‥‥‥‥‥‥‥‥ 127
2 妊娠期・授乳期の栄養教育のためのアセ
スメント ‥‥‥‥‥‥‥‥‥‥‥‥ 129
 ■ 基本属性 ‥‥‥‥‥‥‥‥‥‥‥ 129
 ■ 身体状況および健康状況 ‥‥‥‥ 129
 ■ 生活状況 ‥‥‥‥‥‥‥‥‥‥‥ 130
 ■ 知識,態度,価値観 ‥‥‥‥‥‥ 130
 ■ ソーシャルサポート ‥‥‥‥‥‥ 130
 ■ その他 ‥‥‥‥‥‥‥‥‥‥‥‥ 130
3 妊娠期・授乳期の栄養教育プランニング
‥‥‥‥‥‥‥‥‥‥‥‥‥‥‥‥‥ 130
 ①問題行動の抽出・要因分析‥‥‥‥ 130
 ②目標の設定 ‥‥‥‥‥‥‥‥‥‥ 130
 ③栄養教育プログラムの概要の計画‥‥ 131
 ④栄養教育案の作成 ‥‥‥‥‥‥‥ 131
 ⑤教材・教育方法の選択,学習形態の選定,
 スタッフの選定 ‥‥‥‥‥‥‥‥ 131
4 栄養教育の実施と評価‥‥‥‥‥‥ 133

乳幼児期の栄養教育‥‥‥‥(川西正子)‥133
1 乳幼児期の栄養教育の特性と
留意事項‥‥‥‥‥‥‥‥‥‥‥‥ 133
 ①乳幼児期の心身の発育・発達と栄養‥‥ 133
 ②乳児期の栄養教育 ‥‥‥‥‥‥‥ 134
 ■ 乳汁栄養期の栄養教育 ‥‥‥‥‥ 134
 ■ 離乳期の栄養教育 ‥‥‥‥‥‥‥ 135
 ③幼児期の栄養教育 ‥‥‥‥‥‥‥ 135
 ④乳幼児期の栄養教育の特徴‥‥‥‥ 136
2 食事・生活リズムの形成と栄養教育 ‥‥ 136
3 味覚・嗜好の形成と栄養教育 ‥‥‥ 137
4 乳幼児期の栄養教育のための
アセスメント ‥‥‥‥‥‥‥‥‥‥ 137
 ■ 基本属性 ‥‥‥‥‥‥‥‥‥‥‥ 137
 ■ 身体計測 ‥‥‥‥‥‥‥‥‥‥‥ 137
 ■ 生化学的検査 ‥‥‥‥‥‥‥‥‥ 138
 ■ 臨床診査 ‥‥‥‥‥‥‥‥‥‥‥ 138
5 乳幼児期の栄養教育プランニング ‥‥ 138
 ①問題行動の抽出・要因分析‥‥‥‥ 138

 ■ 授乳期 ‥‥‥‥‥‥‥‥‥‥‥‥ 138
 ■ 離乳期 ‥‥‥‥‥‥‥‥‥‥‥‥ 138
 ■ 幼児期 ‥‥‥‥‥‥‥‥‥‥‥‥ 138
 ②目標の設定 ‥‥‥‥‥‥‥‥‥‥ 138
 ③栄養教育プログラムの概要の計画‥‥ 139
 ④栄養教育案の作成 ‥‥‥‥‥‥‥ 139
 ⑤教材・教育方法の選択,学習形態の選定,
 スタッフの選定 ‥‥‥‥‥‥‥‥ 139
 ⑥栄養教育の実施と評価 ‥‥‥‥‥ 142
 ■ プログラムの実施法 ‥‥‥‥‥‥ 142
 ■ プログラムの評価法 ‥‥‥‥‥‥ 142
 ■ プログラムの修正,実践 ‥‥‥‥ 142

学童期の栄養教育‥‥‥‥‥‥(坂本達昭)‥142
1 学童期の栄養教育の特性と留意事項‥‥‥ 142
2 学童期の栄養教育のための
アセスメント ‥‥‥‥‥‥‥‥‥‥ 142
 ①健康状態‥‥‥‥‥‥‥‥‥‥‥‥ 143
 ■ 肥満および痩身傾向児 ‥‥‥‥‥ 143
 ■ 食物アレルギー ‥‥‥‥‥‥‥‥ 143
 ②食生活実態‥‥‥‥‥‥‥‥‥‥‥ 143
 ■ 朝食欠食 ‥‥‥‥‥‥‥‥‥‥‥ 143
 ■ 偏食 ‥‥‥‥‥‥‥‥‥‥‥‥‥ 143
 ■ 孤食 ‥‥‥‥‥‥‥‥‥‥‥‥‥ 143
 ■ エネルギーや栄養素の摂取状況‥‥ 143
3 学校における食に関する指導（食育）
の推進‥‥‥‥‥‥‥‥‥‥‥‥‥‥ 144
 ①栄養教諭制度の施行 ‥‥‥‥‥‥ 144
 ②学習指導要領にみる食育推進‥‥‥ 144
 ③学校給食が担う食育推進‥‥‥‥‥ 144
4 学童期の栄養教育プランニング ‥‥‥ 144
 ①食生活の課題の抽出 ‥‥‥‥‥‥ 144
 ②食に関する指導に係る全体計画の作成
‥‥‥‥‥‥‥‥‥‥‥‥‥‥‥‥‥ 145
5 食に関する指導の実施 ‥‥‥‥‥‥ 145
 ①給食の時間における食に関する指導‥‥ 145
 ②各教科等における食に関する指導‥‥ 145
 ③個別指導 ‥‥‥‥‥‥‥‥‥‥‥ 146
 ④地域の幼稚園・保育所,中学校
 との連携 ‥‥‥‥‥‥‥‥‥‥‥‥ 147
6 食に関する指導の評価 ‥‥‥‥‥‥ 148
7 ライフスキル形成に基礎を置く
食生活教育プログラム‥(宇佐見美佳)‥148
 ①問題行動の抽出・要因分析‥‥‥‥ 148
 ②目標の設定 ‥‥‥‥‥‥‥‥‥‥ 149
 ③栄養教育プログラムの概要の計画‥‥ 150

④栄養教育案の作成 ……………… 150
⑤教材・教育法の選択 …………… 150
8 栄養教育の実施と評価 …………… 150
- プログラムの実施 ……………… 150
- プログラムの評価 ……………… 150

思春期の栄養教育 ………（中出美代）…153
1 思春期の栄養教育の特性と留意事項… 153
2 思春期の栄養教育のための
アセスメント
①栄養摂取量・食品選択能力 …… 153
②やせ・肥満と適正体重 ………… 154
③神経性やせ症 …………………… 154
3 中学生・高校生の
栄養教育プランニング ………… 156
①問題行動の抽出・要因分析 …… 156
②目標の設定 ……………………… 156
③栄養教育プログラムの概要の計画… 156
④栄養教育案の作成 ……………… 157
⑤教材・教育方法の選択，学習形態の選定
………………………………… 157
4 栄養教育の実施と評価および改善… 159

ボディイメージとメディアリテラシー
………………………（早見直美）…160
ダイエットの現状 ………………… 160
ボディイメージ …………………… 161
重篤な摂食障害 …………………… 161
肥満と摂食障害の共通要因としての
ボディイメージ ………………… 161
メディアにより形成される
ボディイメージ ………………… 162
メディアリテラシー ……………… 162
思春期を対象とした包括的な栄養教育の
必要性 …………………………… 163

成人期の栄養教育 ………（野末みほ）…164
1 成人期の栄養教育の特性と留意事項… 164
①成人期の健康に関する現状と課題… 164
- 肥満とやせ …………………… 164
- 運動習慣と身体活動 ………… 165
- 睡眠 …………………………… 165
- 更年期と更年期障害について… 165
- 特定健康診査・特定保健指導（特定
健診・保健指導）………………… 166
②成人期の栄養状態の現状と課題… 166

③就業者に関する課題と取り組み…… 167
2 成人期の栄養教育のためのアセスメント
………………………………… 171
3 成人期の栄養教育プランニング……… 171
①問題行動の抽出・要因分析 …… 172
②目標の設定 ……………………… 172
③栄養教育プログラムの概要の計画… 172
④栄養教育案の作成 ……………… 172
⑤教材・教育方法の選択，学習形態の選定
………………………………… 172
4 栄養教育の実施と評価 ……………… 172

高齢期の栄養教育 ………（大関知子）…175
1 高齢期の栄養教育の特性と留意事項… 175
2 高齢者の食事摂取基準 ……………… 175
3 高齢期の栄養教育のための
アセスメント …………………… 176
4 高齢期の栄養教育プランニング……… 177
①問題行動の抽出・要因分析 …… 178
②目標の設定 ……………………… 178
③栄養教育プログラムの概要の計画… 178
④栄養教育案の作成 ……………… 178
⑤教材・教育方法の選択，学習形態の選定，
スタッフの選定 ………………… 178
5 栄養教育の実施 ……………………… 179
6 栄養教育の評価 ……………………… 179
7 介護保険制度と栄養教育
………………………（新宅賀洋）…181
①一般介護予防事業 ……………… 182
②介護予防・生活支援サービス事業… 183
③予防給付によるサービス ……… 185
④介護給付によるサービス ……… 187

傷病者の栄養教育 ………（澤部加奈子）…187
1 傷病者の栄養教育の特性と留意事項… 187
2 傷病者の栄養教育のための
アセスメント …………………… 188
3 傷病者の栄養教育プランニング ……… 188
①問題行動の抽出・要因分析 …… 188
②目標の設定 ……………………… 188
③栄養教育プログラムの概要の計画… 189
④栄養教育案の作成 ……………… 190
4 栄養教育の実施 ……………………… 191
①プログラムの実施 ……………… 191
②栄養教育のモニタリング ……… 192
5 栄養教育の評価 ……………………… 192

障害者の栄養教育 ……(大和田浩子)…195
1 障害者の栄養教育プログラムの検討 ‥ 195
①障害者の定義と現状 …………………… 195
- 身体障害 ……………………………… 195
- 知的障害 ……………………………… 195
- 精神障害 ……………………………… 195

②障害者の栄養教育の留意事項 ……… 195
- 視覚障害 ……………………………… 196
- 聴覚障害 ……………………………… 196
- 肢体不自由 …………………………… 197
- 知的障害 ……………………………… 197
- 精神障害 ……………………………… 198

2 障害者の栄養教育のためのアセスメント
……………………………………………… 198

3 障害者の栄養教育プランニング ……… 199
①問題行動の抽出・要因分析 …………… 199
②目標の設定 ……………………………… 199
③栄養教育プログラムの概要の計画 …… 200
④栄養教育案の作成 ……………………… 200
⑤教材・教育方法の選択, 学習形態の選定, スタッフの選定 ……………………… 201

4 栄養教育の実施と評価 ………………… 201

アスリートの栄養教育 ……(松本範子)…201
1 アスリートの特性と栄養教育 ………… 201
- トレーニング期（準備期）………… 202
- 調整期（試合期）…………………… 203
- 休養期（移行期）…………………… 203

2 成長期のスポーツ栄養 ………………… 203
3 アスリートの栄養教育プランニング … 204
①問題行動の抽出・要因分析 …………… 204
②目標の設定 ……………………………… 204
③栄養教育プログラムの概要の計画 …… 205
④栄養教育案の作成 ……………………… 205
⑤教材・教育方法の選択, 学習形態の選定 …………………………………… 206

4 栄養教育の評価 ………………………… 206

文献 …………………………………………… 207

索引 …………………………………………… 211

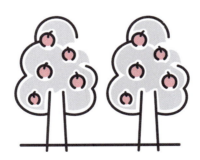

エッセンシャル栄養教育論

基礎理論編

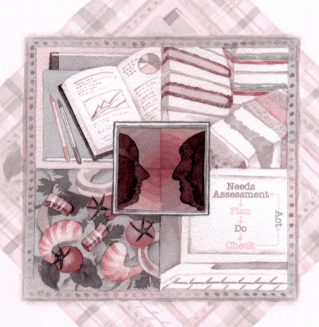

栄養教育の概念

栄養教育の目的・目標

- 栄養教育の目的は，行動科学の理論やモデルに基づいて人々の食行動を理解し，健全かつ豊かな食生活を営むことができるように支援することである．具体的には，健康的な食行動の形成や，不健康な食行動を健康的な食行動へと修正することを通じて，人々を支援することである．

- 栄養教育を行う者には，行動科学の理論やモデルに基づいた栄養教育マネジメントを展開できること，多様な生活背景，精神活動をもつ対象者にカウンセリング技法を適宜，適用できることが求められる．これらをもとに，食のもつ機能を活用し，人々が健康寿命を全うできるように支援することを目標とする．

- 健康な食生活を送ることは，生活習慣病の予防・重症化予防だけでなく，やせや低栄養等の予防の観点からも重要である．管理栄養士には，健康寿命延伸のためにも，栄養教育を通じて，人々の健康な食生活の実現を支援することが求められている．管理栄養士は，さまざまな場（セッティング）においてマネジメントサイクル（PDCA サイクル）に基づき栄養教育を実施している．

1 栄養教育の定義

- 栄養教育は，健康教育の一部である．健康教育の定義はいくつかあり，そのうち，グリーン〈Green, LW〉は，健康教育を「人々が健康につながる行動を自主的にとれるように，種々の学習の機会を組み合わせて意図的な計画のもとで支援すること」と定義している．栄養教育の定義の代表的なものに，コンテント〈Contento, IR〉による定義がある．コンテントは，栄養教育を「人々の健康やウェルビーイング〈well-being〉につながる食物選択や栄養・食関連行動を自発的に取り入れるために設計された環境的なサポートを伴う教育的戦略の組み合わせ」と定義している．健康教育と栄養教育の定義は，対象者が自主的・自発的に好ましい行動（食行動）を取れるように支援するという点において共通している．

- 管理栄養士は，栄養教育の対象者が自発的に好ましい食物選択を行えるようにするために，計画的なサポートを行う支援者である．対象者が自発的に行動を変えられるように，管理栄養士は対象者の食生活をはじめとする健康課題や検査結果だけでなく，対象者の価値観，社会経済状況などとも向き合い，対象者を総合的に理解する必要がある．また，一方的な知識の伝達に終始することなく，対象者に寄り添い，サポート

健康寿命 ▶ 健康上の問題で日常生活が制限されることなく生活できる期間のこと．
セッティング ▶ 栄養教育が行われる場をさす．保育所・認定こども園・幼稚園，小・中・高等学校，大学，地域・職域，高齢者施設等におけるライフステージ別の栄養教育が

実施されている．詳細は実践応用編（→ p.123）を参照．
PDCA サイクル ▶ マネジメントサイクルとは，目標を達成するための手順を示すもので，アセスメント，計画（Plan），実施（Do），評価（Check），改善（Act）からなる．

4　基礎理論編　1章　栄養教育の概念

することが望まれる.

- 私たちは，必要な栄養素を摂取するためだけに食事をしているわけではない．食事には，おいしさ，楽しさも求めている．"健康"を第一に考えすぎると，対象者への価値観の押しつけになりかねない．管理栄養士は，それぞれの対象者が，何のために好ましい食物選択を実現し，なぜ健康が必要であるのか，ということも考慮して，人々のよりよい食習慣の形成に貢献する必要がある.

2 ヘルスプロモーション

- 時代の変遷とともに健康施策にも変化がみられる．世界保健機関（WHO）は，1978年に採択されたアルマ・アタ宣言において，「全国民の健康水準を引き上げ，2000年までに社会的にも経済的にも生産性ある生活を可能にすること」を掲げ，プライマリ・ヘルスケアを提唱し現在に至っている.

1 ヘルスプロモーションとは

- 栄養教育は健康教育の傘下に位置づけられる．1986年にカナダのオタワにて，第1回ヘルスプロモーション会議が開かれた．そこで提唱されたオタワ憲章によって，ヘルスプロモーションは「自らの健康を，自らよりよくコントロールできるようにしていくプロセス」と定義された.

- ヘルスプロモーションが広まる以前から，食生活や運動不足の改善のための教育は実施されてきた．しかし，これらの諸課題を改善することをめざした教育だけでは，十分に成果が得られなかった．人々の生活習慣を変えるためには，個人に働きかける教育だけでは限界がある．教育だけではなく，人々を取り囲む社会環境の整備（健康に関する資源の有無やその利用のしやすさの改善，健康に関する法律の整備，経済的な措置など）も必要である.

- たとえば，たばこに関しては，喫煙できる場所を限定したり，たばこ税を増額したりする公共政策的な介入が実施されている．食生活に関しては，健康上，好ましくない食品を入手しにくくするために，食塩含有量が多い食品や加糖飲料への課税，ナトリウム・飽和脂肪酸等が多く含まれている食品の包装の前面に注意喚起を記載する対策が行われている国もある.

- このように，教育的な介入に加えて，自然に健康な食生活が送りやすい食環境を整備することで，健康増進の効果が期待できる．教育だけでなく，社会環境整備を組み合わせて行うことが，ヘルスプロモーションの特徴である．そのためヘルスプロモーションは「健康に資する諸行為や生活状態に対する教育的支援と環境的支援の組み合わせ」とも定義されている.

- オタワ憲章は，ヘルスプロモーションの戦略を示している．その5つは，①健康な公共政策づくり，②健康を支援する環境づくり，③地域活動の強化，④個人技術の開発，⑤ヘルスサービスの方向転換である．この①健康な公共政策づくり，②健康を支援する環境づくり，⑤ヘルスサービスの方向転換は，社会環境の整備に該当し，環境的支援が重要視されていることがわかる.

- 21世紀に入り，ヘルスプロモーションの定義は，「人々が自らの健康とその決定要

オタワ憲章▶身体的，精神的，社会的に健全な状態に到達するには，個々人や集団がニーズを満たし，環境を変え，対処していくことであり，ヘルスプロモーションとは，健康的なライフスタイルをさらに越えて，well-being に及ぶものである.

因をコントロールし，改善することができるようにするプロセスである」とされ，健康の決定要因が追記された（バンコク憲章，第6回ヘルスプロモーション国際会議，2005年）．

- 「決定要因」とは，健康に影響を及ぼす要因や条件をいう．時の流れとともに，これを形容する用語も使われるようになった．物的，生物学的，社会的，経済的，環境的，文化的，行動的，感情的など，カテゴリー別の要因を明確に示すものである．これらの決定要因は相互に作用しながら，保健プログラムの企画と評価の鍵となる重要な情報を提供するといわれている．
- 2015年の国連サミットでは，持続可能な開発目標（SDGs）が策定され，その17の目標のなかには，「貧困をなくそう」，「飢餓をゼロに」，「すべての人に健康と福祉を」などが組み入れられている．
- ヘルスプロモーションでは，健康な心と身体，そして健康的なライフスタイルと健康的な環境のもとに生活の質〈quality of life：QOL〉を維持，向上させ，一人ひとりが良好な状態〈well-being〉にあることをめざしている．栄養教育も同じ理念に基づき，その役割を果たすことが求められている．
- ヘルスプロモーションの考え方に基づけば，当然ながら健康は重要である．しかし，健康は必ずしも人生の最終目標ではない．健康よりも重要なものが，QOLやwell-beingである．どれだけ健康に留意した生活を送っても，一定以上の健康レベルにしかなり得ない場合でも，「生きがい」や「人生の楽しみ」を見出すことはでき

る．実現可能な健康を資源として，幸福を実現すればよい．このようにオタワ憲章は，健康は生きる目的ではなく，健康は資源であることを示している．

❷ ポピュレーションアプローチとハイリスクアプローチ

- 健康増進や疾病を予防するために，ポピュレーションアプローチとハイリスクアプローチが行われる．
- ポピュレーションアプローチとは，対象集団全体を対象として，集団全体の疾病リスクを低減させるための取り組みを意味する．ポピュレーションアプローチは，教育や情報提供だけでは限界があるため，環境整備（制度化，法的規制，物理的な環境整備等）をあわせて行うことが求められる．
- ハイリスクアプローチは，疾病リスクが高い人に対しリスクを低減する取り組みである．たとえば，健診で糖尿病と判定された人に対して，血糖管理（治療）の支援や，血糖管理のための栄養教育を行うことなどが該当する．そのため，対象となる人には恩恵が及ぶが，新たにハイリスク者になる可能性がある人は対象に含まれないため，効果は一部のハイリスク者に限られる．
- ポピュレーションアプローチとハイリスクアプローチは，どちらも重要であり，組み合わせて行うことが多い．集団全体を対象とするポピュレーションアプローチは，方法によっては健康格差を拡大させる可能性がある．ポピュレーションアプローチによる効果（リスク低減効果）は，そもそものリスクの大きさに依存し，もとからのリスクが小さい人ほど，ポピュレーションアプ

健康の決定要因 ▶ 国家内，国家間の格差の増大，新しい消費形態とコミュニケーション様式，商業化，地球規模の環境変化，都市化さらに，社会的，経済的，人口統計的変化による労働条件，学習環境，家族形態，コミュニティの文化的・社会的構造など．

quality of life（QOL）▶ 健康を資源とする生活の質，人生の質と訳し，「個人が生活する文化や価値観のなかで，目標や期待，基準および関心にかかわる自分自身の人生の状況についての認識」（WHO）と定義している．

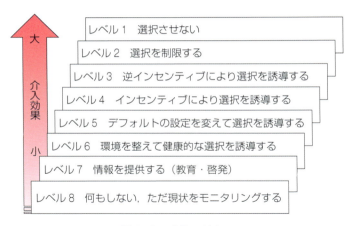

図 1-1　介入のはしご

(Department of Health: Healthy Lives Healthy people - Our Strategy for Public Health in England. 2010. p.30 の図をもとに作成された，中村正和：地域づくりにおけるポピュレーション戦略の重要性と国際的動向，月刊地域医学 30：187，2016 より)

ローチによる効果を得やすい．そもそものリスクの大きさによって，ポピュレーションアプローチによる効果の違いが生じるのはなぜだろう．

- たとえば，健康増進に関するキャンペーンや，集団を対象とした健康教室等のイベントによるポピュレーションアプローチを行ったとする．このようなイベントは，日頃から食事や健康に気を配っている人（健康リスクが低い人）ほど積極的に参加することが多く，その恩恵を受けやすい．これに対して，日頃から食事や健康に関心が低く（そもそも健康に気を配る余裕がなく）健康リスクが高い人は，このようなイベントに自発的に参加することが少なく，恩恵を受けにくい．このようにポピュレーションアプローチも実施方法によっては，リスクが低い人ばかりが健康になり，リスクが高い人は効果が得られず，健康格差の拡大につながる恐れがある．

- ポピュレーションアプローチを理解するには，アプローチの方法を介入効果により 8 つのレベルに分けて整理した「介入のはしご」が参考になる（**図 1-1**）．

- レベル 1 と 2 は，法的にある行動の選択の禁止や選択を制限することが該当する．レベル 3 と 4 は，経済的な措置（逆インセンティブやインセンティブ）による行動の誘導が該当する．レベル 5 と 6 は，よりよい選択を自発的に取れるように促すナッジを活用した方法が該当する．レベル 7 は，情報提供が該当する．

- 情報提供や教育・啓発（レベル 7）だけでなく，人々が好ましい食行動・食選択をとりやすくするために，職域，学校，地域等の各セッティングにおける課題に応じて，レベル 6 より上位の取り組みも組み合わせて行うことが重要である．

3 人々の健康状況と近年の健康政策

- わが国の主要死因は，悪性新生物，心疾患，老衰，脳血管疾患，肺炎である（図1-2）．また，介護が必要になった原因をみると，認知症が最も多く，次いで脳血管疾患（脳卒中）となっている．今後も高齢者の数は増え，介護が必要となる人も増える．健康な生活，自立した日常生活を送ることは万人の願いであり，生活習慣病予防，介護予防の観点からも，栄養教育の必要性は高い．

- 2013年度から開始した「健康日本21（第二次）」では，健康寿命の延伸・健康格差の縮小を目標として，生活習慣および社会環境の改善が進められた．実際に，健康寿命は着実に延伸しており，2010年の健康寿命は，男性70.4歳，女性73.6歳であったのに対して，2023年では，男性72.6歳，女性75.5歳であった（WHO「世界保健統計2023年版」）．

- 2023年の日本における健康寿命と平均寿命の差は，男性約9年，女性約11年であった．平均寿命と健康寿命の差は，日常生活に制限のある「不健康な期間」ともいえる．言い換えれば，多くの人は10年程にわたって何かしらの疾患を抱え，医療や介護を必要とすることになる．日常生活に制限のある「不健康な期間」をできるだけ短くするために，平均寿命を上回る健康寿命の延伸が必要である．

- 「健康日本21（第三次）」（2024年度より開始）では，「全ての国民が健やかで心豊かに生活できる持続可能な社会の実現」と

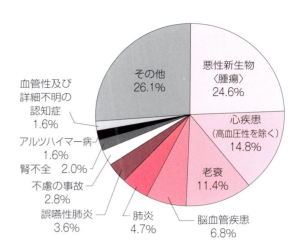

図1-2　主な死因の構成割合
（厚生労働省：令和4年（2022）人口動態統計月報年計（概数）の概況より）

いうビジョンが掲げられた．このビジョンを実現するための基本的な方向として，①健康寿命の延伸・健康格差の縮小，②個人の行動と健康状態の改善，③社会環境の質の向上，④ライフコースアプローチを踏まえた健康づくりの4つが定められた．

- 健康な食生活の実現に関する健康政策について2000年以降を振り返ると，2002年に健康増進法，2005年に食育基本法が制定されたことがあげられる．健康増進法により，大人数を対象とした給食施設に管理栄養士・栄養士を配置し，適切に栄養管理された食事を提供することが規定された．また，健康増進法に基づいて国民の健康・栄養状態を把握するために，毎年，「国民健康・栄養調査」が実施されている．食育基本法制定以降は，都道府県，市町村，関係機関・団体等により食育が推進されている．現在では，**第4次食育推進基本計画**が作成され，食育に関する施策が進められている．

第4次食育推進基本計画 ▶ 国民の健康や食を取り巻く環境の変化，社会のデジタル化など，食育をめぐる状況を踏まえ，基本的な方針として以下の3つを重点事項としている．①生涯を通じた心身の健康を支える食育の推進（国民の健康の視点），②持続可能な食を支える食育の推進（社会・環境・文化の視点），③「新たな日常」やデジタル化に対応した食育の推進（横断的な視点）．

4 食生活とその他の生活習慣

- 食生活以外の生活習慣が食生活と強く関連していることがある．たとえば，**身体活動**が増えれば，食事量も必然的に増える．起床時刻が遅くなれば，朝食を食べる時間がなくなり，朝食欠食が増える可能性がある．栄養教育を行うにあたっては，対象者の生活全般をみる必要がある．関連する生活習慣の実態をみてみよう．

■身体活動・運動

- 身体活動の実施は，心臓病，2型糖尿病，がんの予防やうつ症状の軽減に寄与している．

- 「健康日本21（第一次）」においては，「日常生活における歩数の増加」を目標としていたものの，目標は達成されず，男女共に歩数は約1,000歩減少した．この結果を受けて，2013年度からの「健康日本21（第二次）」では，日常生活における歩数の増加（1,500歩の増加）や運動習慣者の割合の増加が目標とされてきた．しかし，歩数は緩やかに減少しており，目標は達成できていない．また，運動習慣者の割合については，20～64歳の女性において，2010年と比較し2019年には有意に減少している．

■睡眠

- 十分な睡眠は心身の健康に不可欠である．2019年の経済協力開発機構（OECD）の調査によると，日本人は調査対象国（30カ国）の中で最も睡眠時間が短い．生活習慣として十分な睡眠時間を確保し，睡眠の質を高めることが望まれ，「健康日本21（第二次）」では「睡眠による休養を十分にとれていない者の割合」を15％以下に減らすことが目標であった．しかし，目標は達成されず，有意に悪化した．睡眠を妨げている要因は，性・年代によって異なり，「仕事」，「育児」，「就寝前に携帯電話，メール，ゲーム等に熱中すること」などであった．

■喫煙

- 喫煙は，多くの疾病と関係しており，予防できる最大の死亡原因である．「健康日本21（第二次）」においては，「成人の喫煙率の減少」だけでなく，「未成年者の喫煙をなくす」，「妊娠中の喫煙をなくす」ことなどが目標に設定されていた．これらはいずれも，改善傾向にある．

- 身体活動・運動，睡眠，喫煙等は，健康に直接的に関与する要因である．これらは，個々人の意思に基づくものばかりではなく，個人を取り巻く環境による影響も大きい．過酷な労働環境で，常にストレスフルな状況にあった場合，勤務後に運動をする余裕があるだろうか．ストレス解消につながる趣味や，サポートしてくれる人とのつながりがなければ，就寝前のゲームや，身近に手に入るお酒やたばこがストレス解消の手段になりやすいかもしれない．対象者の食生活を含めた生活習慣を理解するにあたっては，個人の志向だけでなく，個人を取り巻く環境などにも目を向けて総合的に理解することが望まれる．

身体活動 ▶ 安静にしている状況よりも多くのエネルギーを消費する全ての動きのこと．

食生活の多様性

1 食物の階層

- 食物は，栄養素レベル，食品・食材レベル，料理レベル等に分けることができる．私たちの体内に取り込まれる栄養素は，栄養素として摂取されているわけではない．栄養素を含む食物を加工・調理し，さらにそれらを組み合わせて食べることで，栄養素を摂取している．管理栄養士として対象者を支援するにあたっては，多様な食行動の階層を理解したうえで対象者に適した支援を行う必要がある．

- 栄養素レベルでは，エネルギー，炭水化物，脂質，たんぱく質，ミネラル，ビタミンなどを扱う．各栄養素の摂取量の基準については，「日本人の食事摂取基準」により確認することができる．多くの場合，これらの厳密な情報は，専門家向けである．

- 食品・食材レベルでは，個別の食品や食品群を扱う．必要な栄養素を食品や料理から摂取するためは，どのような食品（食品群）に，主にどのような栄養素が含まれるかを理解する必要がある．小中学校では，「3色食品群」や「6つの基礎食品群」について学ぶ．これらは，食品に含まれている栄養素や働きごとに食品を分類したものであり，それぞれの食品群（グループ）の食物を満遍なく食べることで，偏りのない食事になることを学習する．食材を組み合わせて調理を行う人にとっては，有用なツールであるが，外食や中食などを中心とした食生活を送っている人には使いにくい．

- 料理レベルでは，できあがった料理や料理が組み合わさった食事を扱う．私たちは，野菜や果物などの食物をそのままの状態で食べる場合もあるが，多くの場合は食物を組み合わせて調理し，できあがった料理を食べて栄養素を摂取している．

- 料理レベル（主食，副菜，主菜，牛乳・乳製品，果物）で，何をどれだけ食べれば，バランスのよい食事になるのかは，「食事バランスガイド」により概要を学ぶことができる．外食や中食が多い人や普段調理をしない人も使いやすい．ただし，料理は無数にあるうえ，材料や調味料の種類や量も一定ではないため，どうしても誤差が生じる．厳密さを求めるには適していないことは，理解しておく必要がある．

- 栄養教育においては，栄養素に関する知識も必要である．しかし，それだけでは十分ではない．私たちは食品や料理を介して栄養素を摂取するため，栄養素を適切に摂取するにはどのようにしたらよいか，実際に食べる状態（食品・食材レベル，料理レベル）に落とし込む知識やスキルが求められる．また，食べ方（どのように食べるのか，食べる速さ，食べるタイミングなど）についての知識やスキルも欠かせない．管理栄養士には，よりよい食生活への変容を促すために，どのようなことが必要で，どのような教材を活用したら有効であるかを判断する能力が求められる．

2 食物選択・食行動に影響する要因

- 私たちは，空腹を満たすため食事をすることもあれば，楽しみを求めたり，友人や同

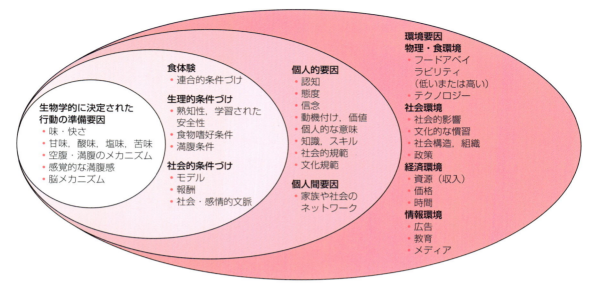

図 1-3　食物選択・食行動に影響する要因
(Contento IR 著, 足立己幸, 衛藤久美, 佐藤都喜子監訳：これからの栄養教育論. p.53, 第一出版, 2015 より)

僚との付き合いのためであったり，ストレス解消のために食事をすることもある．図1-3 に示すように，私たちの食物選択・食行動は，嗜好や感覚的要因（空腹・満腹）といった要因だけでなく，個人に関する要因（生物学的に決定されている要因，食体験により身につける要因，個人内要因，個人間要因），環境要因（社会環境，経済環境，情報環境）等から影響を受けている．

① 生物学的に決定された行動の準備要因

- 人間は，本能的に甘味やうま味を心地よく感じる．甘味は糖質，うま味はアミノ酸等の味である．これらの味は，生きるうえで重要な物質の存在を示すシグナルであり，生まれながらにしてこれらの味をおいしく感じる．一方，苦味や酸味は，毒や食物の腐敗のシグナルであり，嫌われる傾向がある．このように，私たちの味覚は，生物学的に決定された食物選択・食行動にかかわる要因である．

② 食体験，生理的条件づけ，社会的条件づけ

- 何かを食べた結果，おいしい，特段問題ないなどがわかれば，その食物は安全な食べ物であることを学習する．この学習が，生理的条件づけの一つである．一方で，おいしくない，体調が悪くなったなどの好ましくない結果が伴う場合は，その食物に対してネガティブな印象が残る．こうした経験から嗜好が形成される．
- 食体験によって，嗜好は変化する．一般的に苦味は嫌われる味であるが，一定の年齢に達し食経験を重ねると，苦味を克服し，

むしろその味を好むようになることもある．酢や果物の酸味も同様である．食経験を重ねることで，嗜好は変化する．

- 社会的条件づけは，家族や友人などの周りの人からの影響により生じる条件づけである．子どもの嗜好は，親や兄弟の影響を受けて形成される．食事を共にする人の食べ方や，声かけによっても影響を受けている．

❸ 個人内要因，個人間要因

- 個人内要因は，食物選択・食行動に影響する個人的な特徴であり，食物についての認知，信念，態度，食に関する知識やスキルなどが含まれる．そのほかにも，社会的規範，文化規範などの影響を受けている．

- 個人間要因には，周囲の人から受けるサポートや，周囲の人を観察学習することなどが含まれる．私たちは，多くの場面で誰かとつながり，そのつながりの中で生活している．食物選択・食行動は，家族，友人，職場の同僚，地域コミュニティなど，様々な人とのかかわりからも影響を受けている．

❹ 環境要因

- 環境要因には，物理的な食環境，社会・文化的な環境，経済的環境，情報環境がある．

- 物理的な食環境には，**フードアベイラビリティとアクセシビリティ**が関係している．フードアベイラビリティとは，入手可能な食物の範囲のことで，どのような食物が販売されていて，入手できる状態にあるかを意味する．フードアクセシビリティとは，

食物を入手するための店舗や飲食店へのアクセスのしやすさを意味する．アクセスのしやすさには，店舗等への物理的な距離だけでなく，店舗の営業時間，販売価格なども含まれる．

- 社会環境には，世帯構成，所属する組織の習慣や文化，文化的な習慣が含まれる．世帯構成は，同居者の有無や，一人で食事をするか，誰かと一緒に食事をするかなども食物選択・食行動に影響する．たとえば，高齢者の一人で食事をしている者と，そうでない者を比べると，一人で食事をしている者ほど，緑黄色野菜や果物の摂取頻度が低く，食品摂取の多様性が低いことが指摘されている．また，地域独自の文化的な慣習などを含めて，文化的な習慣も食物選択・食行動に影響している．

- 経済環境には，食物の価格，収入，時間等が含まれる．食物の価格や収入は，食物選択・食行動に影響を及ぼす．国民健康・栄養調査の結果から，所得別に主食・主菜・副菜を組み合わせた食事を1日2回以上食べることが，「ほとんど毎日」と回答した者の割合をみると，「ほとんど毎日」と回答した者の割合は，世帯の所得が600万円以上の世帯員に比較して，男女ともに200万円未満の世帯員で有意に低いことが報告されている．その他にも，収入が低い世帯員ほど，野菜の摂取量が少なく，炭水化物のエネルギー比率が高いことが知られている．

- また，収入に直接的に関与する要因に，職業や教育歴等があげられ，こうした要因も食行動をはじめとした生活全般に影響する要因である．その他に，時間も食物選択・

- 食行動にかかわる要因である．仮に経済的ゆとりがあったとしても，時間的余裕がない状況に陥れば，ゆっくり食事を楽しむこともむずかしくなる．
- 私たちは，日常的に多様な情報環境下におかれている．新聞，雑誌，テレビ，ラジオ，インターネットなど，様々なメディアから発信される食に関する情報は，幅広い世代の人々の食物選択・食行動に影響を与えている．情報を発信する側は，ターゲット集団に対して，効果的に情報を届けるために，情報の到達度，到達頻度，コストなどを考慮して，どのような媒体（チャネル）を活用するべきか検討したうえで情報を発している．
- 以上のように，われわれの食行動は，さまざまな要因の影響を受けている．これらに対する理解は，対象者の食行動を把握するための手がかりになる．

3 人々の健康と地球環境

- 近年では，新型コロナウイルス感染症の影響による新しい生活様式の定着やリモートワークの増加などにより，食生活にも変化が生じている．また，SDGs やパリ協定などの流れを受けて，食の持続可能性（サステナビリティ）への関心が高まっている．人々の健全な食生活の実現のみならず，適切な栄養・食生活を実現するための食環境の持続可能性を高めていくことも大切となる．
- 栄養改善の取り組みは，SDGs の栄養や健康と直接的に関係する「目標2：飢餓をゼロに」や「目標3：すべての人に健康と福祉を」だけでなく，すべての目標の達成に関連している．SDGs の達成には，栄養改善の取り組みが不可欠である．
- 国連食糧農業機関（FAO）と世界保健機関（WHO）は，2019年7月，SDGs の達成に資するものとして，持続可能で健康的な食事の実現に向けた指針を策定した．持続可能な健康的な食事には，個人の健康と well-being のあらゆる側面を向上させることに加えて，環境負荷が小さいこと，入手しやすさ，手頃な価格であることなどが重要視されている．これからの管理栄養士は，人々の健康だけでなく，地球環境へも配慮した持続可能な社会の実現に貢献することが期待されている．

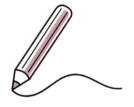

SDGs（→ p.13） ▶ 2015年9月の国連サミットで採択された「持続可能な開発のための2030アジェンダ」に掲げられた，「持続可能な開発目標（Sustainable Development Goals）」のこと．

パリ協定 ▶ 世界共通の長期目標として「世界的な平均気温上昇を産業革命以前に比べて2℃より十分低く保つとともに，1.5℃に抑える努力を追求すること」が掲げられた．

栄養教育の対象と機会

1 ライフステージ，ライフスタイルからみた対象と機会

- 栄養教育の対象をライフステージからとらえると，胎児期（胎齢9週〜誕生），新生児期（誕生〜生後4週），乳児期（生後4週〜1.5歳頃），幼児期（1.5歳頃〜6歳），学童期（6歳〜12歳），思春期・青年期（12歳頃〜20歳頃），成人期（20歳〜64歳），高齢期（65歳以降）に分類できる．

- 加えて女性の場合は，青年期後半から成人期に妊娠期・授乳期を経ることも多い．これらすべてのライフステージを対象として，健康を保持増進し，疾病を予防できる生活習慣を身につける栄養教育が求められている．とくに成長期（学童期，思春期・青年期）は第二次性徴の発現や反抗期など精神的に不安定な時期でもあり，それぞれの時期に適正な発育，発達を促すための栄養教育が，また成人期後半以降には老化にともなう身体的不調や生活習慣病の予防に重点を置く栄養教育が必要である．近年では成人期以降の職場におけるメンタルヘルスケアが重視されるなど，時代の変化にも対応しつつ，それぞれのライフステージの特徴に適した栄養教育が必要となる．

- 栄養教育の場は，家庭教育，学校教育，社会教育などいずれのライフステージに提供されるが，現状では，すべての人が等しくその機会を活用できているわけではない．それは同じライフステージにある集団であっても，住環境，経済状況，家族形態，就労業種，就労形態などにより個々人のライフスタイルは同じではないからである．

- たとえば地域保健として実施される健康教育は，日中の開催ではターゲットにしたい勤労者の人たちが参加できないので夕刻から開かれるなどの工夫もされるが，夜勤者には対応していない場合が多い．

- また，経済状況の違いは結果的に生活習慣に影響し，所得が200万円未満と600万円以上の世帯で比較すると，喫煙者の割合や野菜摂取量などに有意な差が生じてくる．

- さらには日本の子ども（17歳以下）の相対的貧困率は11.5％（厚生労働省，2022年）と，2018年よりは回復しているが，一人世帯でみると44.5％に上り，半数近くが困窮にあえぐ状況が続く（厚生労働省，国民生活基礎調査）．相対的貧困は，持ち物や衣服の状況から認知するのがむずかしく，給食のない長期の休暇明けにやせていることから発覚することもある．このことを考えると，児童を対象者として，朝食欠食の有無や朝食内容と学力に関する栄養教育を計画したとしても，対象者それぞれの家庭環境，経済状況により生活環境は異なり，ひとくくりに栄養教育を実施することは望ましくない場合もある．

- 世界の動きとしては，2015年に国連サミットでSDGsが採択され，貧困，健康・福祉，教育などの目標が掲げられた．2023年はSDGsの「中間年」である．「誰一人取り残さない」世界の実現のため，SDGsの達成に向けた取り組みを加速する必要があるとの考えのもとに「SDGsアクションプラン2023」が作成された．日本においては，就労形態による栄養教育の機会の格

ライフステージ ▶ 本文（　）内は「健康日本21」による年齢区分と国家試験ガイドラインにおけるライフステージの分け方とに対応している．

相対的貧困 ▶ 人間として最低限の生存を維持することが困難な状態である「絶対的貧困」に対して，その国の文化水準，生活水準と比較して困窮した状態のことをさす．具体的には，その世帯の所得が，その国の等価可処分所得（→ p.14脚注）の中央値の半分に満たない状態のこと．

差や経済状況による栄養格差，健康格差を縮小するためにも，**ワーク・ライフ・バランス**の実現が期待される．

- 給食以外の食事が十分にとれない子どもに対しての食事支援として民間レベルで発生した**子ども食堂**（2012年〜）は，「子どもの貧困対策の推進に関する法律」（2013年）の成立も相まってか，大きな広がりを見せている．その後，2019年（令和元年）に「子供の貧困対策に関する大綱」が閣議決定された．また，2022年6月に「こども基本法」が成立し，翌2023年5年4月に施行，同時にこども家庭庁が発足した．

- 子ども食堂は，発生当初から貧困家庭や孤食の子どもに食事を提供するという限定的な役割だけをもつものではなく，地域の高齢者や障害者，外国籍の親子なども含めた地域の交流の場としての役割も担ってきた．貧困児童への食支援は根底にあるものの，後者の役割を前面に出して「地域食堂」，「共生食堂」と名乗るものもある．取り組みの内容はさまざまであるが，栄養教育の機会として，社会教育の場としてとらえることが可能となってきている．

- このように栄養教育の実施には，ライフステージのみならずライフスタイルを考慮したうえで，おのおのの集団の特徴，問題点に焦点をあてる必要がある．

- 一度形成された生活習慣を修正し変容することは容易ではない．そのため成人期後半以降に多く発症する生活習慣病の予防には，幼児期・学童期の家庭教育，学校教育における健康的な生活習慣の形成から始め，思春期・青年期にかけて学校教育，社会教育などを通して疾病に関する正しい知識を習得し，成人期以降に具体的な健康行動を確立することが必要である．そのため栄養教育は子どもの頃から途切れることなく継続的に，そして家庭教育，学校教育，社会教育を連携しながら実施することが望ましい．

2 健康状態からみた対象と機会

- 栄養教育の対象者を健康状態からとらえた場合，疾病のない完全なる健康状態から疾病のリスクが高まった半健康状態（未病の状態），疾病の早期・進行期，そして重症期あるいは回復期の状態に分類できる．

- 未病状態の対象者には健康の保持増進と疾病の発症防止となる**一次予防**を目的とした栄養教育が，おもに公衆栄養の場においてなされる．たとえば，肥満はさまざまな生活習慣病の引き金となるため，肥満を予防するための食事指導や運動指導は一次予防にあたる．

- 疾病状態の対象者には**二次予防**として，まず，がん検診，脳ドックなどにより特定疾患の早期発見，早期治療が行われる．たとえば2型糖尿病であることが認められた段階での血糖コントロールのための「食品交換表」を用いた食事指導などは二次予防としての栄養教育にあたる．

- 疾病の重症期から回復期状態の対象者には**三次予防**として，合併症による臓器障害の予防や再発防止のための食事指導，そしてリハビリテーション（生体機能の回復や社会復帰対策）が行われる．たとえば糖尿病腎症患者に対して透析導入の遅延や防止のための食事指導は三次予防としての栄養教

等価可処分所得 ▶ 世帯の可処分所得（収入から税金・社会保険料等を除いたいわゆる手取りの収入）を世帯人員の平方根で割って調整した所得のこと．

子ども食堂の数 ▶ 2022年には7,363箇所となり，前年度から1,349箇所増加し，新型コロナウイルス感染症が指定感染症となった2020年2月以降最も多くなっている．

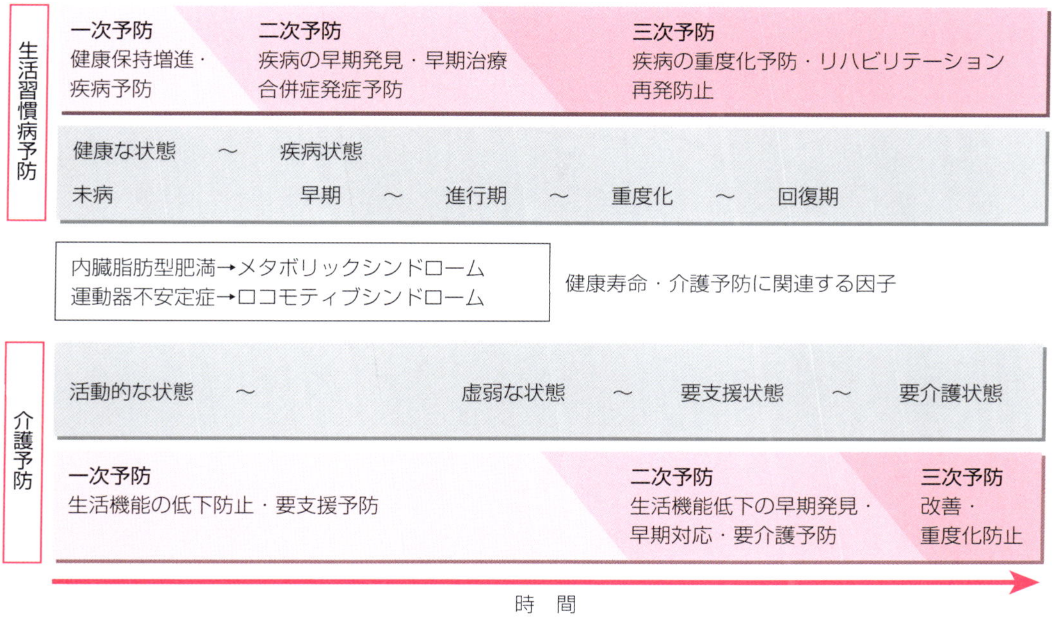

生活習慣病予防	一次予防 健康保持増進・ 疾病予防	二次予防 疾病の早期発見・早期治療 合併症発症予防	三次予防 疾病の重度化予防・リハビリテーション 再発防止

健康な状態　〜　疾病状態

未病　　　　　　早期　〜　進行期　〜　重度化　〜　回復期

内臓脂肪型肥満→メタボリックシンドローム
運動器不安定症→ロコモティブシンドローム

健康寿命・介護予防に関連する因子

活動的な状態　〜　　　　　虚弱な状態　〜　要支援状態　〜　要介護状態

介護予防	一次予防 生活機能の低下防止・要支援予防	二次予防 生活機能低下の早期発見・ 早期対応・要介護予防	三次予防 改善・ 重度化防止

時　間

図 1-4　生活習慣病予防および介護予防の関係

(厚生労働省：介護予防マニュアル改訂版，2012 より一部改変)

育の例となる.

- **高齢社会**となった日本においては，健康状態の分類を疾病の有無による段階だけでなく生活機能の状態からとらえ，要支援，要介護状態になることを防止するという考え方もある.

- **図 1-4** は高齢者の健康寿命を延ばし，QOL を高めていくための生活習慣病予防と介護予防の関係を図示したものである．上段は健康状態を生活習慣病の発症の有無でとらえ，下段は生活機能の状態からとらえている．後者は，活動的な状態から虚弱な状態，要支援状態，要介護状態と分類し，活動的な状態の対象者には一次予防としての生活機能低下の防止を，虚弱な状態から要支援状態の対象者には二次予防として要介護状態になることの防止を，そして

要介護状態の人には三次予防として重度化防止を目的とする栄養教育を実施することになる.

- このように高齢者の場合は**介護保険制度**（⇒ p.181 参照）において予防重視型システムが構築され，栄養教育の機会が設定されている．自立支援型ケアマネジメントおよび要介護の重症化予防への取り組みが要介護（要支援）認定率を低下させた自治体の例を**図 1-5** に示す.

3 個人・組織・地域社会のレベル別にみた対象と機会

- 栄養教育の対象者の最小単位は個人であり，栄養教育の実施にあたっては個々人の特性，状態に合わせたエビデンスに基づく

テーラーメイド栄養教育（→ p.16）　▶一人ひとりの状態に合わせたきめの細かい栄養教育をさす場合と，とくに疾病とかかわる遺伝子診断を用いてその遺伝子の有無を考慮した個別対応の栄養教育をさす場合とがある.

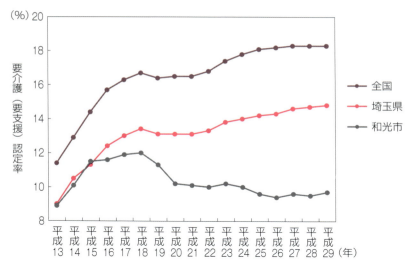

図1-5　介護保険事業の先進的取り組みにより要介護認定率が低下した埼玉県和光市の例
和光市では，平成14年から介護予防事業が開始され，全国に先駆けて地域ケア会議を開催するなど，介護保険事業においてさまざまな先進的な取り組みが行われてきた．その結果として，1号被保険者における要介護（要支援）認定率（平成29年）は，全国平均18.3％に対して9.7％と低い水準を保っている．
（和光市：高齢者等の現状―第1回和光市長寿あんしんプラン策定会議資料―，2008；同，2017より作成）

栄養教育（EBN）を実践することを基本として，対象者との信頼関係を築きながら対象者中心の栄養ケアプランを提案するいわゆるテーラーメイド栄養教育が望ましいことはいうまでもない．

- しかし，栄養教育の対象を個人レベルとする場合でも，栄養教育目標の達成は個人の努力だけでは困難な場合もあり，最も身近な家族の協力や個人が属する組織（教育機関や職場など）の人々の協力は大きな支えとなる．さらには個人の属する地域社会の健康づくりへの意識や環境整備への積極性なども，対象者の健康行動の確立に大きな影響を及ぼし，QOLの向上に寄与する．
- すなわち，栄養教育目標の達成には，当事者だけでなく家族や組織への栄養教育も必要であり，地域社会における環境整備が重要となってくる．ヘルスプロモーション（⇒p.4参照）の目標実現のための活動方法にも，健康を支援する環境づくりや地域活動の強化があげられ，ソーシャルキャピタル（⇒p.63参照）の強化が重視されてきている．先にも述べた「子ども食堂」は，食の支援として始まったが，子どもだけでなく地域住民の居場所として，また高齢者等の孤立対策として重視され，行政，社会福祉協議会，生産者，民間企業，フードバンク，宗教法人など，さまざまな組織と連携を取りつつ，ソーシャルキャピタルの強化につながる取り組みとなっている．
- さまざまなライフステージ，ライフスタイルにある人々の健康行動を支援し，QOLを向上させるには，個人への支援はもちろんのこと，学校，職場を含む地域全体の健全な生活環境の整備，構築が不可欠となる．

EBN ▶ Evidence Based Nutritionの略．エビデンスに基づく栄養学であるが，あえてエビデンスに基づく栄養教育と置き換えた．さらに，医療分野においてEBM（Evidence Based Medicine：エビデンスに基づく医療）とNBM（Narrative Based Medicine：物語と対話による医療，すなわち患者との対話と信頼関係を重視し患者の抱えている問題に対して全人的にアプローチしていく手法）は患者中心の医療に必要であるとされてきている．栄養カウンセリングの手法は，NBN（Narrative Based Nutrition）と置き換えることができると考える．

2 行動科学理論と栄養教育

行動科学理論の栄養教育への適用

1 行動科学とは

- 行動科学とは，人間の行動に関する一般法則を明らかにしようとする学問であり，心理学をはじめとして社会科学や自然科学などを含む包括的・学際的な概念である．
- 医学領域では，患者の行動や心理を理解し，適切なコミュニケーションを行うための基本的な理論として位置づけられる．
- 栄養教育においては，とくに行動変容を効果的に促すために，行動科学理論に基づくアプローチが必要となる．

2 代表的な理論とモデル

1 刺激−反応理論

- 経験によって生じる持続的な行動の変化を学習と呼ぶ．学習が生じるメカニズムとして代表的なものが，レスポンデント条件づけ，オペラント条件づけ，観察学習（⇒ p.20 参照）である．
- レスポンデント条件づけは刺激と情動反応や生理的反応とを結びつけ，オペラント条件づけは刺激と自発的行動を結びつけるものであり，栄養教育に応用するのはおもにオペラント条件づけである．

- オペラント学習理論は，スキナー〈Skinner, BF〉により提唱されたものである．環境条件となる先行刺激，行動，行動にともなって生じる結果という3つの要素の関係を三項随伴性と呼ぶ．また，この枠組みに基づいて行動を分析することを行動分析（ABC 分析）と呼ぶ．
- 行動にともなって好ましい結果が生じ，それにより行動の生起率（行動を起こす確率）が高まることを強化と呼ぶ．強化には，好ましいもの（報酬：賞賛，物質的なもの）が出現する正の強化と，好ましくないもの（罰）が消失する負の強化がある．このようなメカニズムで行動の生起率が増加することをオペラント強化と呼ぶ．反対に，行動にともなって好ましくない結果（好ましいものが消失し，好ましくないものが出現する）が生じて行動の生起率が低くなることを弱化と呼ぶ．
- 栄養教育においては「望ましくない行動の先行刺激を同定してそれを避けることで行動を減らす（刺激統制）」，「望ましい行動を行った場合に好ましい結果がともなうようにその人にとって報酬となりうるものを設定する（オペラント強化）」という形で活用される．
- 例 子どもが野菜を食べたらカレンダーにシールを貼るという約束にしたら，野菜を食べるようになった〔行動の結果，好ましい結果を（意図的に）生じるようにして，

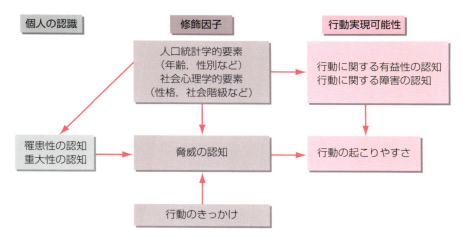

図2-1 ヘルスビリーフモデル（健康信念モデル）

行動を強化〕．
- **例** 職場で昼食時にサラダを食べるようにしたが，同僚からめずらしいとからかわれて嫌な思いをしたのですぐにやめてしまった（行動の結果，好ましくない結果が生じて弱化）．

❷ ヘルスビリーフモデル（健康信念モデル，保健信念モデル）

- 当初，このモデルは，検診受診行動（なぜ人々は検診を受診しないのか）を解明するために考案されたが，現在では，さまざまな健康関連行動に応用されている．
- **信念**とは，人がある事柄に対して抱く認知的反応のことで，すなわち，どのように対象をとらえているかということである．必ずしも，客観的に見て正確であったり，理性的であったりするとは限らない．
- **ヘルスビリーフモデル**（図2-1）では，疾患や標的としている行動に関する信念のバランス，つまり，疾患をどの程度脅威に思うかと，行動をとることによるメリット・デメリットの自覚とのバランスにより，行動の起こりやすさが決定されると考える．
- **脅威の認知**：罹患性の認知と重大性の認知の統合により生じる．
- **罹患性の認知**：自分がその疾患についてどの程度かかりやすいと考えているかに関する信念．
- **重大性の認知**：その疾患にかかることがどの程度大変なことかに関する信念．健康面の支障だけでなく仕事や家庭への影響といった心理社会的な影響も含む．
- **行動に関する有益性の認知**：標的としている行動（例：検診受診）をとることで疾患罹患のリスクや重大さをどの程度減らせるかについての信念．医療費の節約のような健康と直接関連しないものも含む．
- **行動に関する障害の認知**：標的としている行動をとることで生じるコストに関する信念．この場合のコストは，金銭的，時間的なものだけでなく，不快感や不便のような心理的なものも含む．
- 初期の理論では，周囲からの促しなどの

「行動のきっかけ」が，脅威の認知を高める要素としてモデルに含まれていた．しかしながら，生活習慣のような長期的行動の変容を考える際にはむしろ自己効力感（⇒ p.21 参照）の寄与のほうが重要視されてきている．

- ヘルスビリーフモデルに基づく介入としては，次のような方法でそれぞれの信念に対し働きかけを行う．
  ①実際のリスクを同定し，疾患罹患可能性の認識との乖離を修正する．
  ②疾患の重大性を具体的に明らかにする．
  ③取るべき行動を明確にし，それによりどのような利益が得られるかを示す．
  ④行動をとるにあたっての障害を明らかにし，誤った情報は修正し，また援助によって障害を減らしていく．

- **例** 健康診断で高血圧症を指摘され，生活習慣を改善をしてきたが十分な改善がみられず，降圧薬の内服を勧められている患者の「降圧薬の内服開始」という行動変容の起こりやすさに関して，患者の発言をヘルスビリーフモデルに基づき整理して考える．

- 高血圧症が続くと脳梗塞や心筋梗塞が起こりやすくなるというが，痛くもかゆくもないし自分がそうなるとは思えない（罹患性の認知が低い）→脳梗塞や心筋梗塞の発症リスクについて示す

- ただ，脳梗塞になったら後遺症が残ったりしてとても大変だろうとは思う（重大性はある程度認知されているが不十分）→脳梗塞や心筋梗塞の死亡率も含め情報提供し，生命予後や生活に与える影響を具体的に十分に理解してもらう

- でも，降圧薬を飲んで本当に血圧が下がる

んだろうか（行動に関する有益性の認知が低い）→降圧薬の効果についてデータを示す

- 毎日ずっと薬を飲み続けたり，毎月通院したりするのは面倒だ（認知している障害が高い）→通院しやすい診療所の情報を提供する

❸ 合理的行動理論と計画的行動理論

- 合理的行動理論と計画的行動理論（図2-2）は，フィッシュバイン〈Fishbein, M〉，アズゼン〈Ajzen, I〉によって提唱された理論である．これらの理論では，人が行動を起こすときには，その前に行動意図があり，その行動意図を決定する要因が，行動に対する態度であり，主観的規範であり，行動コントロール感であるとしている．

- 「行動に対する態度（例：乳癌検診を受けることに対する態度）は，行動の対象に対する態度（例：乳癌に対する態度）よりも，行動を予測する因子として優れている」という考えに基づく．

- 行動が実行されるかどうかの背景にある行動意図を決定する要因として，動機に関するいくつかの概念を用いてモデル化した．当初，合理的行動理論がまず提唱され，その後「行動コントロール感」が弱い場合には，行動意図だけでは行動を予測できないことから，行動コントロール感も含めて拡張した計画的行動理論が提唱された．モデルに含まれていない要因（例：文化や環境などの外的要因）も行動に影響は与えるが，直接説明するのではなく，モデルに含まれる概念を介して影響するとされる．

- 栄養教育においてこの理論を適用する際に

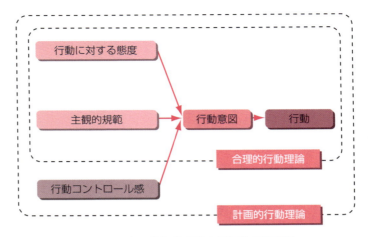

図2-2　合理的行動理論と計画的行動理論

は，まず，その人の行動についてそれぞれの概念である「行動に対する態度」，「主観的規範」，「行動コントロール感」を評価していき，影響が大きいと思われるものからアプローチすることが効果的である．
- **例** 肥満症患者に対して減量のため「間食をやめる」という目標を立てて支援している場合のアプローチの例を示す．

「行動に対する態度」へのアプローチ：「これまでの間食量からすると摂取エネルギーが○kcal減りますから，1週間で○kgくらい減量の変化が期待できますね」，「続けると健康診断の結果もよくなると思いますよ」

「主観的規範」へのアプローチ：「先日お見えになったご家族もだいぶ心配されて，元気に過ごすために間食をやめるのを応援したいとおっしゃっていましたね」

「行動コントロール感」へのアプローチ：「間食をする代わりに何をするか考えておくと，やめやすくなりますよ」，「この前は間食しないで3日間過ごせていましたね！」

4　社会的認知理論（社会的学習理論）

- バンデューラ〈Bandura, A〉によって当初，社会的学習理論として提唱され，後に**社会的認知理論**と改名された．社会的認知理論では，人間の行動を理解する際に，行動・個人的要因（認知を含む）・環境の3つの要素が相互に作用し合うと理解する立場（相互決定主義）をとる．
- 社会的認知理論は，健康行動にかぎらず広く人間の社会的行動に適用される．自分に直接報酬が与えられなくても，他人の行動の観察（モデリング）と**他人への報酬（代理強化）**により学習が可能であることを示している．また，**自己効力感**（セルフ・エフィカシー）という概念を提唱したことなどが特徴的である．
- 社会的認知理論における主要な概念には，以下のようなものがある．
- **観察学習**：他人の行動とそれに続く結果をみることにより行動を習得すること（代理的報酬，代理的体験とも呼ぶ）．複雑な行

他人への報酬（代理強化） ▶ 自分自身が行動をしたり，その結果好ましいことが自分に対して起こったりする（報酬）のではなく，他人の行動とその結果好ましいことがその他人に対して生じていることを観察することで，行動が強化されること．

動を学習するときには，オペラント強化では試行錯誤の過程が必要だが，観察学習ではより効率的に学習可能と考えられる．

例 給食で正しく箸を使って食事する友達が先生にほめられているのを見て，自分も箸を正しく使うようになった．

● **強化**：行動にともなう反応によりその行動を生起しやすく，あるいはしにくくすること．直接強化（例：オペラント条件づけ）だけでなく代理的強化（例：観察学習），自己強化も含まれる．また，外発的強化と内発的強化という分類もされる．外発的強化は一般に人々にとって価値があると思われるものやことで強化することである．内発的強化はその人自身の価値・意味づけ，自分で自分自身に報酬を与えることにより生じる強化である．外発的強化は，たとえば介入プログラムの参加の促進には有効であるが，行動を長期的に変化させる場合には奏効は期待できない．

● **結果期待**：結果に対するその人の価値評価（肯定的なもの〜否定的なもの）であり，行動の決定要因となる．

■自己効力感

● 自己効力感（セルフ・エフィカシー，効力期待）は，「自分はこのような行動についてはここまでできるだろう」という自分の遂行能力に対する自己評価のことである．

● 自己効力感は，大きさ（あるいは水準：どの程度までできると思うか），強さ（自己評価についてどの程度確信をもっているか），一般性（行動の対象や状況が異なっても行動できると思う普遍性があるか）という3つの次元をもつ．

● 自己効力感は，以下の4つの情報源をもとに高まる．したがって，自己効力感を高めるにはそれぞれの情報源に応じた介入が考えられる．

自己の成功体験（自身の以前の体験）：過去に同様の行動をうまくやることができたという体験．それにより，またうまくできるであろうと思う．

代理的体験（他者の行動の観察，モデリング）：他者の行動を観察することにより，自分もうまくできるであろうと思う．とくに多少の困難があっても遂行できる姿，複数の人が遂行できる姿を観察すると効果的である．

言語的説得（他者からの励まし）：ほかの人から，うまくできると思うと説得力をもって言われたり，似たようなケースについて話を聞いたりする．自分で自分に言い聞かせることも同様の効果をもつ．

生理的・情動的状態（行動に関する情緒的・身体的反応）：行動するにあたって緊張してどきどきしたり，とても不安になったりする場合は，行動がうまくできないように感じてしまう．しかし，それとは反対に心地よい感じをともなうようなら自信が高まる．

⑤ トランスセオレティカルモデル（行動変容段階モデル）

● トランスセオレティカルモデルは，1979年にプロチャスカ〈Prochaska, JO〉により提唱されたモデルである．トランスセオレティカル，すなわち「理論横断的」という名称が示すように，心理療法や行動変容に関するさまざまな理論を統合させた理論

22　基礎理論編　2章　行動科学理論と栄養教育

表2-1　トランスセオレティカルモデルの行動変容段階と各段階で変容するプロセス

ステージ	定義	変容しているプロセス
無関心期（前熟考期）	近い将来（通常6カ月以内）に行動を起こそうという意志のない段階	意識の高揚，感情的経験，環境の再評価
関心期（熟考期）	近い将来（通常6カ月以内）に行動を起こそうという意志のある段階	
準備期	非常に近い将来（通常1カ月以内）に行動を起こす意志をもっている段階	自己の再評価 自己の解放
実行期	最近（6カ月以内）行動に一定の変化が生じている段階	
維持期	一定期間（6カ月を超えて）行動の変化が続いている段階	行動置換，援助関係の利用，強化マネジメント，刺激統制

である．当初は喫煙と禁煙に関する行動を説明するモデルとして始まったが，さまざまな健康関連行動に対象を広げて応用されている．

● トランスセオレティカルモデルは，**行動変容段階モデル**と呼ばれることもある．行動変容はある一時点で生じるものではなく，複数の段階があること，また一方向に進むだけではなく，それぞれの段階を行きつ戻りつしながら行動変容が生じていくこと，それぞれの段階によって異なる変容のプロセスが機能していること（したがって，介入をする際も段階に適合したアプローチが必要になる）というのが基本的な考え方である．

● 対象者が現在どのステージにいるかを把握すると，対象者の行動変容と維持を促すための働きかけ方が考えやすくなる．セオレティカルモデルでは，ステージを1つ進めるための有効な支援方法が行動変容プロセスとして示されているため，対象者がどのステージにいるのか，**準備性**を見極めて，そのステージに応じた支援をすることがで

きる．

このモデルの5つのステージを以下に示す（表2-1）．

● **無関心期（前熟考期）**：近い将来（通常は6カ月以内とされる）に行動を起こそうという意志のない段階である．行動について知識が十分にない人だけでなく，何度も行動を変えようとチャレンジしたが失敗してあきらめている人や，自分の健康リスクについて直面することが不安で行動を変えることを考えるのを避けている（「否認」と呼ばれるような場合）人も含まれる．

● **関心期（熟考期）**：近い将来（通常6カ月以内）に行動を変えよう（起こそう）という意志のある段階である．行動を変える（起こす）ことのメリットを意識している一方で，デメリットにも敏感な時期である．両者のバランスがとれていないと，長くこの段階にとどまり，慢性的な熟慮，行動の先送りと呼ばれるような状態になることもある．

● **準備期**：非常に近い将来（通常1カ月以内）に行動を起こす意志をもっている段階

準備性 ▶ 行動についてどのように考え，感じ，動機づけられているかという心の準備状態のこと．

である．禁煙外来や減量外来などに応募する人たちはこの段階と考えられる．

- **実行期**：最近6カ月以内に，行動に一定の顕在的な変化が生じている段階である．従来は変化が生じれば行動変容が達成されたと考えることが多かったが，トランスセオレティカルモデルでは1回変化が生じただけでは，まだ行動変容を達成したとはとられない．とくに，一定期間，安定して実践されないと健康への寄与にはつながらないような行動を扱う場合，確実な行動の継続のためにはさらに段階を進める必要がある．

- **維持期**：一定期間（6カ月を超えて）行動の変化が維持され，実行期に比較し逆戻りせずに変化を維持できるという確信が強い段階である．

- このほかに完成期として，誘惑に負けず高い自己効力感をもち，不健康な行動に戻ることはない段階を想定することもあるが，そのような段階は現実的ではないとされることもあり，一般には維持期までとすることが多い．

- 変容のプロセスとは，人々が各行動変容段階を移行していく際に潜在的に機能している，もしくは利用している過程のことである．各段階に応じて機能しているプロセスは異なる．変容のプロセスは認知的方略と行動的方略に分けられ，初期（無関心期～準備期）には認知的方略が，後期（実行期～）では行動的方略が効果的とされている．変容のプロセスを**表2-2**および**表2-3**に示す．

- 意思決定バランスは現在の行動を変えることの恩恵（メリット）と負担（デメリット）の自覚的なバランスであり，後期の段階になるほど恩恵の知覚は高く負担の知覚は低くなる．

- トランスセオレティカルモデルにおいても自己効力感の関与が想定されており，自己効力感の増加が後期の段階への移行につながるとされている．

❻ ソーシャルネットワーク

- **ソーシャルネットワーク**は，その人を取り巻き網目のように存在する社会的なつながりのことである．構成するメンバーが節（ノード）であり，節と節の結びつき（リンク）に沿ってさまざまな資源が移動する．

- 結びつきには，強さ，頻度，相互性，親密度，多様性，持続性などの特性が，またネットワークには，大きさ（メンバーの数），密度（結びつきの程度），有界性（家族や職場などの従来の構造によって特徴づけられる程度），均質性（メンバーの類似性）などの特性がある．ソーシャルネットワークの構造や性質により資源の流れも変わり，個人の行動や健康にも影響を及ぼす．

❼ ソーシャルサポート

- 周囲の人から受ける有形無形の援助のことを**ソーシャルサポート**と呼ぶ．機能面からみた分類として，**情動的サポート**（共感や愛情などで，親密な人からのことが多い），**道具的サポート**（物品や労働を提供するなどの見える形でのサポート），**情報的サポート**（問題解決のための情報の提供），**評価的サポート**（意思決定における援助や

表 2-2　変容のプロセス（認知的方略）

名称	説明	プロセスに基づく介入の例
意識の高揚	健康問題や行動についての情報やフィードバックを得る.	資料を読むことを勧める. 簡単な一般的知識を提供する.
感情的経験	問題となる行動に関連して生じる否定的な結果についての強い情動を体験する（それにより，その情動体験を軽減するべく，望ましい行動をとる方向へと動機づけがされる）.	喫煙を続けていて心筋梗塞になった人のことを想像し，どんな苦痛を体験したか考えてもらう. ロールプレイなどを利用すると想像しやすくなる.
環境の再評価	自分の行動が，身の回りの人などの社会的環境にどのような影響を与えているかの感情的評価，認知的評価を改めて考える.	喫煙によって周りに与えている影響についてや，禁煙することで与える影響について，考えてもらう.
自己の再評価	問題となる行動に関連して自分自身の感情的評価，認知的評価を改めて考える. 自分の価値観をはっきりさせ，お手本となるような人を参考にしたりイメージ化したりして考える.	運動不足のままの自分が今後どうなるかと，運動を行うと今後自分がどうなるかを，イメージして評価してもらう.
社会的解放	問題となる行動に関して，社会ではどのようにとらえられているのかに目を向け，受け入れ，利用していく.	運動不足に対する世間のとらえ方について紹介する. 多くの人が参加する運動イベントに自分も参加してみて，ほかの人の様子や盛り上がりを知ることを勧める.

表 2-3　変容のプロセス（行動的方略）

名称	説明	プロセスに基づく介入の例
自己の解放（コミットメント）	自分は変われるのだと決意し，行動変化についての意思表明や約束を明示的に行う.	家族に禁煙を宣言する. みんなの目につくところに目標歩数を書いた紙を貼る.
行動置換	問題行動をより健康的な行動で置き換える.	間食したいと思ったら代わりにお茶を飲むようにする. エレベーターを使用する代わりに階段を使う.
援助関係	他者からの思いやり，信頼関係，支援などのソーシャルサポートを利用する.	一緒にランニングしてくれる人をみつける. 運動を行う間，子どもを預かってくれる人を探す.
強化マネジメント	行動が起きなかった，あるいは起きた場合に報酬（や罰）を随伴させて強化する.	1カ月禁煙が続いたら自分に褒美をあげる.
刺激統制	不適切な行動が起きるきっかけを取り除く. 適切な行動が起きるきっかけをつくる.	テーブルにお菓子を置くのをやめる. 玄関に運動靴を置く.

適切なフィードバックによる援助自己評価に関連するサポート）に分けられる.

● ソーシャルサポートの評価にあたってはその資源（リソース）がどの程度存在するかだけではなく本人がソーシャルサポートをどの程度利用したいと考えているか，利用できているかという視点も必要である.

⑧ コミュニティオーガニゼーション

- **コミュニティオーガニゼーション**は，健康と社会の問題に関する**コミュニティ**主導のアプローチである．コミュニティに存在する課題の解決だけでなく，課題を同定するところからコミュニティのメンバー自身が行うなど主体性をもつことが特徴である．

- コミュニティオーガニゼーションにおける主要な概念としては，以下のようなものがある．

  参加：コミュニティのメンバーが互いに対等なパートナーとして関与すること．

  エンパワメント：個人や組織が，自分たちの生活の質を向上させるための自信やスキルを獲得していく社会活動のプロセス．

  コミュニティキャパシティ：コミュニティが課題を同定し，力を動員し解決に向けて取り組むことを可能にするコミュニティの特性，能力．

  課題選択：コミュニティメンバー自身が，ニーズや自分たちのもつリソースなどに基づき具体的で実現可能かつ直接的な課題を同定すること．

- コミュニティオーガニゼーションは，課題を解決していく（タスク志向）だけでなく，課題に取り組むプロセスを通じて，結束力やコミュニティキャパシティを向上させることができる（プロセス志向）．

⑨ イノベーション普及理論

- **イノベーション普及理論**は，革新的な概念や商品，実践が，社会のなかで，あるいは社会から社会へとどのように広がっていくかに関する理論である．

- たとえば，革新的な介入プログラムが開発されたとしても，それに参加する人がいなければ，効果は発揮できず，健康の改善にはつながらない．いかにしてこのプログラムを人々に普及させるかをこの理論を適用して考えていく．

- イノベーションの普及の速さや広がる範囲にかかわる要因としては，以下のようなものがあげられている．

  相対的優位性：従来のものと比較しての優位性．

  適合性：対象にする集団に適合したものかどうか．

  わかりやすさ（複雑性）：どの程度簡単に実施できるか．

  試行可能性：あらかじめ試してみることができるか．

  可観測性：イノベーションの結果は簡単に観察・測定できるか．

- この理論によると，イノベーションが普及していく過程として，まずごく一部の**イノベーター**（革新者）に始まり，早期採用者，早期多数採用者，後期多数採用者，遅滞者と広がっていくとしている．したがって，イノベーター・早期採用者に適しており，かつ周囲に影響力をもちそうな人々をまず対象にしていくと効率的である．

- **例** 新しい減塩レシピ集の普及を進める場合，イノベーション普及理論に基づくと，従来のものより安価に済むことを示す（相対的優位性），高血圧症に関する講演会の聴衆を対象に案内する（適合性），すべて写真付きで説明がていねいであることを強調する（わかりやすさ），試食会を行う（試行可能性），減塩レシピでつくった料理

の写真がSNSにアップロードされているのを見る（可観測性）などの工夫が考えられる.

❿ ヘルスリテラシー

- ヘルスリテラシーとは，健康に関する情報を理解し，活用できる力をさす言葉である．より基本的なものから順に，**基本的・機能的ヘルスリテラシー**（医療者の説明を聞いたり読んだりして理解する力），**伝達的・相互作用的ヘルスリテラシー**（健康に関する情報を探したり，人に伝えたり，情報を活用したりする力），**批判的ヘルスリテラシー**（健康に関する情報を批判的に吟味する力）と分類される.

- 厚生労働省の「保健医療2035」においても，患者が主体的・協同的に医療の選択にかかわれるようにするための一つの施策としてヘルスリテラシー向上があげられている.

- また，患者とのコミュニケーションにおいては患者のヘルスリテラシーを把握し，それに配慮したコミュニケーションが必要である.

⓫ ヘルスコミュニケーション

- **ヘルスコミュニケーション**は，医療従事者と医療消費者の間，もしくは医療従事者間や医療消費者間での，健康に関するコミュニケーションのことであるが，介入や健康問題への取り組みのために，個人や集団に対してコミュニケーションを活用することをさすこともある.

- たとえば，研究成果をどのようにしてわかりやすく正確に人々に伝えるか，医療従事者と医療消費者が良好にコミュニケーションを行うにはどのようにすればよいかなどである.

- 個人レベル，グループレベル，コミュニティレベル，政策レベルとさまざまなレベルがあり，各レベルに応じたコミュニケーションを扱う．それぞれのレベルや目的に応じて，適切な内容や適切なコミュニケーションチャネル（コミュニケーションの経路：たとえば口コミやマスメディア，電話，電子メールなど多様）を選択することで，効果的なコミュニケーションが可能になる.

⓬ プリシード・プロシードモデル

- **プリシード・プロシードモデル**（**図2-3**）は，理論ではなく，課題の同定から計画の策定，実施と計画の評価をどのような手順で進めていくかの道筋を示したものである．最終的なアウトカムである生活の質（QOL）から遡るように関連する要因を評価して計画を策定し（PRECEDE：第1～4段階），計画の実施後は逆に最終的なアウトカムであるQOLに至るまで段階を追って評価していく（PROCEED：第5～8段階）.

- **第1段階　社会アセスメント**：人々のニーズやQOLの認識を明らかにする.

- **第2段階　疫学・行動・環境アセスメント**：コミュニティにとって優先順位の高い健康課題を同定する．当該健康問題に寄与する諸要因として，行動要因・環境要因・生物学的要因・遺伝的要因などを重要度や変容しやすさなども含めて評価する.

- **第3段階　教育・エコロジカルアセスメ**

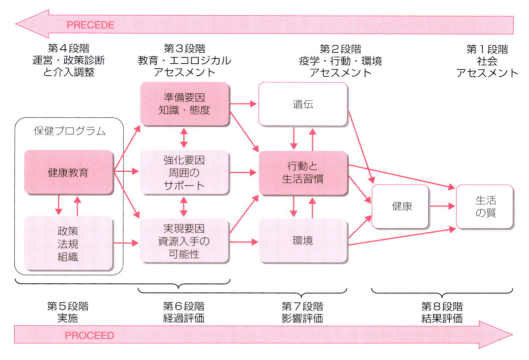

図2-3　プリシード・プロシードモデル

ント：変化のプロセスを開始し継続していくうえで重要な要因を同定する．**準備（前提）要因**（行動に先行する，動機づけや根拠を与える要因．知識，態度，信念，価値観など），**実現要因**（動機づけから行動の実践へと可能にするための要因．スキルや利用可能な人的・物的資源，社会資源の利便性，入手可能性など），**強化要因**（行動の強化に関する要因で，報酬や罰，仲間がいること，家族の支援など）がある．

- **第4段階　運営・政策診断と介入調整**：変化の実践を推進または阻害するような政策・社会的資源などを同定する．
- これらの4つのステップからプログラムが計画される．
- **第5段階　実施**
- **第6段階　経過評価**：プログラムが計画どおりに実施されているかを評価する．
- **第7段階　影響評価**：行動・生活習慣，準備（前提）要因・実現要因・強化要因がどのように変化しているかを評価する．
- **第8段階　結果評価**：最終的なアウトカムである健康やQOLがどのように変化したかを評価する．

13 ソーシャルマーケティング

- **ソーシャルマーケティング**は，健康に関する問題の同定・計画策定・実施・評価のプロセスについてマーケティング技術を応用した枠組みを示したものである．
- マーケティングミックス（4つのP）と呼ばれる以下の要素を明らかにすることを通

して，計画の策定や評価を行う.

製品〈product〉：推奨される健康行動とそれにともなうメリット，利益.

価格〈price〉：その健康行動を行うことによるコスト，お金や時間，労力など.

場所〈place〉：時間や場所など，推奨される健康行動へのアクセスのよさにかかわること.

宣伝〈promotion〉：ターゲットとしている集団に，健康行動のメリットやコストなどを伝えること.

- 計画の開発，予備テスト，実施，効果の評価を行い，計画の開発に戻るというプロセスで4段階を繰り返す（ソーシャルマーケティングホイール）.

⓮ 生態学的モデル

- 生態学的モデルでは，人の健康・健康関連行動はさまざまなレベルの要因に影響されると考える. さまざまなレベルとは**個人的・個人内レベル**，**個人間レベル**，**制度・組織レベル**，**コミュニティ・地域レベル**，**政策レベル**があげられる. さらに，人の行動はこれらの要因に影響されるだけでなく，逆に影響を及ぼすこともあり相互的な関係にある.

- 栄養教育においては，健康関連行動への介入に際してさまざまなレベルからのアプローチを考えることで，効果的な介入が行えると考えられる.

❸ 代表的な行動変容技法や概念

- 以下に，行動変容で用いられる代表的な技法や概念について取り上げる. もともとは特定の行動科学理論や心理療法の一部として発展してきたが，その後，普遍的になり汎用されるようになったものが多い.

❶ 刺激統制法

- **刺激統制法**は，**刺激コントロール法**とも呼ばれる. 行動が特定の先行刺激やきっかけによって生じることが多い場合に有効な方法であり，環境の調整により先行刺激を調整することで，標的行動が起きる頻度を減らしたり増やしたりする技法である.

- たとえば望ましい行動を増やしたいときは，望ましい行動の実施につながるような先行刺激を増やし，妨げるような先行刺激を減らす.

- 刺激統制法では，まず標的行動に関連する刺激を同定することが必要である. 刺激には環境要因のような外的刺激と生理的状態などの内的刺激がある.

- **例** お菓子の買い置きはしない. 食べる分だけめいめいの皿に盛る. おなかがすいた状態で買い物に行かない.

❷ 行動置換法

- **行動置換法**は，先行刺激に対しての反応として望ましくない行動が生じるときに，その望ましくない行動とは両立できないような別の行動を実施することで，反応を置き換えるという技法である. あらかじめ置き換える行動を複数考えておき，日常生活のなかで実践していく. なお，代替行動法と

も呼ばれる.

- **例** 間食をしたくなったら氷をなめる. 歯磨きをする. 財布を持たずに出かけてウォーキングする.

③ 拮抗法・反応妨害法

- **拮抗法**と**反応妨害法**はいずれも不安や衝動的な欲求が生じたときに, すぐに不安の緩和や欲求の充足のために望ましくない行動をとるのではなく, 時間経過にともない不安や衝動的欲求が低下していくまでやり過ごす方法である.

- 拮抗法では, 意識をそらす行動(行動置換法のように積極的に両立しない行動をとるわけではなく, たとえば手を握ったり開いたりするような簡単な動作などでまずは気持ちをそらす)をとり, やり過ごす.

- 反応妨害法では, 気をそらす行動もせず, 衝動的な欲求が生じても不適切な行動をしないという経験を繰り返す. これにより, 結果として不適切な行動が生じないだけではなく, 衝動が生じても不適切な行動をとらずに過ごすことができる, 衝動は収まっていくものであるという体験をすることができ, 不適切行動がより起こりにくくなる.

- 栄養教育においては, 拮抗法・反応妨害法はおもに摂食衝動への対処として利用される.

④ セルフモニタリング

- **セルフモニタリング**は, 対象者が自分の行動や思考, 感情などを観察し, 記録・評価することにより, 自分の行動や思考, 感情を客観的にみて気づきを得ることができ,

また具体的に評価可能なものとなる手続きのことをさす.

- この手続きは単なる記録方法ではなく, 介入技法としてみなされる. 記録により, 問題点や望ましくない行動を自覚できるだけでなく, たとえば望ましい行動が増えたことが可視化され達成感が得られるため自己強化につながったり, 望ましい行動や望ましくない行動に関連する先行刺激に関する気づきが得られたりもする.

- 栄養教育では, 食事や身体活動についてのセルフモニタリングが利用される. また, 行動のモニタリングではないが, 体重の自己測定・記録も用いられる. **表2-4**に食行動に関するセルフモニタリングの例を示す. ここでは, 時刻や食事摂取の内容と量のほか, 場所や備考として感情・思考の変化なども記入している. 実際には実施可能性や負担も考慮して記録方式を決めることがよい.

- 実施にあたっては, 単に報告するための記録ではなく対象者自身が気づきを得るためのものであることをよく説明し理解してもらうこと, できる限りリアルタイムに記録すること, 面接の際にはまず対象者自身に記録を見て解釈をしてもらうよう促すことなどに注意が必要である.

⑤ 認知再構成

- **認知再構成**は, 認知行動療法で用いられる主要な技法の一つである. 認知行動療法では, 人間の行動を刺激に対する反応として理解することへの批判から認知という概念を取り入れ, 人間の気分や行動は出来事に対する認知の影響を受けるという考え方に

30　基礎理論編　2章　行動科学理論と栄養教育

表2-4　食行動に関するセルフモニタリングの例

○○年○○月○○日　○曜日

時刻	摂取した飲食物と量	場所	エネルギー	コメント
7時	ご飯 どんぶり1杯 ふりかけ1袋 めだまやき2個 りんご2分の1個	自宅 （食卓）	403 8 188 67	ほぼいつもと同じだが，忙しくてコーヒーを飲めず．
8時30分	カフェラテ1杯 バナナマフィン1個	職場	150 217	代わりに通勤途中でカフェラテを買ったら，レジ脇においしそうなバナナマフィンがあった．
12時	豚骨ラーメン1杯 替え玉1個	職場近くのラーメン店	500 343	一緒に行った先輩に勧められて替え玉も食べてしまった．後悔した．
15時	ロールケーキ1切れ コーヒー（ミルクと砂糖入り）	職場	251 43	なかなか手に入らないお菓子だからと勧められて食べた．もう台無しだ．
20時	焼き鳥1本 ビール 中ジョッキ1杯	帰宅途中居酒屋	80 220	後輩と，あらかじめ，減量中であることを伝えて，自分は控えめにした．
22時	ご飯 お茶碗1杯 ぶた肉しょうが焼き キャベツ千切り みそ汁（わかめ） みかん3個	自宅 （テレビの前のこたつ）	240 374 46 34 150	テレビを見ながらまたビールを飲みたくなったけれども買い置きがなかったのであきらめた．家人に頼んでおいたのでキャベツが山盛りだった．テレビを見ながらこたつのみかんを食べてしまった．
		合計　3,314kcal		

この記録から，予定外の過剰な摂取につながってしまうきっかけ（先行刺激）が同定でき，「レジ脇にバナナマフィンのあるところでは買い物をしない（代わりに自宅でコーヒーを飲んでいく）」，「こたつの上にみかんを置かない」といった刺激コントロール法の手掛かりになる．また，勧められると断れない傾向があり，ソーシャルスキルトレーニングで上手な断り方に取り組むのも効果がありそうである．後輩に減量中とあらかじめ伝えて食べ過ぎを防いだことや，買い置きがないのでビールが我慢できたことなどうまくいった点も振り返ることができる．

立つものである．

- そして，その認知の修正を通して，気分や行動の変容を促す．まず，自分の認知（自動思考，頭に自動的に浮かぶ考え方）を発見し，その認知の妥当性を検討し，代わりに適応的な認知はないか考えて置換していく．
- 非機能的な認知としてよくみられるものには，たとえば以下のようなものがある．

白黒思考：物事を完全によいか完全にだめかのどちらかでとらえ，少しでもよくない点があると完全にだめと判断してしまう．

例 病気が治らないなら何をしても意味がない．

過度の一般化：一つよくないことがあると，そのほかのこともすべて同様だと考える．

例 仕事で失敗してしまった．きっと食事療法も運動療法も失敗するに違いない．

- 認知再構成は，単なるポジティブシンキング（否定的な考え方を肯定的に変える）ということではない．ものの見方や考え方の幅を広げ柔軟にすることで，問題解決や行

動を容易にしていくものである．この点については，あらかじめ十分に心理教育を行う必要がある．

- また，教育者が一方的に指摘して進めるものではなく，対話や思考に関するセルフモニタリングなどを用いて，できる限り対象者が自身の気づきから主体的に進めることを促すのが基本である．

⑥ 目標宣言・行動契約

- 行動契約は，設定した行動目標を記載した「契約書」を作成し，日付や自分の署名を記入することである．これにより目標が具体化・明文化され，実現可能性が高まる．
- また，他者との間で行う場合は，自分以外の人間にも公言することで動機づけを確かなものにするだけでなく他者からの理解やサポートが得られやすくなるメリットもある．
- 宣言する目標については，なるべく具体的・定量的で実現可能なものがよい．また，結果の目標（例：体重を××kgにする）ではなく，行動の目標（例：ご飯は毎食1膳までにする）とする．

⑦ 自己効力感 （セルフ・エフィカシー）

- 自己効力感を高めることが行動変容につながるので，行動の変容の技法とみなす（⇒ p.21 参照）．

⑧ ストレスマネジメント， ストレスコーピング

- ラザルス〈Lazarus, RS〉らの認知的ストレス理論では，精神的・肉体的に負担となるような外部からの刺激や要因をストレス因子と呼び，それによって生じる生体機能の変化（心理的・行動的・生理的反応）をストレス反応と呼ぶ．そして，ストレス因子とストレス反応を介在し関係を修飾するものとして認知的評価とストレス対処行動がある．
- ストレス反応は本来は適応的な役割をもっているが，過剰な場合や持続した場合にはむしろ非適応的で，健康を害するものとなる．そのようになることを防ぎ，適度な状態にコントロールするストレスとの付き合い方がストレスマネジメントであるといえる．
- 周囲や環境への介入としては，ストレス因子の軽減や除去，サポート体制の整備などがある．また，個人に対する介入としては，認知的評価やコーピングに対する介入，ストレス反応と拮抗するリラクセーション反応を生じさせるためのリラクセーション法などが用いられる．
- ストレス因子に対する認知的評価には，一次評価（そのストレス因子が自分にとってどのくらい脅威になると考えるか）と，二次評価（そのストレス因子に対して自分はどの程度対処できると考えるか）がある．
- ストレスコーピング（ストレス対処行動）はいくつかの分類があるが，代表的なものでは問題焦点コーピングと情動焦点コーピングに大きく分類される．
- **問題焦点コーピング**：直面している問題に対して，自分の努力や周囲の協力により直接解決したり対策をとったりする対処行動．

  例 問題の解決方法を調べた．原因や理由

を考え反省して今後の対策を考えた.

- **情動焦点コーピング**：問題そのものではなく，それによって生じた怒りや不満，悲しみなどを表出して発散したり，自分のなかに抑圧されたつらさを軽減しようとする対処行動.

  例 好きなテレビを見て楽しんだ．気持ちを紛らわせるようにした.

- そのほかにも，回避型コーピング，認知的再評価型コーピング（認知の仕方を変えて対処する），社会的支援探索型コーピング（他者の支援を得て，問題焦点型・情動焦点型コーピングにつなげる），気晴らし型コーピング（いわゆるストレス解消法と呼ばれるような趣味やレジャーなどでリフレッシュする）といったとらえ方もある.

- このようにストレスコーピングにはさまざまな性質のものがあるが，どのようなストレスコーピングがよいかということは一概にはいえない．とくにそのときの状況によって同じストレスコーピングでも適応的といえるかどうかは変わってくる．そのため，状況に応じて柔軟にさまざまな対処行動をとれるほうが適応的であるとされており，対処行動のバリエーションや柔軟性がむしろ重要である.

⑨ ソーシャルスキルトレーニング

- **ソーシャルスキル**とは，対人的な場面において円滑に人間関係を成立させていくための技術であり，相手からの刺激を受け取る「受容」，文脈に沿って刺激を理解する「処理」，相手に対しメッセージを表出する「表現」，タイミングやバランスよく受け答えしていくバランスの取れた社会的相互作用の4つの構成要素からなるとされる.

- 社会的不適応や対人関係問題を改善することをめざし，適切なソーシャルスキルを学習していくことをめざす介入を**ソーシャルスキルトレーニング**と呼ぶ．一般に，トレーニング内のセッションのなかで，教示の後，社会的場面を想定したロールプレイを行い，それに対するフィードバック・社会的強化，モデリングを実施したうえで，日常生活のなかでスキルを実践し一般化していく.

- 栄養教育においては食事や飲酒などがしばしば社会的な場面で行われることから，たとえば「食べるように勧められたが断りたいときに，良好な人間関係を保ちながら上手に断るにはどうしたらよいか」というテーマでソーシャルスキルトレーニングが活用される.

⑩ 再発予防訓練

- 喫煙などの望ましくない行動をやめるときでも，望ましい行動を始めるときでも，変化が生じてすぐの場合はまだ安定性がなく，後戻りしやすい．そのため再発予防が重要となる．再発はありうるものと認識し，これまでのつまずきや失敗，逆にうまくいったことなどをもとにあらかじめ再発防止のための対処法を考え，練習して再発予防訓練として備えておく.

- 具体的には，認知再構成がよく用いられる．「減量したけれどもまたリバウンドするのではないか」，「自分は意思が弱くきっと再発するだろう」というような非適応的な考え方を見直し，これまでを振り返り「少しうまくいかないことがあっても，そ

の都度立て直せてきたので大丈夫」という
ような適応的な考え方もできるように促
す.

- また,あらかじめ再発しそうなハイリスク
の状態を,それまでの治療経過のなかから
推定し,どのように対処するかをあらかじ
め考え,練習しておくことも役に立つ.

行動科学理論に基づく健康支援のプロセス

- ここでは,個人を対象とした栄養指導のよ
うに,個人を対象とした健康支援を想定
し,前項「行動科学理論の栄養教育への適
用」で述べたような理論や技法をどのよう
に実践していくのか,大きな流れについて
概説する.

1 問題行動の同定

- 疾病の改善や健康向上のための指標として
は,体重や血圧,血液検査結果（HbA1c
など）があげられることが多い.ここでは
まずその改善のために変えるべき行動が何
か,ターゲットにすべき問題行動を同定す
る.

2 問題行動の分析

- 続いて,問題となる行動がなぜ生じている
のか,もしくは望ましい行動がなぜ生じて
いないのか,行動を分析して問題行動の要
因を把握する.
- ここでは,何らかの理論的な枠組みに基づ
くと,必要な情報が何かが明らかになり,

適切に情報を収集することが容易になる.
たとえば,オペラント学習理論で述べた三
項随伴性（⇒ p.17 参照）を用いて,行動
の先行刺激や行動にともなって生じる結果
を明らかにし,行動のきっかけや,阻害要
因,促進要因,維持要因などを把握するこ
とができる.

- また,ヘルスビリーフモデル,合理的行動
理論・計画的行動理論やトランスセオレ
ティカルモデルの枠組みで情報を収集して
いくと,健康上の問題や行動に対しての考
え方,動機づけとそれらに関連する要因が
整理される.
- そのほか,ソーシャルサポートや自己効力
感,ストレスコーピングも,健康関連行動
に影響することの多い概念であり,これら
も把握したうえで,問題行動を分析するこ
とが望ましい.
- アセスメントは面接の形で実施されること
が多いが,セルフモニタリングを行うこと
で,面接場面だけでは把握できない実際の
問題行動とその要因が明らかになることが
あり,よく用いられる.

3 健康支援の計画

- 前項で把握した問題行動の要因に基づき,
具体的にどのように介入を行うのか,技法
や理論を選択する.セルフモニタリングは
自己評価,自己強化につながることから比
較的普遍的に実施されることの多い技法で
ある.また,目標設定,目標宣言なども,
栄養教育の実施者と対象者が目標を共有す
る手続きと併せて,広く用いられる技法で
ある.

- 行動科学理論を活用し，たとえば行動分析で三項随伴性をもとに解釈を進めているのであれば，刺激統制法や行動置換法，拮抗法・反応妨害法などが選択肢にあがる．トランスセオレティカルモデルの枠組みで動機づけをアセスメントできたなら，現在該当する行動変容の段階に応じた方略を活用する．自己効力感に対する介入やストレスマネジメント，ソーシャルスキルトレーニング，再発予防訓練などは，それぞれ問題行動の要因に関与していると思われる場合に，より重点的な介入として行う必要がある．
- 具体的な介入方法について複数候補が考えられる場合，優先度がより高いもの，より問題行動に関与の大きいもの，より本人が実践しやすいものなどを考慮し，優先順位をつけて取り組むことが望ましい．

4 実践とその結果の共有・フィードバック・修正

- 面接・栄養指導の場で健康支援の計画を立てたら，対象者は日常生活のなかでそれを実践していく．そして，次の面接・栄養指導では，まずその実践の状況を確認し共有することが肝要である．
- 肯定的な変化が生じていれば，それに対して肯定的なフィードバックを返すことは適切な行動の強化につながる．また，行動の状況を確認し共有する作業そのものが，行動変容に対する動機づけの維持に働く．
- 望ましい行動の変化が生じていない場合には，うまくいかなかった背景やどのようにしたらうまくいくかを対象者自身と話し合い，修正を行っていく．ときには行動・病態の分析に立ち戻り，理解に修正すべき点がないかどうかを検討することも必要である．

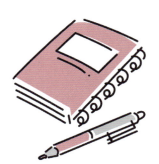

3 栄養カウンセリング

カウンセリングの基本

- おもに個人を対象に栄養教育を行う場合，管理栄養士・栄養士（以下，栄養士で統一）と対象者（学習者）の**人間関係**は，その進行過程や効果に大きな影響を及ぼす要素の一つとなる．栄養教育を「食生活において**問題解決**を必要としている人への**援助**」ととらえた場合，心理学や精神医学の領域で発展してきたカウンセリングの理論や方法は，栄養教育を行ううえでも有用と考えられる．ここではカウンセリングの理論を中心に，栄養教育への応用について考えていく．

1 心理学の研究技法からみたカウンセリング

- **カウンセリング**〈counseling〉とは，一般的に面接室で行われる相談，面接を意味する．しかし心理学の領域では，カウンセリングは重要な研究の技法の一つとして，ほかの観察法や質問紙法と相互に影響を与え合い，**面接法**として確立してきた．
- 面接法は「人と人とが一定の環境にあって，直接顔を合わせ，一定の目的をもって互いに話し合い，情報を交換したり，意志や感情を伝えたり，相談したり，問題を解決すること」という定義を基本とし，**調査**

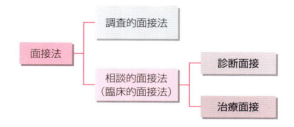

図 3-1　心理学における面接法の種類
（保坂　亨ほか：心理学マニュアル　面接法，北大路書房，p.5，2000より）

的面接法と**相談的面接法**の2つに大別される．
- 前者の調査的面接法は，あらかじめ調べたい事象を面接者が用意し，それを質問項目として面接を行うもので，面接者の側に動機がある．それに対し，後者の相談的面接法は**臨床的面接法**とも呼ばれ，援助を求めている人に対し，その問題の診断や治療を目的として行われる面接をさす（**図3-1**）．
- 栄養教育に応用すると，調査的面接法は，栄養教育マネジメントのアセスメント段階の面接として，相談的面接法は計画や実施の段階，すなわち食生活や食行動変容の支援のための面接と位置づけられる．

1 調査的面接法

- **調査的面接法**は，質的・量的情報や資料の収集のために，被面接者と対面しながらの調査をさす．すなわちアセスメントのための面接である．これは**インタビュー**〈interview〉とも呼ばれ，**質問紙調査**とくらべ

カウンセリング▶一般的に面接室の中で行われる相談，面接を意味する．また言語的および非言語的コミュニケーションを通して，行動変容を試みる人間関係でもある．
調査的面接法▶面接者の側に動機があり，あらかじめ調べたい事象を質問項目として用意し，質的・量的な情報の収集を行う面接をさす．インタビューとも呼よばれる．
相談的面接法（→p.36）▶臨床的面接法とも呼ばれ，おもに心理的な問題の診断あるいは見立て，治療や援助を目的として行われる面接をさす．

て詳細な情報や，変化や発展過程などについての情報を得ることができる．
- 調査的面接法は，質問項目の厳密さや被面接者の語る自由度によって，構造化面接法や半構造化面接法のように分類することができる（図3-2）．

2 相談的面接法

- 相談的面接法は，面接が精神的問題の治療に効果を発揮することが明らかにされる過程で発展してきた．この考え方がもたらされた歴史的背景として，大きく2つのルーツが示されている．
- 一つは，治療面接の創始者と考えられているフロイト〈Freud, S〉による精神分析である．この方法は19世紀末にヨーロッパで展開された治療面接の技法で，フロイト派の精神分析理論として，精神分析医を中心に発展していった．
- もう一つのルーツは，20世紀はじめのアメリカにおいて，職業選択の自由を背景に行われた「ガイダンス」と呼ばれる心理測定（一般的には，職業適性テストと呼ばれる）を含む職業指導である．これは，後に「カウンセリング」とよばれる治療面接へと発展していった．
- 初期の頃は職業適性の分析に重点が置かれ，その結果をガイダンスとして伝えるという指導的なかかわりが中心であった．しかしその後，職業の分析よりも，むしろ相談を受けに来た個人の問題に重点を置くことの必要性が認識され，押しつけ感を与えかねないガイダンスに対し，相談者と被相談者の人対人の話し合い，カウンセリング・相談という点が重視され，言葉として

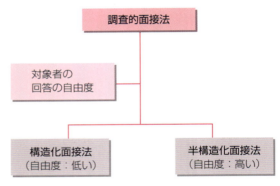

図3-2　対象者の回答の自由度による面接法の分類

定着していった．
- このような潮流のもと，相談的面接法が発展していくこととなったものの，治療や診断のための面接としては，実質的には前者のフロイトによる精神分析理論に基づくものが主流であった．しかし，フロイト派の精神分析家になるためには，医師であることが条件とされている．そのため，心理学者をはじめとする医師以外の専門家は，精神分析的な理論を用いることはできても，正式な分析家になることができない状況にあった．この点については現在においてもほとんど変わりないことである．
- これに対する"アンチテーゼ"として，ロジャーズ〈Rogers, CR〉（1942）が来談者（クライアント）中心療法〈client-centered therapy〉といわれる非指示的カウンセリング〈non-directive counseling〉の立場を示した．これによって医師以外の専門家であっても，治療や援助のための面接が可能とされ，カウンセリングは新しい理論体系の段階へと発展していくこととなった（図3-3）．

構造化・半構造化面接法 ▶ 構造化面接法は，対象者の回答の自由度が低い．半構造化面接法は，対象者の自発的な回答を引き出すことをめざす．回答の妥当性が高まり，柔軟な情報収集ができる．

ガイダンス ▶ わが国では生活指導や生徒指導と訳される教育用語．原語「ガイダンス」はアメリカで進路相談や就職指導を背景に用いられるようになった言葉である．
心理測定・心理テスト ▶ 知能，学力，性格，心理的健康度などの心的能力や特性のテストの総称．

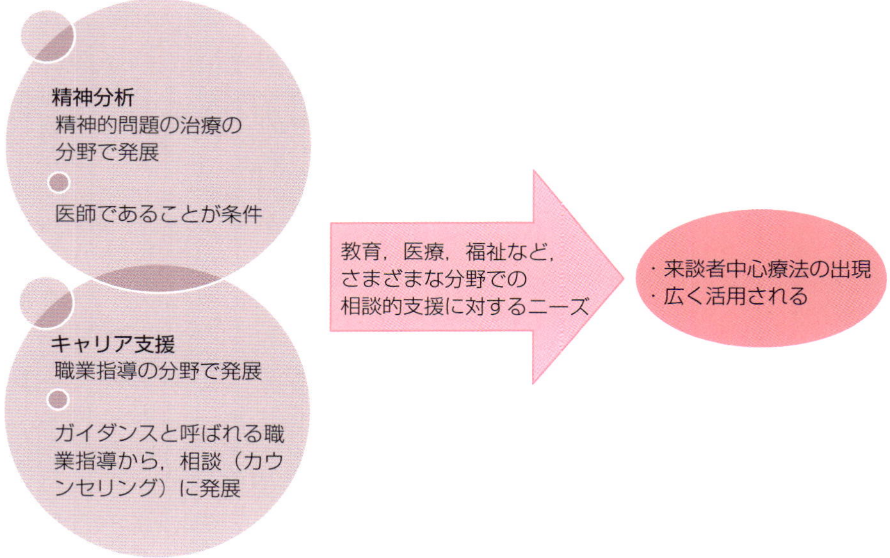

図 3-3　相談的面接法の発展に関する考え方の一例

2 カウンセリングの基本理論

- ロジャーズの出現以来，カウンセリングは，心理学や精神医学のみならず，教育や医療，福祉，経営などさまざまな分野で応用されるようになり，あらたな展開をみせている．また日常生活のさまざまな援助的人間関係において，しばしばカウンセリングマインド〈counseling mind〉という言葉が用いられるようになった．

- カウンセリングマインドという言葉について，ロジャーズは，カウンセリング的な見方や感じ方，考え方は，人間の精神を健康にするために不可欠なものであり，カウンセリング関係だけに限定されるものではなく，親子関係，教師と生徒の関係，上司と部下の関係など広く人間関係に重要な要素であることを示唆している．

- 一方で，このことはカウンセリング独自の

はたらきを曖昧なものにすることから，専門性の拡散という点で憂慮されている．カウンセリングの専門性を強調する立場では，カウンセリング関係とは，専門的な"不自然な"つくられた人間関係であり，日常の人間関係とはまったく異なることを指摘し，カウンセリングは，専門家が行う，専門家でないとできない働きかけをさすとされている．

- このようにカウンセリング関係を専門的な関係ととらえた場合，カウンセリングにおける制限は重要で意味のある事柄となる．ロジャーズ（1942）は，カウンセリングにおける限界として，「責任の限界」，「時間の限界」，「愛情の限界」，「攻撃行為の限界」をあげている．すなわちカウンセリング関係とは，これらの限界や制限のなかで営まれる専門的な援助的人間関係と考えることができる．

非指示的カウンセリング（→ p.36）▶カウンセラーが，来談者の表した感情をそのとおりに共感していくことが援助的関係を促進するという考えに基づく．

カウンセリングマインド▶カウンセリングを専門家だけの占有領域として考えるのではなく，カウンセリング的な見方や感じ方，考え方をさまざまな対人関係をともなう生活場面で取り入れようとする考え方．

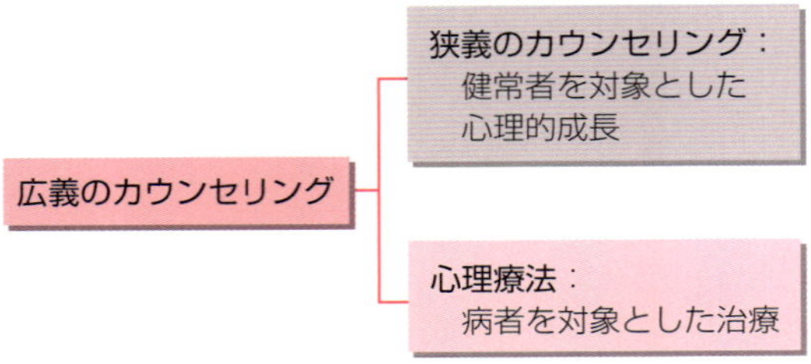

図 3-4　カウンセリングの意味

（保坂　亨ほか：心理学マニュアル　面接法, 北大路書房, p.11, 2000 より）

❶ カウンセリングの定義

- 現在，カウンセリングという言葉は，ガイダンス，インタビュー，コンサルテーション，心理療法など，いくつかの意味が混在して使われているのが現状である．

- カウンセリングという言葉が人々によって広く受け入れられた背景には，来談者中心療法の考え方の普及によるところが大きい．来談者中心療法を提唱したロジャーズの人間観は「人間は生まれつき自己実現に向かって行動する存在である」というように，人間の健康的な面に目が向けられていた．そのためカウンセリングの目的は，心理的成長を援助するという点に置かれ，人間の潜在能力を信じ，教育的見地を重視する人々によっても支持されることとなった．

- その一方で，個人の心理的成長の援助にあたるものは，心理的問題を治療することにあるという立場もあり，これらは心理療法や精神療法として体系化されていった．これら2つの立場から，カウンセリングを図 3-4 のように整理する考え方が示されている．

- この考え方に基づくと，食生活や食行動の

表 3-1　カウンセリングの定義

- カウンセリングとは，援助を求めている人々（クライアント〈client〉）に対する心理的コミュニケーションを通して援助する人間の営みである．

- その際，援助者（カウンセラー〈counselor〉）は，一定の訓練を通じて，クライアントとの間に望ましい固有な〈specific〉対人関係を確立することが可能であることが要請される．

- この関係が要因として働き，現存する精神面や身体面や行動面における症状や障害の悪化を阻止し，あるいはそれを除去し，変容させるだけでなく，さらに積極的に，パーソナリティの発展や成長を促進し，よりいっそうの自己実現を可能にし，その個人のありよう〈a way of living〉の再発見ないし発掘を可能にする．

（佐治守夫ほか：カウンセリングを学ぶ, 東京大学出版会, 1996 より）

変容を支援する栄養カウンセリングは，行動変容を通して対象者の QOL の向上をねらいとしていることから，狭義のカウンセリングの一つとしてとらえることができるであろう．

- 次に，カウンセリングの定義についてであるが，佐治らのカウンセリングの定義を表 3-1 に示す．

- カウンセリングはまず援助を求めている人（クライアント〈client〉）がいる，というところから始まる．助けを求めようとするクライアントの努力が，カウンセリングのチャンネルに通じていく．その結果，クライアントは援助者（カウンセラー〈counselor〉）と出会うことができる．そして，クライアントとカウンセラーの間に固有な対人関係を確立することを通して，この関係が要因として働き，望ましい方向へと支援することが可能になると考えられる．

- 次に，クライアントとカウンセラーの固有の関係について考えていく．

コンサルテーション ▶ コミュニティ心理学の立場からの考え方で，クライアントを専門家一人が抱え込むのではなく，地域社会の人々によって支えていくことを基本とする相談のあり方．

心理療法 ▶ さまざまな学派がある．医療関係においては，精神療法とも呼ばれる．

表3-2 カウンセリングにおける必要十分な6条件

- 2人の人が心理的な接触をもっていること.
- 一方の人（クライアントとよぶことにする）は, 不一致〈incongruence〉の状態にあり, 傷つきやすく, 不安定な状態にあること.
- 第2の人（セラピストとよぶことにする）は, その関係の中で一致しており〈congruence〉, 統合していること〈integrated〉.
- セラピストは, クライアントに対して無条件の肯定的配慮〈unconditioned positive regard〉を経験していること.
- セラピストはクライアントの内的照合枠〈internal frame of reference〉を共感的に理解〈empathic understanding〉しており, この経験をクライアントに伝えようと努めていること.
- セラピストの共感的理解と無条件の肯定的配慮が, 最低限クライアントに伝わっていること.

（カーシェンバウム, H ほか編（伊東 博, 村山正治監訳）: ロジャーズ選集, 誠信書房, 2000 より）

② 援助を求めている人—クライアント

- 前述のようにクライアントとは, 援助を求めている人をさす. 援助を求めている人の多くは, 生活や心身の状態に問題を抱えている. そのため, 自らのありように疑問をもったり, 苦しんだりしている状況にあることを忘れてはならない.

- 専門家であるカウンセラーは, クライアントがもつ問題について正しい見方や判断を行い, 適切な指導や治療を進めることができるのは当然で, それこそがカウンセリングだと思われるかもしれない. しかし, この場合, 弱い者と強い者という関係で, 対等の関係ではない. そのような関係下では, 自由で安心できる場や, 主体性のある心理的コミュニケーションが必ずしも築かれるとは限らない. そこで次に, カウンセ

ラーのかかわりについて考えていく.

③ 援助すること—カウンセラーの役割

- ロジャーズ（1975）は, カウンセリングの「必要十分条件」として, 表3-2のような6条件を示した. カウンセリングでは, これらの条件がカウンセラーとクライアントとの間に一定期間存在することを通して, 建設的な方向への心理的な成長が生じるとされている.

- ここでは, 6条件のなかから"カウンセラーの必要十分条件"として「共感的理解」,「無条件の肯定的配慮」,「純粋性」についてみていく.

■ 共感的理解

- カウンセリングにおける共感〈empathy〉とは, 来談者中心療法において重視されているカウンセラーの態度で, 自分自身の独自な観点から, 他者の主観的体験を理解することを可能にする認知のあり方とされている.

- 他者の主観的体験を正確に理解することは容易ではないことと想像されるが, ロジャーズは共感について, カウンセラーはクライアントの内的照合枠〈internal frame of reference〉を共感的に理解〈empathic understanding〉し, その経験をクライアントに伝えようと努めることが重要であると主張している.

- 共感は, 同感や同情と混同されやすいが, 異なるものである. 同感とはある対象に対して, 一見相手と同じ感情経験をするが, よく確かめると内容に違いがみられる感情反応である. たとえば, ある映画を友人と

クライアント ▶ 何らかの困難をもっており援助を求めている人. 顧客を意味する. カウンセラーとクライアントの関係はカウンセリングの哲学において, お互いに人間として同格であるという考えに基づいている.

内的照合枠 ▶ 内的思考の枠組み, 内的準拠枠ともいう. その人独自の物事の受け取り方や意味づけの仕方. 過去の経験や記憶, 認識, 価値観などから形成される主観的な世界.

二人でみて，ともに「良かった」という感情を抱いたとする．しかし，どこが良かったのか詳しくみていくと，「キャスト」や「音楽」というように意見が異なる場合，表面的に同感していても共感しているとはいえない．

- また同情〈sympathy〉は，他者の感情に反応して，みている側がその感情に反応することを意味するが，そのときのみている側の感情経験が，相手の感情と同じとは限らない．たとえば，他者の話を聞き「かわいそう」という感情を抱いたとする．しかしそれはみている側が感じたにすぎず，相手の感情を共感しているとはいえない．そのため，関係性において満足感が得にくく，「わかったつもりにならないでほしい」という否定的な反応につながりやすい．

- これらに対し共感とは，自分を相手の立場において想像し，相手の経験を自分自身のなかで経験し，相手と同じ感情経験をした場合にはじめて共感しているといえる．すなわちカウンセラーは，クライアントが感じているとおりに，「そっくりそのまま」感じとることが求められている．

- またカウンセラーは，共感的に理解した経験をクライアントに伝えようと努めることが重要とされている．カウンセリング関係では，クライアントがカウンセラーに共感的に理解されていると感じる経験を通して，クライアントの心に変化を生じさせ，ポジティブな動きへと向かう可能性を援助することができると考えられているからである．

■無条件の肯定的配慮

- カウンセリングにおける受容とは，来談者中心療法において重視されているカウンセラーの行為で，クライアントの表明に評価や判断を加えず，そのまま受け取ろうとすることをさす．これは無条件の肯定的尊重や配慮とも呼ばれている．

- カウンセラーによる受容については多くの議論があるが，長年のカウンセラーとしての経験から氏原は次の3点について指摘している．

- 1点目は，無条件に受容する（これは事実上不可能なことで努力目標であろう）には条件がいるという点である．カウンセリング関係は日常的な人間関係とは異なり，専門的な人間関係である．そのため，料金を媒介とした時間や場所の定められた契約関係という制限がある．つまり，この限りにおいて無条件に受容できるのである．

- 2点目は，カウンセラーの仕事は，必要条件であって十分条件ではないという点である．カウンセラー1人の援助によりクライアントのすべてが改善されるわけではない．クライアント自身の力や他の医療従事者，家族，知人などクライアントを取り巻く多くの人々の力が集結して，はじめてカウンセラーの力が生きてくることを意味している．したがってカウンセラーは，自らの力の効用と同時に，限界についてよく理解しておく必要がある．

- 3点目は，クライアントを受容するためには，カウンセラーが自分自身を受容できているという点があげられる．これはカウンセラーのクライアントに対する理解は，カウンセラーの自己理解の域を超えることは

受容▶応答技法の一つ．より深いレベルでは受容的な態度や姿勢という意味で用いられ，無条件の肯定的尊重とほぼ同義．

自己概念（→ p.41）▶自分自身をどのように受け止め，どのように思っているのかということ．「私はこういう人間である」という概念やイメージで，行動や思考に影響を及ぼす．

ないことを意味している．カウンセラーは，好ましく受け入れやすい自分だけではなく，自分自身の受け入れがたい面も自己受容できていることが求められている．この点についてロジャーズ（1959）は，自己概念に一致しない経験は，まったく受け入れられないか，自己概念に合うように歪めて受け入れられることを指摘している．

- このような指摘の一方で，わが国の臨床心理学の第一人者の河合は，「受容は対決（直面化〈confrontation〉）を生む」と述べている．対決・直面化とは，クライアントに自己の問題の核心について考えさせることを意味する．カウンセリング関係において，カウンセラーが受容しがたいことを受容することによって，カウンセラーの内面に対決が生じる．このとき，内容は異なりつつもクライアントの内面にも対決が生じることが指摘されている．また，こうした両者の苦痛に満ちた内面の対決から，クライアントは自らの主体性を回復する可能性を見出すことにつながるとも考えられている．

- たとえば，クライアントの問題が自殺の可能性にまで及ぶ場合，カウンセラーはそれを受容することは困難であるが，その感情を受け入れようと努力する．しかしそのときカウンセラーは，クライアントの自殺に対して，肯定（非常に追い詰められて，どうしようもない状態にある）と否定（でも自殺はいけない）の感情の強い対決，つまりアンビバレンス（両価性）を自分のなかで体験することになる．カウンセラーが自殺防止にのみ傾倒していけば，内面の対決は生じないが，クライアントの意図をその

まま容認すれば危険極まりないことはいうまでもない．

- 同様のことは栄養教育場面でも体験される．たとえば「甘いものが好き」，「やめられない」というクライアントを目の前にした場合，カウンセラーの役割を担う栄養士はどのような感情を抱くであろうか．おそらく，受容的にとらえた場合の肯定の感情（甘いものが唯一の心のよりどころや安らぎになっており，対象者にとっては欠くことのできないもの）と，専門家としての否定の感情（でも，健康上の深刻な問題を考えると甘いものはいけない）の対決を体験することになるであろう．この点は食行動を変えるうえで重要なポイントとなる．このとき，内容は異なりつつも，対象者の内面にも問題の対決が生じる可能性があげられる．こうした両者の対決が，栄養教育場面においても，対象者の主体性を導くうえで重要な役割を担うと考えられる．

■純粋さ

- カウンセラーの純粋さ〈genuineness〉とは，「クライアントとのかかわりにおいて，自分自身になること」と定義されている．カウンセリング関係において，カウンセラーは専門家として望ましい見解を示そうとするのではなく，自らの内にある純粋で偽りのない〈genuine〉透明な自己を示すことが大きな意味をもつ．これはロジャーズ（1961）の「自己一致」という概念で説明される．

- カウンセリングにおいて，カウンセラーが純粋な本来の自分を明示することはむずかしいことであるが，カウンセラーがクライ

対決・直面化▶クライアントに問題の核心を考えさせること．クライアントの内面での葛藤，矛盾，混乱を避けることなく，それらに対決・直面化させることをいう．
アンビバレンス▶両面感情，両面価値感情などと訳される．同一の対象に対して，相反する感情をもつ状態のこと．こ

れらの感情が強まって，ジレンマやむずかしい状況に陥る危険性も指摘されている．
純粋さ▶純粋性ともいう．カウンセラー自身があるがままの自分でクライアントと接すること．

42 基礎理論編 3章　栄養カウンセリング

アントとかかわっているその瞬間に，自分の内面から起こってくる感情を，自分自身を否定することなく，クライアントに対して，それらの感情をもった自分自身を透明に表すことが，援助関係を促進すると考えられている．

- 河合はクライアントを受容し，かつ自分自身〈genuine〉であるためには，必然的にそこに何らかの対決を生ぜざるを得ないと指摘している．このことからも，カウンセラーが内面の感情や気持ちを意識し，自分の体験を否定しないことが重要であることがわかる．

■傾聴

- 最後に，**表3-2**には明記されていなかったが，ロジャーズはカウンセリングの全過程を通して，カウンセラーによる**傾聴**〈listening〉——「どれにとくに注意を向けるべきかという態度を捨てて，ただひたすら聴くこと」を重要視していることをつけ加えておく．

栄養カウンセリングの特徴と基本姿勢

1 栄養カウンセリングとは

- ここでは，これまで概説してきたカウンセリングの基本的な考え方を，栄養教育や栄養カウンセリングにどのように適用していくかを，より具体的に考えていく．
- 栄養教育は，栄養教育マネジメントに基づいて行われる教育，支援活動と定義することができる．栄養教育は，栄養の専門家で

表3-3　栄養教育と栄養カウンセリング

- 栄養教育では，自らの行動変容により問題を解決しようとする対象者中心の支援が求められる．
- 栄養カウンセリングとは，栄養教育を必要としている対象者に心理学の専門知識を基礎に，栄養士との人間的かかわりを通して，対象者が自分の生活について理解を深め，食行動上の問題に気づき，自分の目標を決め（自己決定），行動変容により，問題解決に取り組む過程を支援することである．

（小松啓子ほか編：栄養カウンセリング論，講談社サイエンティフィク，2004より）

ある栄養士と対象者（学習者）という人間関係のもとで展開される．したがって，その実施過程にカウンセリングの考え方を取り入れることは，ガイダンスを中心とする栄養教育と比較して，教育効果によい影響をもたらすことが期待できる．

- 具体的には，栄養教育場面でカウンセリングの考え方を取り入れ，対象者を中心とした支援を行うことや，個別に食行動変容を支援する際に，カウンセリング的人間関係を重視した働きかけを行うことなどの形で応用が行われている（**表3-3**）．
- 栄養士が栄養教育場面で出会う対象者の多くは，食生活に何らかの問題を抱えており，その食行動変容のために援助や支援が必要とされる人である．すなわち，カウンセリング理論におけるクライアントの定義にあてはまる．
- 罹患している疾病や身体的症状のために，長年の食習慣と大きく異なる食事療法を受け入れなければならない患者に接する場合，食生活が生命にかかわるほどの大きな問題であることに直面させ，食習慣の変容へと動機づけを導く必要がある．このような場合，専門職として栄養士の果たすべき

自己一致（→ p.41）▶カウンセラーが肩書きなどにとらわれず，真実の自分，あるがままの人間となり，体験しているいろいろな感情を生かし，それを必要なときに伝達できること．カウンセラーとクライアントは人間対人間の基盤に立ち，率直なふれあいをする．

傾聴▶クライアントが連想したことなども含め，いろいろ話す内容のどれにとくに注意を向けるべきかという態度を捨てて，ただひたすら聴くこと．

栄養カウンセリングの特徴と基本姿勢　43

表3-4　栄養教育におけるカウンセリングの目的

- 日常の食物や食事摂取，食習慣についての詳細な情報の収集
- 食生活を取り巻く環境的要因の把握
- 現在の食習慣および食事内容や食習慣を改善することに対する意識や態度，信念の把握
- 現在の食習慣やほかの要因の影響による心身の状態の把握
- 食事療法や食習慣，食事内容に関する正しい知識の伝達
- 上記5項目に関連して，対象者が抱く感情など情緒的側面の把握
- 食文化など文化的背景の把握

役割は非常に重く，栄養士と対象者の"人間的かかわりを通して"，"学習者中心の支援"が必要とされている．

- 栄養教育では，個人の食生活に対する主体的な取り組みを通して，望ましい食習慣を獲得することが目標とされる．そして栄養士は，対象者の主体的な取り組みを援助していく手段として，カウンセリングの理論や技法を用いると位置づけることができる．

- 栄養教育や栄養カウンセリングは，心理的な問題の治療を目標とする精神療法や心理療法とは異なり，教育的役割が大きい．また，患者など栄養教育を受ける側の視点に立った場合，対象者は栄養士との面接においては，人生や心の問題ではなく，食生活の改善について援助を受けることを望んでいることに気づくであろう．

- このように明確な目的で栄養カウンセリングを行っていても，食生活の話題の延長から個人的な重大な問題について相談されたり，対象者から極端な**認知の歪み**や複雑で

解しにくい情緒的反応，非常に強い**抵抗**が表されるなど，栄養教育の枠を超える問題が生じることがあるかもしれない．そのような場合，カウンセリングマインドをもって聞き入りつつも，不用意な深入りや介入をせず，栄養士という立場から，食習慣の変容を援助することに焦点をおくことが役割として求められる．

- そして医師，心理療法家，ソーシャルワーカーなど，それぞれの専門職の役割を十分に認識し，しかるべき専門家との協力体制を確立していくことが望ましい．それぞれの専門家がそれぞれの役割を効果的に果たすことにより，対象者（クライアント）にとってよい結果がもたらされることが多い．

- 次に栄養カウンセリングを栄養教育マネジメントの視点から考える．栄養カウンセリングでは，アセスメントとして，個人の食習慣やそれを取り巻く状況について幅広く，かつ正確に情報収集を行い，計画・実施の段階で，それらをよく理解したうえで，個人のニーズに合った栄養教育という形で対象者に返していくことが必要となる．栄養教育におけるカウンセリングの目的として考えられる事項を**表3-4**に示す．

- 栄養教育に必要な情報を収集し，アセスメントするという目的を達するためには，調査面接的な態度が必要となる．また対象者が自分自身の食事摂取や食習慣の実態，それを修正することに対する気持ちなどについて，正確な情報や真実の体験や気持ちを**自己開示**してくれる場に導くことも必要である．情報収集のための面接の場合でも，対象者から不満や怒りなどの感情が表され

認知の歪み▶誤って学習した考え方やイメージ．たとえば，自分自身の体型を過度に太っていると認識したり（ボディイメージの歪み），「このケーキを食べると肥満になる」，「自分は太っているから人から愛される価値のない人間だ」といった誤った信念をもつことなどをあげることができる．

抵抗▶症状や問題に表れている心の奥深い意識を明らかにすることに耐えられないような来談者の言動や態度．たとえば，ありのままを語るように求められたときに拒むこと．栄養教育場面では，提案や行動変容を拒むことを含む．

ることは少なくない．そのような場合に，それらを共感的に受けとめることや，検査結果などについて，正確に，しかし心を傷つけないように伝えるうえでも，カウンセリングは有用となる．

2 栄養カウンセリングを支える心理学的知見

- 栄養教育のためのカウンセリングでは，心理学の専門知識が参考になる場合が多い．たとえば，食物の摂取と排泄は，子どもの発達心理学において重要なテーマである．
- われわれ日本人にとって，心身が衰弱したとき，お粥に梅干しという組み合わせは好ましいものである．その人にとって，乳幼児の頃に刷り込まれた特別な味覚であれば，お粥に梅干しから，母性や家庭のイメージの連想に及ぶこともあろう．そして，病が刻々と癒されていくことにつながるかもしれない．
- 一方，強いストレスを受けたときに飲んだ甘いジュースは，ストレスを感じると甘いジュースを飲むという食習慣の形成につながり，後年の肥満の要因の一つになるかもしれない．
- このように，栄養教育に応用できる心理学的な知見は数多くある．ここでは，栄養カウンセリングを行うという視点から，栄養士にとって必要な心理学の知識について考えていく．

① カウンセリングの技法

- カウンセリング場面における「応答レベルの方法論」を総称して，カウンセリングの技法とよんでいる．前節では，カウンセリング理論の一つとして，ロジャーズの考え方について概説してきた．しかしそこには，カウンセラーが実践すべき具体的な点については示されていなかった．
- カウンセリングの技法について，さまざまなカウンセリング学派の理論の枠を超え，それらに共通するものとして整理，統合された学術的体系として，マイクロカウンセリングがある．
- この方法は，クライアントと援助者との相互交流を深め，クライアントの能力の開発を援助する面接技法として，アイヴィ〈Ivey, AE〉によって提唱された．カウンセリングの分野だけでなく，看護やソーシャルワーク，内科医による面接，経営など，人を援助する場面で広く用いられている．
- マイクロカウンセリングでは，応答のレベルのカウンセリング技法を考えるために，「マイクロ技法の階層表（1985）」を表している．階層表の基底部から順に，“基本的かかわり技法”，“焦点のあて方”，“積極技法”，“対決”の各領域のそれぞれの技法を習得した後，技法の連鎖，すなわち必要に応じた技法を適宜用いて，面接を構造化していくことを学ぶ段階へと移行し，最終的に技法の統合が可能になる段階に達するとされている．
- マイクロ技法とは「開かれた質問」，「閉ざされた質問」，「はげまし」，「いいかえ」，「要約」のように，面接の際のコミュニケーション技法を一つの単位としてとらえたものである．後に「マイクロ技法の階層表（1995）」が発表され，技法の位置づけに一

開かれた質問，閉ざされた質問 ▶ 開かれた質問とは，クライアントの考えていることを自由に表現する機会を与える聞き方で，「〜とはどんなことですか」，「〜について話していただけませんか」のようにクライアントに会話の主導権を与える聞き方．一方，閉ざされた質問とは「はい」，「いいえ」のように数語で答えることができる質問形式．

部変更が加えられた．しかし，改訂された階層表においても，当初の階層表で"基本的かかわり技法"として示された部分は，カウンセリングの基礎をなす重要な土台の部分として位置づけられている．

- これらの技法は，面接においてクライアントとの出会いの場面から必要となる基本的な技法である．階層表の最も底辺に「かかわり行動」が示されている．ここでは，"文化的に適合した視線の位置"，"言語追跡"，"身体言語"，"声の質"というクライアントとのかかわりにおけるカウンセラーの行動に着目している．

- 次に，「基本的傾聴の連鎖」に関連する技法が示されている．すなわち，傾聴に関する技法を連鎖させることを通して，傾聴の実現へとつなげていく．傾聴に関する技法は，クライアントへ発問の仕方である「開かれた質問」，「閉ざされた質問」，次に，クライアントから発せられる言葉や態度，表情などを注意深く観察し，傾聴に生かしていく「クライアント観察技法」，さらに，クライアントとの意思疎通を促し共通理解を深める効果が期待される「励まし」，「いいかえ」，「要約」，「感情の反映」と，段階的に示されている．

- これらの技法は，面接場面で援助者と被援助者間で互いに共感し合えるという信頼関係（ラポール）を築いたり，導入として時間的枠組みや守秘の確認，今後の方針の説明など，面接の基本的段階からすべての段階を通して用いられる技法である．これらは，人を援助するうえでの基礎であり，栄養教育のためのカウンセリングにおいてもとくに必要とされる技法である．

- より階層性の高い技法として，問題の核心や矛盾に直面していくことを意味する「対決」，面接場面で焦点をあてるべきテーマについて考えていく「焦点のあて方」，"指示"や"助言"，"情報提供"や"フィードバック"をはじめとした，援助者からクライアントに働きかけるという内容を含む「積極技法」などが段階的に示されている．これらの技法は，「かかわり行動」や傾聴のための技法と比較して，クライアントへの影響が大きいことからも，面接の高次の段階で用いる技法と位置づけることができる．

- この点を栄養教育に応用すると，栄養教育のなかで望ましい食事の方向性を示すなどの働きかけは，対象者への影響が大きいことがわかる．したがって対象者に栄養学的なアドバイスを行う際は，そのことを理解したうえで，責任をもって取り組むことが肝要となる．

- マイクロカウンセリングは，さまざまなカウンセリング理論に共通しており，カウンセリング技法を習得するための学習プログラムとして国内外で広く応用されている．詳細については，成書を参照されたい．

② 行動の変化を促す面接法 —認知行動療法

- 栄養教育や栄養カウンセリング場面で，学習者の食行動変容を導くために広く用いられている方法に「認知行動療法」〈cognitive behavioral therapy〉がある．この方法は当初，心理学の分野で発展したものであるが，現在では栄養教育のためのカウンセリング方法としてマニュアル化されるに

自己開示（→ p.43）▶一般的に，自己の経験や考え，気持ちなどを率直に表明することをさす．また，これはカウンセリング技法の一つでもあり，この技法を慎重に用いることによって，クライアントに同等意識をもたせ，関係性をより生きたものにする機能をもつ．

ラポール▶ラポートともいう．カウンセリング関係のなかで，クライアントとカウンセラーが相互に信頼し合える関係にあること．情緒的疎通性を意味する．

至っている.

- 認知行動療法は，対象者の行動に注目し，その変容の妨げとなる刺激要素を取り除きながら，望ましい行動を条件づけるという技法である．この技法は，問題となる食行動に焦点をあてているという点で，栄養教育に適したものであり，かつ有効な方法論と考えられている.

- 現在は，認知行動療法と呼ばれることが多いが，この方法論は心理療法の一分野として，1950年代から行動療法，認知療法などの方法論が研究されるなかで発展してきたものである.

- また，行動変容に焦点をあて，認知行動療法の技法を活用して行うカウンセリングのことを行動カウンセリングと呼ぶ.

❸ 行動の変化を促す面接法 ─動機づけ面接法

- 現在，保健や医療の分野で広く用いられている動機づけ面接法は，『動機づけ面接法（第2版）』において，英国の心理学者であるミラー〈Miller〉とロルニック〈Rollnick〉によって提唱された方法である．当初は，依存症の治療分野に焦点が当てられていたが，第2版では，より幅の広い一般的な「行動の変化」に焦点が当てられている．また，この面接法は，来談者中心療法（⇒ p.36参照）と，トランスセオレティカルモデル（⇒ p.21参照）のほか，これまでの心理学的な知見の影響を受けながら構成されている.

- 動機づけ面接法では，人が変わるための要素として，「やる気がある：意志」，「できる：能力」，「準備ができている：準備」の

3点を重視している．まず，「やる気がある：意志」とは，「変化の重要性の認識」をさす．対象者が，行動変容の重要性を認識しているか否かがポイントとなる．次に，「できる：能力」とは，「自信」をさす．対象者が，行動を変える自信を認識しているか否かがポイントとなる．これらの2点に加えて，「準備ができている：準備」という視点が重要になる．行動変容の重要性や自信を認識していても，行動を変える時期が「今すぐ」と認識しているとはかぎらない．対象者のなかで行動変容に対する優先順位が上がり，変容のための「準備ができている」か否かがポイントとなる.

- 動機づけ面接法では，「変わりたい，でも変わりたくない」という変わることへのジレンマ，アンビバレンス（両価性）（⇒ p.41参照）に注目している．たとえば，決断のバランスとして「現状維持に必要な経費と変わることで得られる利益」と「変わることに必要な経費と現状維持で得られる利益」を比較検討することを推奨している．この考え方は，行動変容技法の一つである意思決定バランスの考え方に通じるものである.

- 動機づけ面接法では，変化を促進するための動機づけの方法として，「チェインジ・トーク：変わることについて話す」をあげている．チェインジ・トークのテーマは，①現状維持の不利益，②変化の利益，③変化への楽観的態度（変えることができる・できるかもしれないという態度），④変化への決意，の4種類が示されている.

- 動機づけ面接法の基本的な考え方のまとめを示す（表3-5）．動機づけ面接法の英語

チェインジ・トーク▶動機づけ面接法で重視される考え方で，効果的に「変わること」について対話することをさす．クライアント自身の変わりたい理由を聴くことや変化の利点を話すことで，変化を導く対話が可能になり，変化が促進されるという考え方を基本とする．一方，「なぜしないのですか？」，「なぜできないのですか？」というような質問をすると，現状を防衛する答え（いいわけ）となり，変化を促進する対話は導かれないと考えられている.

栄養カウンセリングの特徴と基本姿勢　　47

表3-5　動機づけ面接法の基本的な考え方（まとめ）

1. クライアント（来談者）中心主義的で，クライアントの関心やものの見方に焦点を当てる

2. 両価性の解決を意図して，特定の変化の方向（健康，回復，成長など）をめざして行われる

3. クライアントとのコミュニケーションを通して，自然な変化を呼び覚ますように，対話を進めてゆく

4. クライアントの心のなかにある「変化への動機」を引き出すことに焦点を当てる

5. クライアント個人のアンビバレンス（両価性）を探索し，解決することに焦点を絞る

（注）上記の内容は，著者らの定義を参照し，筆者が作成したものである．

（ウイリアム・R.ミラー，ステフアン・ロルニック（松島義博，後藤　恵訳）：動機付け面接法―基礎・実践編，星和書店，p.34-6，2007より）

表記は，motivational interviewing（動機づけのための**インタビュー**）である．来談者中心の考え方を基本姿勢とし，アンビバレンスに着目したインタビューを通して，学習者が変わるための要素（意志，能力，準備）に着目し，変化を促進していくことをめざした面接法と考えられる．

- 『動機づけ面接法』は，多言語に翻訳され，国内外で広く応用されている．詳細については，成書を参照されたい．

④ 摂食障害患者の治療や援助についての知識

- **摂食障害**の治療や援助において，患者に対する栄養教育は一つの重要な要素とされている．しかし摂食障害は，神経症から境界例，精神疾患に至るまでのいろいろな病態があり，治療の方法や経過もさまざまで，一様の対応では困難であることが知られている．したがって，栄養士が治療に参加する場合，摂食障害の治療についての専門的な知識を有していることが必要となる．

- 摂食障害の治療に関与する専門家は，これまでは医師や臨床心理士が中心であった．しかし現在では，それらの専門職種に加え，看護師，ソーシャルワーカー，栄養士などの多職種が，それぞれの専門性を生かしたチーム医療を行うことで治療効果を発揮するとも考えられている．

- また治療の方法は，患者本人を対象とする**個人面接**のほか，複数人の患者を対象とする**グループ面接**，本人を取り巻く家族を対象とした**家族面接**，そして**自助グループ**活動を組み合わせた治療や援助など，多くの実践や研究が重ねられている．

- したがって，栄養教育の立場から栄養士が摂食障害の治療や援助にかかわる場合は，摂食障害の治療に関する専門的な知識をもちながらも，あくまでも栄養専門職としてのスキルを発揮するという態度が重要である．

- 摂食障害の治療や援助における栄養カウンセリングでは，食についての正しい知識や情報の提供を通して，患者の食に対する誤った知識や認識，固定観念を修正し，望ましい方向へと導いていくことが期待されている．

- 栄養士として治療に携わる場合，患者の治療，援助にかかわっている多くの専門家のなかで，治療方針を理解し，栄養専門職として「今」担うべき目標や役割を調整して臨むことが必要である．

- 参考として，アンケート調査によって収集された摂食障害患者の治療者や相談機関に対する要望を**表3-6**に示す．

摂食障害 ▶一般に，極端なやせをもたらす「神経性食欲不振症（拒食症）」，逆に食事に対するコントロールを失う「神経性過食症（過食症）」をさす．また，普通は食物とはみなされないような物を食べる「異食症」や「偏食」も含まれる．

個人面接 ▶個人カウンセリング．カウンセラーとクライアントが，1対1の関係でカウンセリングを行う形式．
グループ面接 ▶グループカウンセリングともいう．1人もしくは数人のカウンセラーと，同じような立場や悩みをもつ複数人のクライアントとが同席して話し合う形式．

表 3-6 摂食障害患者の治療者への要望

- 体重や体型よりもまず患者の心をつかんでほしい．体より心の中をみてほしい．
- 心の声に，言葉にならない叫びに耳を傾けてください．
- 何よりも治療者の人格が未熟であってほしくない．
- どういう目的で今のような治療をしているのか，またいつになったら回復するメドが立つのかを明らかにするとともに，約束は守ってほしい．
- カウンセラーにとって患者はたくさんいるけれど，患者にとってはその人だけで，すがっていきたいと思っているのに，事務的な扱いをしないでほしい．
- 本当に心から信頼できる治療者は，患者にとって一生に一人であってほしいのに，途中で転勤などで代わることのないようにしてほしい．

（生野照子ほか：拒食症・過食症とは，芽ばえ社，1993より）

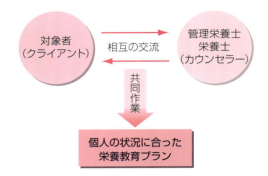

図 3-5　栄養教育プランニングにおける対象者と管理栄養士の関係

栄養カウンセリングの実際

- **栄養相談**の目的は，対象者の栄養・食生活上の問題点を把握し，それぞれの対象者に合った方法で，健康的な食生活改善ができるように支援することにある．そのため支援者となる栄養士は，栄養科学的な知見や2章で学習した**行動科学理論**を踏まえ，対象者の状況に合った適切な対応を求められる．
- しかし，ここで一つの疑問が浮かぶ．「対象者に最適な栄養教育プランを，栄養士が一人で作成することができるのか？」という点である．個人の食行動は非常に複雑で多種多様であり，行動変容に関する選択肢も，対象者の食生活やライフスタイルを考慮するとさまざまなものが考えられるであろう．つまり対象者に最適な**栄養教育プランニング**は，対象者との対話という共同作業のなかでこそ見出されるものであるということを忘れてはならない（図3-5）．
- 共同作業で重視すべきことは，前節までに述べたとおり，援助する人と援助される人との人間関係である．対象者の行動変容が導かれる栄養相談を展開するには，栄養士と対象者の両者の間に健全な人間関係が成立しており，そして対象者の主体性が尊重される関係が前提になる．
- ここでは，前節で学習した**カウンセリング理論**を踏まえた対象者とのかかわりを基礎としながら，栄養士が行う栄養相談について考えていく．

1 栄養カウンセリングの組み立て ─個人を対象として考える

- 個人を対象とする栄養カウンセリングは，相談者本人を対象として行われる栄養士による面接をさす．これらは疾患の治療や病

家族面接（→p.47）▶家族を対象として行われる面接．個人が示している症状は家族全体がうまく機能していないことを示すサインととらえ，家族機能に焦点があてられる．
自助グループ（→p.47）▶自助集団ともいう．

栄養相談▶これまで栄養指導と呼ばれることが多かったが，近年，カウンセリングの理論や視点が取り入れられ，相談・援助的な役割が重要視されるようになっている．

栄養カウンセリングの実際　49

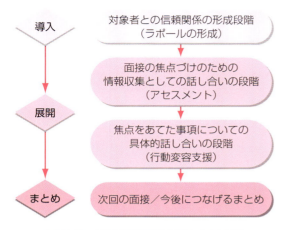

図 3-6　栄養相談面接の組み立ての例

表 3-7　対象者との信頼関係の形成段階

目標	対象者と対話的な関係を築く
かかわり方	対象者のありのままを受容と共感的態度をもって接する ● 健康を喪失したことをどう感じているか？ ● それらに対する不安や負担は？ ● 栄養相談に対する不安や負担は？ 　　　　　　　　　　　　　　　　　など

態のコントロールを目的に医療機関で行われるものと，健康づくりの一環として地域や職場で行われるものに大別される．後者の具体例としては，健康診断の事後指導や健康づくりイベントなどの機会に行われる栄養相談があげられる．

● 個人を対象とした栄養カウンセリングの一回の面接の組み立てについては，行動科学やカウンセリングの理論モデルに基づくものなど，いくつかのスタイルが提唱されている．ここでは栄養教育における学習指導案の導入，展開，まとめの流れにそった面接の組み立てを示す（図 3-6）．

❶ 対象者との信頼関係の形成段階（表 3-7）

● 疾患の治療や病態のコントロールのために食事の見直しが必要とされるケースでは，対象者は健康を喪失したという意識から，自分自身の健康や今後の生活に対して不安や心配，苛立たしさ，意気消沈など何らかの否定的な感情をもっていることが予測される．また，はじめて検査値に異常がみつかったようなケースにおいても，これまで健康であった人が健康を失ったわけであるから，同様のことが考えられる．

● 栄養相談は，対象者のこのような気持ちを感じ取りながら，栄養士としてできる限りの支援をしていきたいという純粋な気持ちをもって対象者とかかわることから始まる．対象者の健康の喪失に対する不安や負担など，対象者のありのままを受容と共感をもって受け止めることを通して，信頼関係や治療関係を築くことが求められる．その際，視線の位置や，身体言語，声の質など基本的なかかわり行動に関するスキルは，よい関係を築くうえで助けとなる．

● とくに，初対面では，いきなり栄養や食生活の話題に入るのではなく，まず栄養士が自己紹介をし，次に栄養相談の枠組みについて説明を行い，栄養相談について共通理解をもつことが必要である．相談の枠組みの具体例としては，相談の進め方や所要時間，今後の見通し，相談内容は相談者本人の了解を得ない限り他言しないといった守秘義務の確認などがあげられる．

● このように枠組みについての共通理解をもつことは，栄養士と対象者が互いに理解し

面接の組み立て▶面接は特別な人間関係であることに加え，時間的制限も大きい．そのようななかで基本的な面接の組み立てを意識して栄養相談に臨むことにより，相談の過程の方向づけを行いやすくする効果が期待できる．

かかわり行動▶クライアントが話しやすいように，カウンセラーとして適切な視線の位置や表情，身体言語，声のトーンや言葉づかいなどへの配慮が求められている．

表 3-8　面接の焦点づけのための情報収集の段階

目標	面接の焦点づけに必要な情報を的確に収集する
かかわり方	• 対象者の栄養相談に対するニーズ把握 • 栄養・食生活上の問題や課題の共有 • 話し合いを通しての問題や課題の明確化

表 3-9　具体的な話し合いの段階：話し合いのテーマの例

行動変容に対する動機づけ
例 行動を変えると自分にとって，よい結果が得られるという期待感の形成

行動変容に向けての具体的な目標の設定
例 専門家の立場から推奨する目標と，対象者が受け入れることのできる目標のすりあわせ

行動変容に必要な情報やスキル
例 行動を変えた場合に付随して生じることが予測される諸問題への対処法

合うことの第一歩であり，また共通理解をもちながら面接を進めていくというスタンスは，面接全体を効率的に進めていくうえでも重要である．

❷ 面接の焦点づけのための情報収集の段階（表3-8）

● 対話的な関係を築くことと同時に，栄養士は栄養相談をどのように組み立てていくかという点について考えていくことも必要である．すなわち，面接における焦点づけのための情報収集として話し合いをする段階で，対象者と栄養士の間で問題や課題が共有され，明確化されていくことを目的としている．

● 対象者の主体性を尊重した面接を組み立てるには，対象者はどのような目的で栄養相談に臨んでいるのか，栄養相談に何を期待しているのか，どのような効果を得られると考えているのかなど，対象者のニーズを把握することがそのヒントとなる．

● 具体的な質問の仕方としては，とくにテーマが決まっていない場合ならば「食事について気になっていることはどのようなことですか？」や，体重コントロールのように一定の目的をもった栄養相談であれば「ご自身の現在の体重についてどのように思われますか？」，「体重はどれくらい減らした

いとお考えですか？」などが考えられる．相談の導入部分では，対象者に自分自身の考えや気持ちを自由に語ってもらうため，開かれた質問を用いることが効果的である．一方で，対象者の発言を確認する意味では，「……ということですか？」，「……と感じられているのですね？」など，「はい」，「いいえ」の回答を求める閉ざされた質問を効果的に使い分けることも必要である．

❸ 具体的な話し合いの段階（表3-9）

● 対象者とのかかわりのなかで状況をみながら，その回の面接で焦点があてられたテーマについての具体的な話し合いを進める．行動変容に対する動機づけ，行動変容に向けての具体的な目標の設定，行動変容の実行に必要な情報やスキルなど，対象者の行動変容を支援するための話し合いがそれにあたる．食生活を適切に営むことによって，病状の改善や進行の予防が可能であるなど望ましい結果が得られるという期待感を育んだり，栄養士が専門家の立場から推奨する目標と対象者が受け入れることがで

明確化 ▶ カウンセラーがクライアントの伝えたいと感じているところを感じ取り，伝え返していくことと位置づけられる．たとえば，マイクロカウンセリングでは，感情の反映（感情の明確化），意味の反映（意味の明確化）の２つの技法が示されている．

栄養カウンセリングの実際　51

表 3-10　まとめの段階

目標	対象者の食生活において態度面や行動面に成長や改善をもたらす
かかわり方	● 全体を振り返る ● 次回の面接に連続性をもたせる ● 1回きりの面接の場合は，対象者の今後の日常生活につなげる

きる現実的で実行可能な目標について話し合われたり，食行動を変容した場合に付随して生じることが予測される諸問題への**対処方法**（たとえば，食事量を減らした場合のもの足りなさへの対処など）についての話し合いが展開される．

❹ まとめの段階（表 3-10）

● 最後に面接全体を振り返りしめくくる．連続した複数回のシリーズで構成されるような場合には次回の面接につながるようなまとめを，1回きりの面接の場合には対象者の今後の日常生活に反映されるようなまとめを行うことが望ましい．

● 栄養相談もほかのカウンセリングと同様，決められた枠のなかだけで成立する特別な人間関係のもとに，治療や健康教育の一環として行われる．心理面のカウンセリングでは心理的成長を促すことを目的としているように，栄養相談の目的は，栄養や食生活に関する知識を伝達することのみならず，対象者の食生活において，態度面や行動面に成長や改善をもたらすことにある．

❺ 面接の際の注意点

● 栄養相談の1回の面接という決められた枠のなかで取り扱うことができる内容の質や量には限界がある．したがって，対象者にとって必要と思われる知識をすべて伝えようとしたり，改善することが必要な行動が複数あるような場合にすべてを改善するように求めたりすることは得策とはいえない．栄養相談においても，ほかのカウンセリングと同じように，常に**来談者（クライアント）中心**となっていることが重要である．

● 健康づくりの一環として行われる栄養相談では，食事の改善が必要な疾患や検査値の異常が認められない健康な人を対象とする場合もある．このようなケースでは，対象者は食生活上，何の問題も感じていなかったり，改善の必要性を感じていないケースが多い．そのような場合，対象者と具体的な行動変容プランについて話し合おうとしても，そもそも改善の必要性を感じていないことから，対象者の興味や関心が得られず，話し合いが進まないなど困難をきたすことが多い．

● このように食生活の改善に対する動機づけが低い対象者に対しては，本編2章（⇒ p.21参照）で学んだトランスセオレティカルモデル（行動変容段階モデル）を応用したアプローチが用いられる．具体的なアプローチ方法の例としては，食生活の身近な話題や気になる話題について話してもらい，その対話を通して，食生活の改善に対する気づきを促すという形で相談が進められる．このような働きかけは，栄養相談の直後に行動が変わるというような効果は期待できないとしても，長期的にみた場合，将来の行動変容への第一歩となることが期待されることから，一次予防として非常に大きな意義をもつと考えられる．

来談者中心 ▶ ロジャーズを中心に展開されているカウンセリングの立場を「来談者（クライアント）中心療法（カウンセリング）」という．初期には，非指示的カウンセリングと呼ばれてきたが，カウンセラーの非指示的な技法よりも，カウンセラーの人間的な態度を重視する意味でこの名称が用いられるようになった．

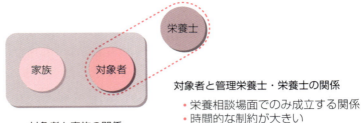

図 3-7　栄養カウンセリングにおける家族からの支援の重要性

2 家族を対象とする場合

- 食事療法や食事管理を実行するにあたり，対象者だけではなく，家族に対しても栄養相談を行うケースがある．家族を対象とした相談の形態としては，本人と一緒に家族も同席して行われる形態と，本人とは別の機会に家族のみを対象として行われる形態がある．

- 家族を対象とした面接が有効なケースとしては，食事づくりを対象者本人ではなく，家族など周囲の者が担当しているような場合や，家族の支援を受けることにより，対象者の行動変容がよりスムーズにいくと判断されるような場合などがあげられる．対象者が子どもの場合も，家族の援助は不可欠である．

- 生活習慣病に関連する疾患のような場合，家族の食生活自体を見直す必要のあるケースも少なくないと考えられる．たとえば，家族の誰かが肥満傾向を示す場合，遺伝的な要因のみならず，運動習慣や食生活習慣も同じような生活パターンをもっている場合も多い．

- 家族を対象とした栄養カウンセリングは，栄養相談の当日に対象者が自発的に家庭で調理を担当する家族を同伴させるという形態をとることにより実現されるケースのほか，対象者本人との個人面接のなかで，家族にも同伴してもらうほうがよい，もしくは別途，家族の誰かと面接の機会をもったほうがよいと判断されるような場合に，栄養士から対象者本人に提案することを通して実現されるケースが考えられる．

- 栄養カウンセリングにおける家族の役割は，対象者本人の行動変容を実現する調理などの実際的な部分に加え，対象者の身近な人として適宜心理的なサポートを行う役割も期待される．栄養士との面接はわずかな時間に過ぎないことからも，日常生活のなかで家族からの援助が得られるように家族に働きかけることの意義は大きい（図3-7）．

心理的サポート▶ここでは対象者の行動を支援する周囲の人の働きかけや役割をさす．直接的な働きかけとしては「励まし」や「声かけ」などがあげられる．間接的な役割としては，対象者が「見守られている」，「一人ではない」と意識的もしくは無意識的に感じるなどの効果が期待される．

集団（→p.53）▶管理栄養士が複数の対象者に対して栄養教育を行う場合を集団栄養教育という．

栄養カウンセリングの実際　53

③ 集団を対象とする場合

① 栄養教育の視点から

● 栄養士が集団を対象とする場合は，栄養や食生活に関する知識の伝達を目的とした講演や，集団の特性を生かしたグループワークなどによる参加型学習を行う．具体例としては，母親教室や離乳食教室のように胎児や乳児の健全な成長を目的に行われるものや，糖尿病教室や減量教室など共通の疾患や症状をもった者の治療や症状の改善を目的に行われるものなどがある．

● 集団を対象とする場合，対象者は同じような状況にあり，また同じような目的をもって集まっている．したがって，対象者にとって適切な食事のとり方のポイントや食事摂取量の目安などの共通の事項については，講義などの形式をとることにより，一斉に教育を行うことが可能になる．

● 栄養カウンセリングの視点からは，同じような状況に置かれた複数の者が小集団で話し合うというグループワークを取り入れることによって，仲間意識や連帯感が育まれ，疾患や症状に関する理解が深まったり，悩みが共有されたり，行動改善に対する自発性が育まれるなどの効果が期待できる．これは個別のカウンセリングでは得ることができないグループダイナミクスによる効果によるものである．つまり対象者と栄養士という二者関係を超えて，対象者間で情報や気持ちを共有する関係が展開されることによる効果と考えることができる．

表3-11　対象者の特性別のグループワークのテーマ：減量教室を例として

関心や問題意識をもっていない対象の場合

目標：自分の体重や健康に興味をもたせる

例 現在の体重のままでいることのメリット・デメリット，減量のメリット・デメリットの比較

問題意識はあるが行動に移せていない対象の場合

目標：具体的行動目標に対するイメージをもたせる

例 「どんなときに食べすぎるか」，「どのように改善できるか」など

何度も減量にチャレンジしてきた対象の場合

目標：現実的な目標の再設定，周囲の環境整備の準備

例 「決めた目標が守れなかったのはどのようなときか」，「どんなことがあれば行動を変える助けとなるか」など

■ グループワークの具体例

● ここでは減量教室で実施されたグループワークの例についてみていく．減量教室は過体重の者を対象に，無理なく健康的な減量およびその維持を目的に行われるものである．

● グループワークのテーマは，対象者の特性に合わせて臨機応変に対応することが必要である（表3-11）．たとえば，過体重についてまったく問題意識をもっていないような集団では，まず自分自身の健康に興味や関心をもつということに焦点をあてる必要がある．そのような場合，現在の体重のままでいることのメリットとデメリットのそれぞれをテーマにブレインストーミングをするという方法が考えられる．この方法は，対象者に自分の置かれた現状を自分自身の問題として，客観的に見つめ直すことを促す効果が期待される．

● 過体重について問題意識をもちながらも，具体的にどのような行動をすればよいのか

参加型学習 ▶ 講義のように受身的な学習形態ではなく，対象者が自分自身の問題として主体的にかかわる学習形態をさす．

グループワーク ▶ ソーシャルワークの分野で用いられてきた方法．健康教育の分野では，一つのテーマについて，グループメンバーで話し合ったり，具体的な解決策をみつける過程を共有することにより，個人の問題により主体的なかかわりを育む効果が期待されている．

わからない，なかなか行動に結びつかないというような集団では，より行動変容に結びつきやすいテーマを選ぶほうが適切である．たとえば，「どんなときに食べ過ぎるのか」，そして「実際にどのように改善すればよいのか」など，**具体的な行動**に焦点をあてた話し合いを行うという方法がある．この方法は，対象者に行動変容の選択肢に関する知識を提供するとともに，対象者にとって実行可能性の高い現実的な**目標設定**を促す効果が期待される．

- これまで何度も行動変容にチャレンジしたが長続きしなかったというような集団の場合，目標設定の内容が現実的なものであったか，また行動に移る前の対策は十分であったかということが焦点となるであろう．したがってグループワークのテーマも「決めたことを守れなかったのはどのようなときであったか？」，「どんなことがあれば，守り続けることができたと思うか？」など，**行動の実行や維持**に焦点をあてることである．これらの話し合いを通して，目標設定を見直し，より現実的な目標の再設定を促し，周囲の人からのサポートや環境づくりについてもあらかじめ対策を立てるという**行動変容のスキル**を学習することが期待される．

- グループワークでは，栄養士は**コーディネーター**としての役割が期待され，限られた参加者のみならず，すべての参加者が有意義な時間を共有できるよう配慮する．集団を観察し，発言のバランスに注意したり，対象者間で互いを否定したり攻撃するような言動については細心の注意を払い，適宜，対処していくことが求められる．

❷ 栄養カウンセリングの視点から

- これまで集団を対象とした栄養教育におけるカウンセリング的なかかわり方についてみてきたが，そのほかには集団を対象とした栄養カウンセリングという方法も考えられる．これは個人や家族を対象に行う栄養カウンセリングと同様，決められた枠のなかで，栄養士と対象者が共同作業を行うことによって，対象者の行動変容を援助するものである．

- 集団を対象とした栄養カウンセリングには，同じ構成メンバーで一定期間実施するクローズドセッションと，参加者が随時調整されるオープンセッションがある．どちらを実施するかは，目的に合わせて栄養教育を計画する栄養士によって決定される．

- **クローズドセッション**は，同じ構成メンバーで一つの問題について時間をかけて共同作業を行うことができるという特徴から，短時間では解決することがむずかしい問題を取り扱う際に適している．しかし一方で，メンバーの流動性がないことから参加者が閉塞感を覚えたり，参加を負担に思ったり，行き詰まりを感じてしまうというようなリスクをともなう．またグループをコーディネートする栄養士のスキルも問われる．

- **オープンセッション**は，興味をもった対象者が参加しやすいという利点をもつが，参加者が随時入れ替わるため，一つの問題について継続的に深く考えるということができないという欠点がみられる．

行動変容のスキル ▶ 栄養教育では調理や買い物など食事を調達することのほか，食事場面での周囲の人とのつきあい方，適切な情報や社会資源の活用も重要なスキルの一つである．

4 食環境づくりと栄養教育

食環境づくり

1 健康づくりのための環境整備の重要性と管理栄養士の役割

- 栄養教育では，ヘルスプロモーションの考えのもと，個人や集団へのきめ細やかな教育的支援を中心に，対象者が自ら健康をコントロールし改善できるよう支援していくこと，エンパワメントを高める支援をすることに重点を置いている．そして個人のエンパワメントにとどまらず，組織のエンパワメントへ，コミュニティのエンパワメントへと展開し，個人では成しえない環境整備へと発展させていくことを理想としている．

- しかし，現実問題として栄養教育の目標達成は個人の努力だけではむずかしく，ましてや個人から組織，組織からコミュニティへとすべての人が主体的活動を広げて環境を変えていくのは不可能に近い．そのためヘルスプロモーションにおける健康の決定要因を考慮するうえでは，組織や地域・国の行政レベルでの環境整備が不可欠となるだろう．

- たとえば，歩数と肥満度の関連を調べた研究において，歩数を活動量とみなした場合，活動量格差が大きい地域ほど肥満率が高く，そしてその活動量格差は「歩きやすい街かどうか」という地域の環境にかかわるという報告がある．空間情報科学の分野において「歩きやすい〈walkability〉」とは，移動手段として歩行を選択しやすい環境が整っているということで，「歩きやすい街」とは具体的には，人口密度の高い活気のある地域であることや，道路が安全で快適に整備され歩きやすい構造をしていること，歩いて行ける多様な目的地があることなどの条件を満たす街とされている．歩きやすい街に住む人ほどよく歩き，住民の活動量格差が少なく肥満率が低いという可能性が示唆されており，地域行政レベルの環境整備の重要性を示している．

- このような環境整備においては，管理栄養士や栄養士が専門性を生かして行政やさまざまな制度に対して積極的に変革を求めるなど，対象者の生活と権利を擁護する活動に取り組むことも重要である．アドボカシー能力は管理栄養士として求められる基本的な資質・能力の一つとされている．

2 健康づくりのための食環境整備

- 「自然に健康になれる持続可能な食環境づくりの推進に向けた検討会報告書」（厚生労働省，2021年6月）では，「優先して取り組むべき課題」として，「経済格差に伴う栄養格差」や「若年女性のやせ」，「減塩」

アドボカシー ▶ WHO では，「ある特定の健康目標あるいはプログラムに対して，政治的コミットメント，政策支援，社会的受容や制度的支援を得るための，個人的および社会的なアクションの組み合わせ」と定義されている．

の問題などを取り組みの対象とするほか，関係省庁の協力を得て事業者が行う直接的・間接的な取り組みにも焦点を当てることを挙げている（図4-1）.

- また，「食環境づくり」を，人々がより健康的な食生活を送れるように人々の食物へのアクセスと情報へのアクセスの両方を相互に関連させて整備していくものと定義しており，この整備においては，とくに事業者（食品製造事業者，食品流通事業者，メディア等）の役割が重要となるとしている.

❶ 食物へのアクセス面の整備の例と留意点

- 食物へのアクセス面の整備は，生産から消費までの各段階において，より健康的な食物を入手しやすくするための取り組みや制度をさす. 生産・加工の段階では，機能性食品の開発もその一つととらえられる.

- 日本では世界に先駆けて食品の機能性についての研究が推進されており，1991年には特定保健用食品が誕生している. さらに保健機能食品制度として2001年には栄養機能食品が，2015年には機能性表示食品が追加され，健康に寄与する食品として認知され，広く利用されている. とくに機能性表示食品は生鮮食品も対象となり，生産段階での食環境整備の例となる.

- また最近ではゲノム編集食品が開発され，「γ-アミノ酪酸（GABA）を多く含むトマト」や「低アレルゲン性の卵」など，安全性の面で検討の余地はあるものの，特定の疾患のリスクをもつ人々にとって健康に

寄与する食品が入手しやすくなるとの見方もある.

- 栄養教育においては，主食・主菜・副菜のそろった食事をとることができるような教育，支援が基本であることはいうまでもないが，それに加えてイノベーション（新しい技術の発明）を利用した食品を上手に活用しながら栄養教育を行うことも必要な時代になってきている.

- ただし食環境整備としては，これら新たに開発された健康につながる食品が入手できるようにするだけではなく，安全面などの正確な情報発信も不可欠である. さらに，特定保健用食品などにおいては，表示に書かれた摂取方法でなければその機能性が発揮されない場合もあり，利用者側のヘルスリテラシー（表示の内容が理解でき，指示どおりに摂取できることなど）が重要になってくる.

- ヘルスリテラシー（⇒ p.26 参照）の必要性については，「保健医療2035提言書」（厚生労働省，2015年）にも掲げられている. この提言書の中には，2035年の保健医療が達成すべき3つのビジョンが示されている. その一つが「ライフデザイン～主体的選択を社会で支える～」であり，自らが受ける医療サービスを主体的に選択できるようにするために「ヘルスリテラシーを身につけるための支援」の必要性が示されている. 自ら意識的に健康管理するための行動を支援するためには「必ずしも情報を与えれば個人が選択できるというわけではなく，その情報を選択して，活用できる人材の育成・配置を行う」必要がある.

ゲノム編集食品▶遺伝子組み換え食品とは異なり，新たな遺伝子を追加するのではなく，もともと食品中に存在するゲノムの特定の場所を切断し編集することでその特徴をなくす手法であることから，安全性の基準が作られていない. 2023年11月現在，日本国内で流通しているゲノム編集食品は，野菜1品目と魚2品目である.

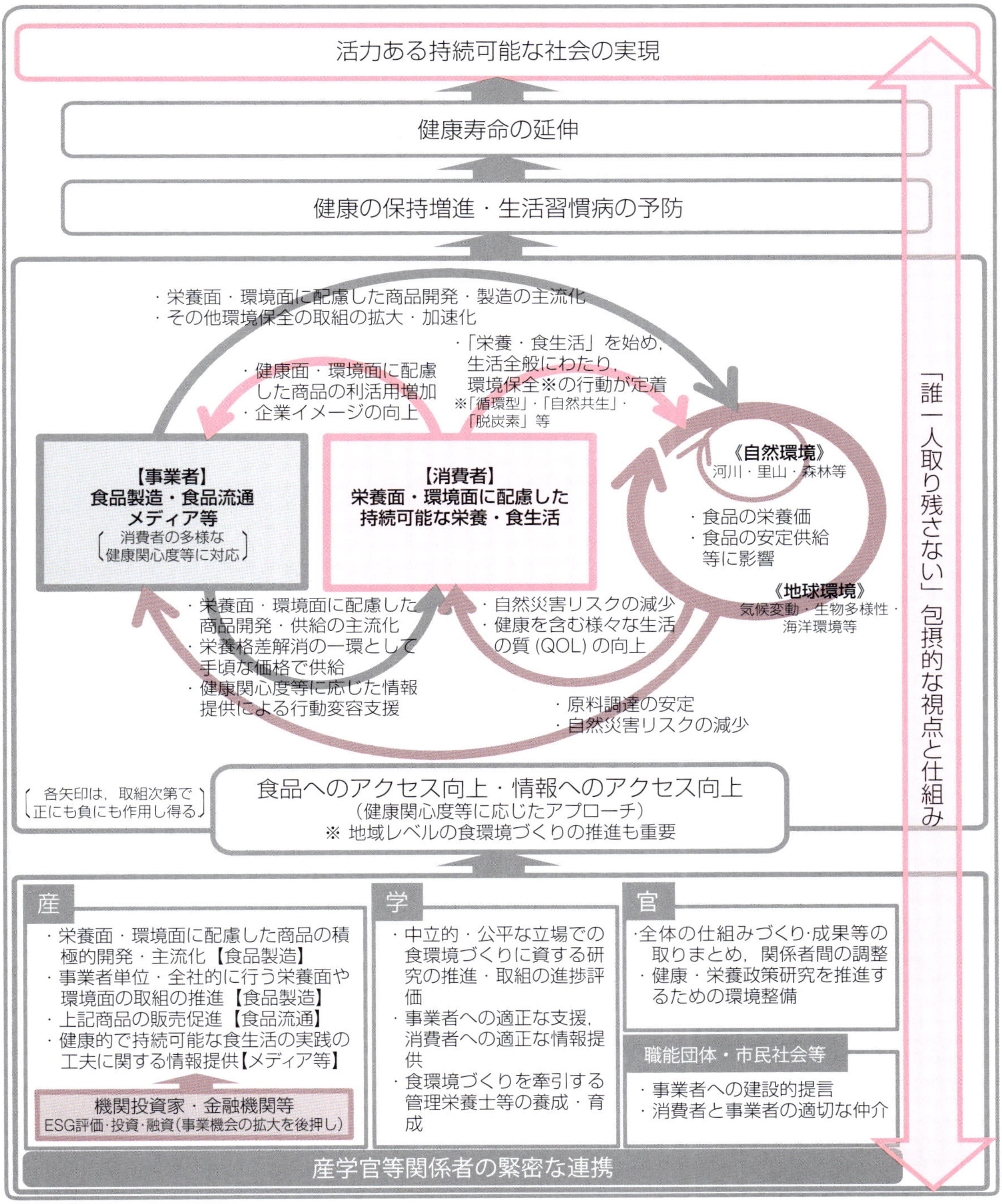

食環境づくり　57

活力ある持続可能な社会の実現

健康寿命の延伸

健康の保持増進・生活習慣病の予防

・栄養面・環境面に配慮した商品開発・製造の主流化
・その他環境保全の取組の拡大・加速化

・健康面・環境面に配慮した商品の利活用増加
・企業イメージの向上

・「栄養・食生活」を始め，生活全般にわたり，環境保全※の行動が定着
※「循環型」・「自然共生」・「脱炭素」等

【事業者】
食品製造・食品流通
メディア等
消費者の多様な
健康関心度等に対応

【消費者】
栄養面・環境面に配慮した
持続可能な栄養・食生活

《自然環境》
河川・里山・森林等

・食品の栄養価
・食品の安定供給
等に影響

《地球環境》
気候変動・生物多様性・
海洋環境等

・栄養面・環境面に配慮した商品開発・供給の主流化
・栄養格差解消の一環として手頃な価格で供給
・健康関心度等に応じた情報提供による行動変容支援

・自然災害リスクの減少
・健康を含む様々な生活の質（QOL）の向上

・原料調達の安定
・自然災害リスクの減少

誰一人取り残さない」包摂的な視点と仕組み

各矢印は，取組次第で
正にも負にも作用し得る

食品へのアクセス向上・情報へのアクセス向上
（健康関心度等に応じたアプローチ）
※ 地域レベルの食環境づくりの推進も重要

産
・栄養面・環境面に配慮した商品の積極的開発・主流化【食品製造】
・事業者単位・全社的に行う栄養面や環境面の取組の推進【食品製造】
・上記商品の販売促進【食品流通】
・健康的で持続可能な食生活の実践の工夫に関する情報提供【メディア等】

機関投資家・金融機関等
ESG評価・投資・融資（事業機会の拡大を後押し）

学
・中立的・公平な立場での食環境づくりに資する研究の推進・取組の進捗評価
・事業者への適正な支援，消費者への適正な情報提供
・食環境づくりを牽引する管理栄養士等の養成・育成

官
・全体の仕組みづくり・成果等の取りまとめ，関係者間の調整
・健康・栄養政策研究を推進するための環境整備

職能団体・市民社会等
・事業者への建設的提言
・消費者と事業者の適切な仲介

産学官等関係者の緊密な連携

図 4-1　自然に健康になれる持続可能な食環境づくりの枠組み

本図中段の部分は，事業者，消費者及び地球・自然環境の相互関係を示すことを主眼としており，それぞれの物理的な位置関係を示しているものではない．（厚生労働省：自然に健康になれる持続可能な食環境づくりの推進に向けた報告書，2021より）

3つのビジョン（→ p.56）　▶ 1）リーン・ヘルスケア～保健医療の価値を高める～，2）ライフデザイン～主体的選択を社会で支える～，3）グローバル・ヘルス・リーダー～日本が世界の保健医療を牽引する～．

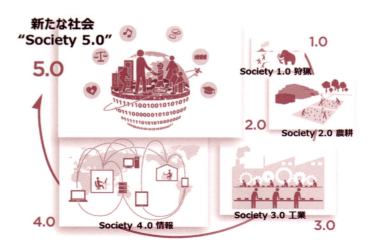

図4-2　Society 5.0とは

（内閣府）

❷ 情報へのアクセス面の整備の例と留意点

- 情報へのアクセス面の整備としては，Society 5.0で示された方向性にも注目したい（図4-2）．Society 5.0とは，第5期科学技術基本計画（内閣府，2016年）において提唱された概念で，サイバー空間（仮想空間）とフィジカル空間（現実空間）が高度に融合したシステムにより，経済発展と社会的課題の解決が両立するような，人間中心の社会（Society）をさす（図4-3）．超スマート社会（内閣府）や創造社会（経団連）などとも呼ばれる．
- これは狩猟社会（Society 1.0），農耕社会（Society 2.0），工業社会（Society 3.0），情報社会（Society 4.0）に続く，わが国がめざすべき未来社会の姿として提示された．これまでの情報社会（Society 4.0）では，情報はあふれていたが，そこから必要な情報をみつける作業には個人差や制約があり，知識や情報はうまく共有されず，分野横断的な連携は不十分な状況にあった．このような情報共有が不十分であったSociety 4.0から，Society 5.0ではIoT〈Internet of Things〉ですべての人と物がつながり，さまざまな知識や情報が共有され，多くの社会課題が解決されるという社会像が描かれている．情報の取捨選択をAIが行うことで，利用者が必要とする正しい情報を入手できるのであれば，まさしく情報へのアクセス面での整備がされた社会とみなすことができるだろう．
- 2021年時点の世帯におけるスマートフォンを含むモバイル端末保有率は97.3%（うちスマートフォン保有率では88.6%）と，インターネットで情報収集する環境は整いつつあるようにみえる（令和4年版 情報通信白書，総務省）．しかし現状においては，あふれる情報から正しい情報を取捨選

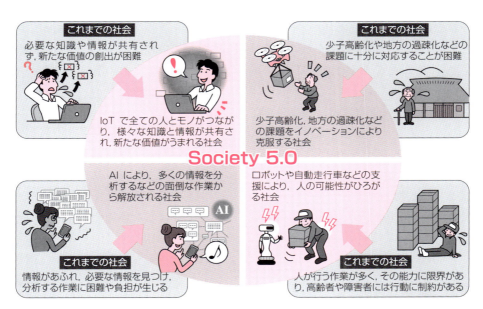

図4-3　Society 5.0で実現する社会

(内閣府)

択することがむずかしいという段階以前に，インターネットにつなげて情報を入手すること自体に困難を感じる世代が存在するのも事実である．今後の展開としては，上記の課題が解消され，あらゆる世代においてSociety 5.0のめざすべき状況が実現されることが期待される．

- ICT〈information and Communication Technology〉の活用として，健康に関与することのできる調理家電（スマート家電）がある．これは，Society 5.0でめざす生活シーンにおけるIoT活用の例であり，すでにその利用は始まっている．スマートフォンで専用サイトに接続し，メニューを検索してつくりたいメニューを選択したら，本体にタッチするだけで調理の設定ができるというオーブンレンジや，食材を規定量以上に入れてしまった場合にそれを検知して，連動するスマートフォンを通して適切にアドバイスをしてくれるというキッチンスケール，スマートフォンと連動することで温度管理が可能となり，失敗せずに調理物をおいしく仕上げることができる加熱調理器など，さまざまである．さらに購入後も新しい情報へと更新することができるという点もこれまでの家電とは異なるところである．

- 高齢者の低栄養の問題は，「足が悪くて買い物に行けない」や「今までよりも料理が大変になった」などの手段的日常生活作（IADL）の低下から誘発される場合がある．今後はそれらの問題に対応したスマート家電の開発が進むであろう．たとえばオーブンレンジを使うときに，メニュー検索と連動して食材発注ができる機能や，選択したメニューやキッチンスケールの情報から摂取した栄養素やエネルギー量を推測してくれる機能，さらにはウェアラブル

センサーなどの情報から消費エネルギー量を推測してメニューを提案するなどの機能が組み込まれることなどが予測されている.

- 健康に特化したスマート家電は，健康管理を目的として，メニュー提案，食材の手配（自動的な注文とドローンなどによる配達），失敗せずにおいしく調理することまでを可能とし，食物へのアクセスと情報へのアクセスの両面を統合した食環境整備の一つとしてとらえることができる.

③ 自然と健康になれる環境づくりとは

- 前述の「保健医療2035提言書」のビジョン「ライフデザイン」には，人々が健康になれる社会環境をつくり，健康なライフスタイルを支えるための具体的なアクション例として，「自然と健康になれるコミュニティと社会づくり」をあげている. そこでは，「健康によい食事やライフスタイル，仕事や居場所があるコミュニティ」や「自然に歩きたくなるまちづくり」などの展開を掲げている. 前者の「健康によい食事」が入手できるコミュニティの実現をめざしたものの一つが，「健康な食事・食環境」認証制度といえるであろう.
- これは複数の学協会から構成される「健康な食事・食環境」コンソーシアムが，外食，中食，事業所給食で「スマートミール（主食・主菜・副菜のそろう食事）」を継続的に，健康的な空間で提供している場合に，その店舗や事業所を認証するという制度である. 認証制度は2018年からスター

トし，その認証店や事業所が全国各地に展開していくことが，「自然に健康になれるコミュニティ」の形成，すなわち食環境整備につながる.

■ 行動変容を促す仕掛け─ナッジ理論の応用

- ナッジとは，対象者が強制によってではなく自ら望ましい行動を選択するように誘導する仕掛けや手法を示すもので，行動経済学で発展した理論である. 人の思考・行動パターンは，論理的・合理的に考えて行動につなげるものと，直観的に選択して行動してしまうという2パターンがあり，ナッジ理論によれば95％の行動は後者によるものであるという. その行動の特徴を逆手にとって，直観的に健康的な行動をとってしまうような仕組みをつくってしまおう，というのがナッジ理論を利用した環境づくりとなる.
- 厚生労働省は「受診率向上施策ハンドブック─明日から使えるナッジ理論」の中で，がん検診の受診率を向上させた事例を紹介している. これは，特定健診時にがん検診を一緒に受診させることががん検診の受診率を上げるよい方法だとの考えのもと，がん検診を受診する追加の選択肢を設けるOpt-in方式にするよりも，デフォルト（初期設定）としてがん検診をセットしたうえで受診したくない場合はその設定をはずすというOpt-out方式にすることで，受診率が36％から53％に向上したというものである. 人はデフォルトを変更したがらない，すなわち人の行動はデフォルトに左右されるという行動パターンを利用して，自然とがん検診を受診してしまう仕組みをつ

Feeding America（→ p.61）▶地域団体の名称で，米国コーネル大学とエビデンスに基づいた栄養教育に取り組み，その一環として「Nudge: Making the Healthy Choice the Easy Choice」を実施している. 人々が健康食品の消費を増やすための戦略としてのナッジをnutrition nudge（栄養ナッジ）として，その必要性と実用性を評価している.

くった例といえる.

- 同様に，消費者が直観的に健康的な食材を手に取ってしまうような仕組みをつくってしまおう，というのがナッジを利用した栄養教育の環境整備である.
- 学生の将来の健康を考えて多くの野菜を摂取させようとした場合に，行動科学理論を用いて理論的に指導するならば，たとえばヘルスビリーフモデルを用いて，罹患性の認知（野菜をとらなければ将来的に病気になるかもしれない）と，重大性の認知（病気になったら入院が必要になるかもしれない）から野菜不足による自身の健康に関する危機感を認知してもらい，野菜を食べることの有益性（将来的にも元気でいられる可能性が高い）と負担感（野菜の味が嫌いで，一人暮らしでは野菜は高くつく）を天秤にかけてどちらがよいか考えてみよう，と指導することができる．つまり，学生がこの内容を理解したうえで野菜を食べるようになることが栄養教育の効果とみなすことができる.
- 一方で，ちょっとした環境設定で，自然に野菜を多く摂取することが可能になるのならば，それは実施してみる価値がある．大学生を対象に行われた実験によると，ビュッフェ方式の食事において，生野菜，果物，野菜料理を手前に配置したグループと，肉・魚料理を手前に配置したグループでは，前者のほうが有意に野菜料理の摂取品目数が多くなったとの報告がある.
- また，米国の Feeding America による同様の実験では，フードパントリーにおいて，奨励する食品（F2E）が多く選択されるように，選択してほしい食料品の横に看板を追加する，最初に消費者が目にする通路に配置する，何度もその食材が目に入るように複数個所に配置する，待合室に写真を貼っておいて記憶に刷り込む，目の高さに置くことで視認性を向上させる，といった仕掛けを導入した．この仕掛けを取り入れることで，奨励する食品（F2E）が多く選択されるようになったと，ナッジ介入の効果について報告している.
- 管理栄養士・栄養士は，ヘルスプロモーションの考えのもと，エビデンスに基づく栄養教育を実施して個人の教育的支援をするとともに，すべての人が等しく，より健康的な食物入手がしやすい環境と正しい情報を的確に得られる状況が整備されるよう，食の専門家としての視点から携わることも必要であろう．また，ナッジ介入などの研究を実施する側として，科学的根拠となる情報を発信していくことも期待される.

組織づくり・地域づくりへの展開

- 個人の食行動に影響を与える環境要因の一つとして，周囲の人々の行動や態度があげられる．ここでは，組織づくりや地域づくりという人と人とのつながりが，栄養教育でどのような役割を担っているのかについて考えていく.

1 自助集団（セルフヘルプグループ）

- 栄養教育の方法の一つに自助集団（セルフ

フードパントリー ▶ 生活に困っている子育て家庭などに食品を無償配布する拠点.

F2E ▶ Food to Encourage の略．果物，野菜，低脂肪乳製品，赤身たんぱく質，全粒穀物など栄養豊富で健康を促進する食品.

ヘルプグループ）がある．この方法は，管理栄養士・栄養士が指導者や支援者としてかかわる一般的な教育方法とは異なり，対象者（学習者）が主体となり，自分たちで運営するという特徴をもつ．

- 栄養教育場面を想定した場合，たとえば医療機関における「糖尿病教室」は，専門家の視点から教育計画を作成し，参加者の主体性を引き出しながら集団教育を行う方法である．それに対し自助集団は，「本人の会」や「家族の会」のように，疾病や食生活上の問題など，メンバーに共通する問題の解決のために，自発的に集い，話し合いや情報交換などの活動が行われる．

- 自助集団はグループ学習の形態の一つであるため，グループメンバーの構成は病状や症状の程度，生活パターンなどが似通った者で構成するほうが，共感が得られやすく，メンバー間の理解が深まる傾向がある．

- また，教室形式などとは異なり指導的立場の人がいないことから，集う人すべてが平等な立場でかかわることができる．そのような人間関係から，他者の話を素直に聞くことが容易になったり，仲間意識や連帯意識を感じたりするなど，グループ特有の教育効果も期待できる．

- さらには，はじめはメンバーの一員として参加していた人が，後に，新規に加わったメンバーにアドバイスをする立場や，グループの運営に参加する立場になるなど，グループ内での成長が期待できるのも特徴の一つである．

- 自助集団では，メンバーが自発的に集い運営する活動を行うが，患者や対象者のなかから自発的に発生させることはむずかしい場合が多い．そのため管理栄養士・栄養士は，自助集団を立ち上げたり，運営しやすいよう支援するなど，組織におけるコーディネーターとしての役割が期待されている．

- この場合，管理栄養士・栄養士は直接的な教育は行わないものの，対象者は自助集団に参加することを通して，自分自身の問題について気づきや解決策を見出すなど，主体的な変化を生じさせる可能性が高い．すなわちコーディネーターとしてかかわることで，対象者を間接的に援助していると考えられる．

2 組織づくり，ネットワークづくり

- 栄養教育における組織づくり，ネットワークづくりでは，上述の自助集団もその一つであるが，個人レベルの活動から，仲間などの人的ネットワークを活用することを通して，より個人の行動を実践しやすい方向へと援助することを目的としている．またこの方法は，組織やネットワークを構成する一人ひとりの行動変容が促されるため，その結果，全体としての教育効果の向上が期待できる方法でもある．

- 行動科学理論モデルの一つであるソーシャルネットワーク，ソーシャルサポートによると，ソーシャルネットワークでは，所属するメンバー間で，情動的サポートや情報的サポートなど，当事者にとって有用なソーシャルサポートが授受されることが知られている．すなわち組織づくりやネットワークづくりを通して，人と人のつながり

グループダイナミクス（→ p.63）▶集団力動．集団のもつ力で，大きなうねりともいわれる．参加者間で互いに刺激され，高め合うことができる．似た特性の人を同じグループにすることにより，よりグループダイナミクスが生じやすくなる．

を形成することで，個人として食行動変容に取り組んでいるときよりも，互いにサポートを受けやすい環境が整うものと考えられる.

● 組織づくり，ネットワークづくりの例としては，病院などで共通の疾患をもつ人が中心となり勉強会や自助集団を形成する活動，職場や地域などで共通の目的のために仲間が集い生活習慣改善に取り組む活動などがあげられる.

3 グループダイナミクス

● 栄養教育において，組織づくりやネットワークづくりの重要性が強調される理由の一つに，グループダイナミクスによる教育効果の向上が期待できる点があげられる.

● 個人教育や個別学習の場合，指導者と学習者の1対1の関係のため，個人の特性を考慮しながら教育を進めることができる一方，指導者以外の第三者の意見を聴くことがむずかしく，孤独になったり，行き詰まったりする可能性が指摘されている.

● それに対し，集団教育や自助集団，組織づくりやネットワークづくりでは，共通の問題を抱える人たちの間で交流の機会をもつことが可能となる.これらの交流を通して参加者は，問題を抱えているのは自分一人ではないことや，これまで見過ごしてしまっていたことへの気づき，問題を解決する方法は一通りではなく多様であることなど，多くの学びを習得する可能性をもつ.

● 組織づくりやネットワークづくりを通じた仲間との交流は，対象者の主体的な行動変容を後押しするうえで有用な働きをもつ.

したがって栄養教育において，対象者に仲間との交流の機会を提供することも重要な行動変容支援の方法と考えられる.

4 エンパワメント

● 食行動変容を効果的かつ効率的に進めていくためには，まずは対象者自身が，自分が抱えている問題に対して，自分自身の問題として主体的にかかわっていくことが不可欠である.このように問題に対して責任をもち，主体的にかかわることをエンパワメントという.

● エンパワメントは，行動科学の理論モデルの一つであるコミュニティオーガニゼーションのなかで重要視されている概念である.組織づくりやネットワークづくりに応用して考えると，組織やネットワークに参加したメンバーが，自分たち自身で問題を見極めること，そして自己解決していくこと，そのための力を自分たちのなかから引き出していくことが必要となる.

● エンパワメントの理論に基づけば，管理栄養士・栄養士として組織づくりやネットワークづくりを支援する場合，指導者としてではなく，あくまでも対象者の主体性を導く立場として支援していく必要があることがわかる.

5 ソーシャルキャピタル

● 組織やネットワークが合理的に機能するかどうかを規定する要因の一つに，ソーシャルキャピタルという考え方がある.ソーシャルキャピタルは，コミュニティオーガ

エンパワメント▶ 権限を与えること.健康教育・ヘルスプロモーションの分野では，健康行動の自己決定など，主体的に取り組むことを意味する.社会学的な視点から出発した言葉で，市民参加などの活動を意味する.

ソーシャルキャピタル▶ 社会関係資本とも呼ばれる.地域保健分野における協調や実行能力の形成をさす.ソーシャルキャピタルが高いコミュニティほど，協調性や結びつきが強く，実行能力が高い.

ニゼーションのように，地域や組織などある程度規模の大きな集団を対象に健康教育やヘルスプロモーションの介入を行った場合，介入の過程や効果を左右する要因として注目されている．
- ソーシャルキャピタルは，住民や組織などのコミュニティのなかに存在するもので，信頼，協力，市民参加，相補性を基本とした，相互の社会利益を導くプロセスと定義されており，一般的な「キャピタル（資本）」の意味合いとは異なる．すなわちソーシャルキャピタルが高いコミュニティほど，計画実施のために必要な資源を入手しやすく，実行能力が高くなる．そしてその結果，介入の効果が上がりやすくなると考えられている．
- 栄養教育場面では，それぞれの組織やネットワークがもつソーシャルキャピタルの程度を見極め，それらが低い場合は，まずは集団としての信頼関係や協力体制を見直す視点も必要となるであろう．

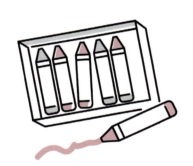

5 栄養教育マネジメント I

栄養教育マネジメントの枠組み

- 栄養教育マネジメントとは,実態把握〈Assessment〉により対象となる個人または集団の健康課題を抽出し,解決するための栄養教育を計画〈Plan〉,実施〈Do〉を通して評価〈Check〉を行い,不備なプロセスにフィードバック〈Act〉する一連のプロセスをいう(図5-1).
- 栄養教育マネジメントの計画段階では,最初に対象者のアセスメントを行い,対象者の現状の問題点の把握と要因分析を行う.対象者の健康状態や生活の質〈QOL〉を把握するための検査項目や質問項目については,検診や栄養相談の目的に応じた項目を調べる.
- 次に,現在の健康状態に影響していると考えられる要因の分析を,個人要因と環境要因などの多様な視点から行う.
- アセスメント結果を総合的に判断し,課題の抽出とその改善のための目標設定を行う.
- その際,行動と対象者の知識や認知の関係については,刺激-反応理論,ヘルスビリーフモデル,計画的行動理論など,個人レベルの行動科学の理論やモデルを参考にするとよい.
- 対象者が他者や環境から受ける影響については,社会的認知理論やソーシャルサポート,生態学的モデルなど,個人間レベルの行動科学の理論・モデルを参考にするとよい.
- 次に栄養教育プログラムを立てるが,このとき,プログラムの効果を測定するための評価指標と評価方法も同時に設定する.

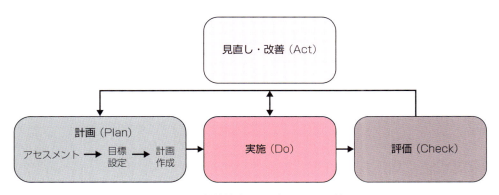

図5-1 栄養教育マネジメントの手順

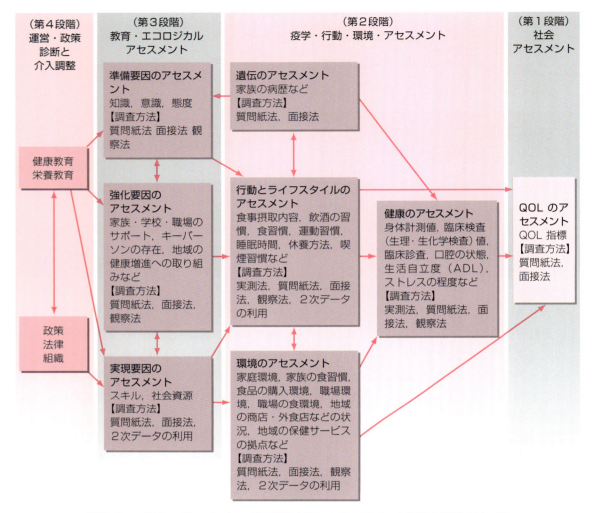

図5-2　プリシード・プロシードモデルを用いたアセスメント項目と調査方法一覧

- 栄養教育プログラムの実施にあたり，不備が見つかった場合は，途中であってもプログラムを変更し，改善することも重要であり，計画・実施段階での形成的評価と，またプログラム終了後の総括的評価など，評価を機能させ，栄養教育マネジメントを次の段階へとステップアップさせる．
- プリシード・プロシードモデルは，第2章で述べたように「QOLの向上」をプログラムの最終目的とした栄養教育プログラムのマネジメントのモデルである．図5-2のようにアセスメント項目のつながりを明確にするために適用する．
- 栄養教育プログラムに応用できる理論やモデルの例として，プリシード・プロシードモデル，ソーシャルマーケティングや生態学的モデルがある．
- 生態学的モデルでは，人の行動は，さまざ

健康・食物摂取状況のアセスメント　67

まなレベルに影響されると考える（⇒ p.28 参照）．アセスメント時には，対象者の行動に影響を与えている家族や知人（キーパーソン）の有無も考えて，対象者の環境要因をアセスメントする．栄養教育の実施時には，キーパーソンも含めた栄養教育計画を立てるとよい．

- ソーシャルマーケティングは，栄養教育の対象グループをセグメントとしてとらえ，そのグループにどのような栄養教育を行うとよいのかを知るためにフォーカスグループインタビューなどを用いてアセスメントを行う．アセスメント結果をもとにマーケティングミックスの4つのP（⇒ p.27 参照）を考える．

健康・食物摂取状況のアセスメント

- ある学生のアセスメントデータを図 5-3 に例示する．
- 健康状態を把握する項目としては，身体計測値，臨床検査（生理・生化学検査）値，臨床診査，生活自立度（ADL）などがある．栄養状態を把握するためには，臨床検査値や臨床診査データのアセスメントや身体計測値などから計算した栄養指数などを用いる．
- 食物摂取状況調査には，食事記録法，陰膳法，24 時間思い出し法，食物摂取頻度調査法，出納法などの方法がある．食物摂取頻度調査法を除いて，1 日だけの調査では個人の習慣的な食物摂取状況を把握できないので，連続した数日間調査を行うことが望ましい．

- 食物摂取状況調査は後に述べる「行動記録」と同時に行い，どのようなタイミングでどのような食事をしているか，行動分析に必要な情報も収集するとよい．
- 摂取した栄養素量のアセスメントを行うだけでなく，どのような食品群を摂取する傾向があるのか，よく食べる料理や献立は何か，誰といっしょに食べているのかなど，多様な側面から食生活のアセスメントを行うことが大切である．
- 「健康日本 21（第二次）」では，健康増進を形成する基本要素として，「栄養・食生活，身体活動・運動，休養，飲酒，喫煙及び歯・口腔の健康に関する生活習慣の改善」が重要であるとしている．栄養教育対象者の特性に応じて，身体活動量や運動習慣，睡眠時間，飲酒や喫煙の習慣などのアセスメントを併せて行う．

1 実態把握のための調査方法

1 質問紙法

- 質問紙法は，調査票（アンケート用紙）を用いて対象者の個人要因（知識や態度，スキル，行動）や環境要因を把握する方法である．対象者自身が記入する自記式（留め置き法，郵送法，インターネット調査法）と，調査員が対象者に質問をしながら記録する他記式（面接法，電話調査法など）がある．他記式の面接法は，後述する個人面接法とは異なり，調査員はあらかじめ設定した質問に従って聞き取り調査を行う．複数の調査員で行う場合，調査員によって聞き取り方に差が出ないように，打ち合わせ

食物摂取状況調査 ▶ 食事調査法によっては，日間変動や過小申告・過大申告の影響を受ける．とくにエネルギー摂取量は過小申告・過大申告の影響を受けやすい．

健康状況のアセスメント

- 身体計測（身長，体重，腹囲，皮下脂肪厚，上腕周囲長など），および体格指数（BMI，カウプ指数，ローレル指数，肥満度など）
- 生化学検査（血清アルブミン，ヘモグロビン濃度，赤血球数，ヘマトクリット値，空腹時血糖値，HbA1c，総コレステロール，LDL コレステロール，HDL コレステロール，トリグリセリド，尿酸値，AST，ALT，γ-GTP，ALP，BUN，クレアチニンなど）
- 生理学検査値（血圧，骨密度など）
- 臨床診査（主訴，現病歴，既往歴，家族歴，喫煙や飲酒状況など）

身長 156 cm，体重 52 kg，BMI 21.4，生化学および生理学検査に問題はないが，疲れやすく集中力が低下していると感じている

食物摂取状況のアセスメント

平日の習慣的な食事内容

朝食	ヨーグルト	1個
昼食	菓子パン	1個
	野菜ジュース	200 mL
間食	チョコレート菓子	1箱
夕食	かつ丼	1杯
	みそ汁	1杯

食事バランスガイド

料理区分	つ (SV)
主食	2
副菜	1
主菜	3
牛乳・乳製品	1
果物	0
菓子・嗜好飲料類	860 kcal

1週間の摂取栄養素量の平均値

エネルギー	1,600 kcal
たんぱく質	42 g
脂肪エネルギー比率	38%
カルシウム	220 mg
鉄	3.7 mg
ビタミン C	20mg

- ▶ 脂質が多いのではなく，主食や副菜などの摂取炭水化物量が少ないことによると考えられる
- ● 全体的に食事量が少ないことにより，不足の確率が高いと考えられる
- ● 行動，知識，態度やスキルの問題点（個人要因）および環境要因を明らかにする

【個人面接による食事摂取状況の聞き取り内容】
食欲がないので朝食はほとんど食べないが，カルシウムの補給にヨーグルトだけは毎日食べている．夕食はボリュームがあるので，十分な栄養摂取ができていると思っている．昼食は菓子パンやおにぎり 1 個程度で，おなかが空いたら授業の合間に友人とスナック菓子を食べている．夕食はアルバイト先で午後 9 時過ぎに丼ものやカレーライスなどのご飯ものを食べることが多い．アルバイトで店内を 3 時間立ち歩くので，とくに運動は必要ないと思っている．

図 5-3　個人のアセスメントデータ例（21 歳，女子大学生，一人暮らし）

やトレーニングを行う．

- 質問形式には，選択肢から選ぶ方法（二者択一法，**多肢選択肢法**，**評定尺度法**や**順位づけ法**など）や**自由記述法**などがあり，質問内容に適した形式を用いる．質問文は明確で，わかりやすい表現にし，質問数はあまり多くならないようにする．
- 質問項目を決める前に，解決のための仮説モデルを立て，質問紙を作成する（**表 5-1**）．質問紙は，**基本属性（フェイス項目）**と**調査主題**に関する質問文で構成される．

- 質問紙作成の手順
  ① 調査の目的を明確にする．
  ② 解決したい課題に関する仮説モデルを立てる．
  ③ 仮説モデルを明らかにする質問項目を検討し，決定する．
  ④ 各質問項目について質問文を作成する．
  ⑤ 質問文に対する回答形式を決める．
  ⑥ 調査対象者の基本属性（性別・年齢・職業・収入など）を調べるフェイス項目を作成し，質問紙の最初に挿入する．

多肢選択肢法 ▶ あらかじめ用意された複数の回答の中から自分の考えに近いものを選ぶ方法．一つの選択肢を選ぶ単数回答形式と複数の選択肢を選ぶ複数回答形式がある．

評定尺度法 ▶ ある質問に対して，「非常にあてはまる」，「ややあてはまる」，「あまりあてはまらない」，「まったくあてはまらない」のように何段階かで評定する方法．

順位づけ法 ▶ 複数の選択肢に順位をつける方法．

自由記述法 ▶ 対象者に自由に回答を求める方法．

健康・食物摂取状況のアセスメント　69

表 5-1　質問紙の作成例

質問紙の目的：大学生（集団）の朝食欠食状況と健康・栄養状態および QOL との関連を明らかにする
応用するモデル：プリシード・プロシードモデル，F：フェイス項目，Q：質問項目

調査項目	アセスメント項目例	質問例
QOL	健康観など	Q：QOL 尺度（SF-8 の場合） ①身体機能　②日常役割機能（身体）　③体の痛み　④全体的健康観 ⑤活力　⑥社会生活機能　⑦日常役割機能（精神）　⑧心の健康に対する主観的な感じ方
健康・栄養状態	BMI，自覚症状など	F：身長，体重，BMI，骨密度，疾患，通院の有無 Q：健康に関して，ふだん何か気になることはありますか
行動・ライフスタイル	朝食欠食の状況	Q：食事（朝／昼／夕食）を欠食することはありますか Q：朝食を欠食するのは週に何回ぐらいですか
	食事リズムの状況	Q：いつも決まった時間に食事をしていますか Q：食事（朝／昼／夕食）は何時頃ですか
	生活時間の状況 身体活動の状況	Q：就寝時刻（起床時刻）は何時ですか Q：毎日歩く時間はどのぐらいですか
環境	生活環境	F：世帯構成 Q：食事を準備するのはおもにどなたでしょうか
準備要因	知識	Q：朝食を欠食するとあなたの体にどのような影響があるでしょうか
	態度	Q：朝食を食べることについてどう思いますか Q：朝食を食べようと思いますか
実現要因	スキル	Q：朝食を自分でつくることはできますか Q：朝食を食べる時間をつくることはできますか
強化要因	家庭，友人など	Q：家族から「朝食を食べるように」とアドバイスはありますか
	組織	Q：学校で「朝食を毎日食べよう」と学ぶことはありますか
	地域	Q：「朝食を毎日食べよう」というキャッチコピーやコマーシャルを見たことがありますか

⑦フェイス項目は個人情報であるため，取り扱い方法および回答は任意であることを明記する．

⑧調査実施前に予備調査を行い，質問内容が正しく読解されるか，答えにくい質問はないか，回答の選択肢は適切かなどについて点検し，修正の後，再度確認して質問紙を完成する．

❷ 個人面接法

● 個人面接法では，対象者と 1 対 1 で話をしながら個人要因や環境要因の情報を得る．

● 対象者には，カウンセリングマインドに基づいて接することを心がけ，食生活や生活環境などを聞き取るだけでなく，対象者の非言語的表現もよく観察し，対象者の気持ちやニーズを把握することも忘れない．

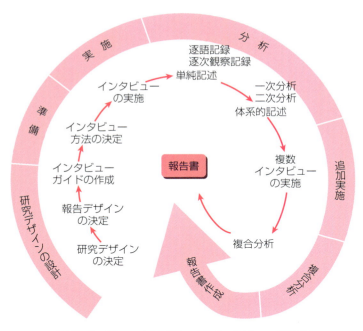

図 5-4　フォーカスグループインタビューの流れ
(安梅勅江：ヒューマン・サービスにおけるグループインタビュー法Ⅱ／活用事例編
科学的根拠に基づく質的研究法の展開, p.7, 医歯薬出版, 2003 より)

❸ 集団面接法

- 集団面接法は, 同時に複数人の対象者と面接を行い, 情報を得る方法である. **グループダイナミクス**（⇒ p.63 参照）を利用し, 対象者が他者の意見に自分の意見を重ねたり, 他者の意見をモデリングするよう支援したりしながら, 個人や集団の抱えている問題点を明らかにしていく.

- 集団面接法の一つに, フォーカスグループインタビュー〈focus group interview：FGI〉がある. FGI では, 参加者が話した内容の逐語記録（話した言葉をそのまま記録したもの）を作成すると同時に, ある意見に対してどのくらいの人がうなずいたかなどの逐次観察記録も作成する. こうして収集した質的なデータ（逐語記録や逐次観察記録など）を系統的に分析する（図5-4）.

- FGI では, インタビューを行う前に, 調査の目的や内容などを明記したインタビューガイドを作成し, それに従いながら実施する. 面接者は, 対象者が自発的に意見の交換ができるように, ファシリテーター（中立的な立場で, 話し合いやプログラムを進めていく人）としての役割を求められる.

■フォーカスグループ

- 栄養教育の対象となる個人や集団の問題点を多角的な面から考えるために, フォーカスグループを複数設定する. フォーカスグループは, 同じ問題点をもつ対象者集団

や，同じプロジェクトに携わる職種の異なる専門家集団などを選び，さまざまな角度から意見交換を行えるようにする．

- 複数のフォーカスグループから出された問題点を整理するために，それぞれのグループインタビューの共通点と相違点を比較しながら結果の分析を行う．

④ 観察法

- 観察法は，対象者の行動や態度を観察することによって，アセスメントデータを得る方法である．対象者が観察されていることを意識すると，適切なデータが得られないので，できるだけ日常と同じような行動がとれるよう観察者に対しては適切な配慮が求められる．
- 観察対象となる行動を明確にし，その行動がどのくらいの頻度で起こるのか，特定の状況や場面で起こるのか，その行動によってどのような影響が当事者や周囲の人たちに見られたか，などを逐一記録する．
- たとえば，小学校給食で，ある児童が嫌いなおかずを残したときに，周りの児童も同じように残すなど，観察によって食行動の問題点をとらえる方法である．

⑤ 二次データの利用

- 調査者が直接得た情報を一次データという．一次データに対して，これまでに得られた調査データを二次データという．たとえばある小学校で栄養教育を計画するために，これまでに得られた健康診断の統計データ（二次データ）などから，対象となる児童の健康状況を把握するなどである．また，行政や調査機関などが公表している国民健康・栄養調査や患者調査などの結果も二次データとして活用することができる．

2 行動記録・行動分析によるアセスメント

- 食行動をアセスメントするには，何を食べているかということだけではなく，問題とされる食行動がどのような状況で起こるかを分析する．たとえば食事摂取状況調査を行うときに，誰とどこで，あるいは前後にどのような行動をとっていたかを記録すること（行動記録）により，食行動のきっかけとなる刺激をみつけることもできる
- 行動記録には観察法を用いるが，食生活はプライベートな面が多く，他者が観察することはむずかしい．そのため自己観察法（セルフモニタリング）を活用することが多い．自己観察法の一つとして，食事内容・食行動・食環境などをスケッチし，自分で不健康な要因を分析するスケッチ法などがある．
- 幼児や高齢者のように，自己観察がむずかしい対象者については，家族や介護者などによる行動観察と行動記録を行うとよい．

3 個人要因（知識，態度，スキル，行動）のアセスメント

- 健康状態や QOL に影響しているであろう食行動の問題点を改善するために，行動形成にかかわる知識，態度，スキルなど，対象者自身が何を学習すると，食行動の形成または修正，変容が期待できるかを考え，アセスメントを行う．

セルフモニタリング ▶ 自己観察法といい，自分の行動，感情，状況や課題などを自分で観察し，記録する．その記録を分析することで，自分の行動を調整することを目的に行う．

- 食行動と個人要因の関係については，行動科学の理論やモデルを応用するとよい．たとえばヘルスビリーフモデル（⇒ p.18 参照）にあてはめると，対象者の疾病への罹患性と重要性に関して，どのように考えているかを把握することにより，保健予防行動を高めるための栄養教育プログラムの作成に役立てることができる．また，対象者の行動変容に対する態度を把握することで，トランスセオレティカルモデル（⇒ p.21 参照）における準備性を判定することができる．プリシード・プロシードモデル（⇒ p.26 参照）では，準備要因として食に関する知識や食行動修正・変容に対する態度をアセスメントし，行動修正の要点を取りあげることができる（**図 5-2**）．

4 環境要因（家庭，組織，地域）のアセスメント

- 私たちの食行動は家庭や組織，地域など生活環境の影響を受けていることが多い．たとえば，「家族の食事時刻がばらばらで共食をする機会が少ない」，「会社に社員食堂がないので，つい簡易な食品で済ます」，「家の近くの店では生鮮食品の価格が高く，加工食品を使うことが多い」など食物摂取状況や食行動に影響する環境要因のアセスメントを行うことは，栄養教育計画をするにあたり欠かせない．

- 対象者に向けて教育プログラムを計画する際に，プリシード・プロシードモデルにおける強化要因を明らかにすると行動変容のきっかけや維持につながりやすい（図5-2）．「食行動をサポートする人はいるのか」，「対象者の態度を左右するキーパーソンは誰なのか」などを把握し，対象者が行動変容を継続しやすい環境を整えるための情報を得る．

5 優先課題の特定

- アセスメントの結果，多くの課題が明らかになるが，すべての課題を一挙に解決することはできない．対象者のもつさまざまな課題のうち，まず何を優先的に取りあげるべきかを正しく判断することが求められる．対象者自身の健康にかかわる優先度はもちろん，課題解決にかかわる対象者自身のもつ力，生活環境などを勘案し，課題解決の有用性と改善可能性を総合的に検討し，取りあげる課題の優先順位を決定する．

6 栄養教育マネジメントⅡ

栄養教育プログラムの作成 i ―目標設定の意義と方法

- PDCAサイクルの最初の段階の計画（P）では、対象者へのアセスメントを行い、その結果から課題を抽出し目標設定を行う。目標を設定した後に、具体的な栄養教育プログラムを作成することになる。つまり、計画（P：栄養教育の計画）には、①アセスメント、②目標設定、③栄養教育プログラムの作成が含まれる。
- なお、目標設定と評価は、互いに関係しており、目標の達成状況を確認する作業が評価になる。評価においても、アセスメントの際と同じ評価指標（⇒ p.110 参照）を用いて評価を行う。同じ評価指標を用いなければ、栄養教育前後の比較ができず、評価することはできない。PDCAサイクルの計画（P）の段階において、適切に目標設定を行うことならびに、評価指標や評価基準（⇒ p.110 参照）を定めておくことが、評価を行ううえで重要になる。

1 問題行動をもたらす要因を分析する

- 問題行動をもたらす要因を分析するうえでは、プリシード・プロシードモデル（⇒ p.26 参照）が参考になる。このモデルでは、行動には準備要因（知識、態度、価値観など）、強化要因（行動を強化する家族や仲

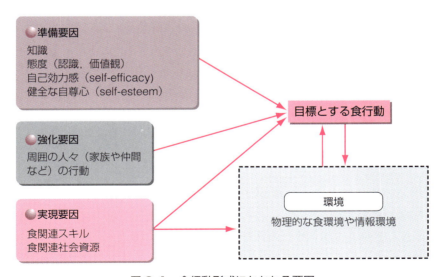

図6-1　食行動形成にかかわる要因

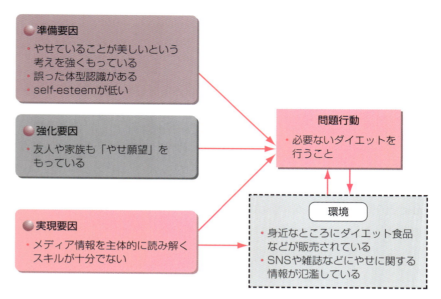

図6-2　必要ないダイエット行動の要因分析

間の行動など），実現要因（スキルや社会資源など）が関与していることを示している．これらをアセスメントすることは，目標を設定するうえで重要となる（図6-1）．
- それ以外にも，問題行動に関する物理的な食環境（食品の入手しやすさなど），情報環境（メディア利用，学校や職場などの情報環境）などについても要因分析をするとよい．問題行動の一例として，必要ないダイエット行動の要因分析を図6-2に示す．

2 目標設定の意義と方法

- 栄養教育プログラムを作成する際には，まず栄養教育の目標を明確にする必要がある．目標を明確にすることによって，必然的に実施すべきことが決まり，教育内容を具体的に設計しやすくなる．
- 目標設定の際には，対象者のアセスメント結果（QOL，健康状態，食習慣を含めた生活習慣の課題，それらに影響を及ぼしている要因など）をもとに，優先的に解決すべき課題を整理する．
- 複数の課題が抽出された際は，改善可能性や重要性を考慮して，優先課題を選定する必要がある．また，それぞれの目標について数値や頻度を明確にすることで，目標の達成基準が具体化され，教育効果を評価しやすくなる．目標の末尾に，「増やす」，「減らす」などの変化を示す言葉を入れることにより，目標の方向性が明確になる．

3 目標の種類とその内容

- 目標は，結果目標，行動目標，学習目標，環境目標，実施目標に分類される（表6-1）．目標を設定する際は，栄養教育プログラムの最終的な目標である結果目標を

短期目標▶プログラムの実施によって達成される目標を時系列で考えた場合に，比較的に短期間で達成される可能性がある目標のこと．知識，態度，スキルなどの項目が該当する．

栄養教育プログラムの作成 i ─目標設定の意義と方法　　75

表6-1　目標の種類とその内容および対応する評価（地域在住の高齢者を対象とした場合の例）

目標の種類	内容	評価
結果目標	食習慣や生活習慣の改善によって変化する健康状態やQOLに関する目標 例：低栄養傾向の人（BMI ≦ 20）を20%から15%に減らす	結果評価[1]
行動目標	食行動（偏食，間食，夜食，共食状況など），その他の生活習慣の改善に関する目標 例：動物性食品（肉類，魚介類）を毎日摂取する人を40%から60%に増やす	影響評価
学習目標	行動目標の実現に向けて必要になる，態度，知識，スキルなどに関する目標 例：1日に必要なたんぱく質の量を理解している人を30%から60%に増やす	影響評価[2]
環境目標	健康状態や行動・生活習慣などの改善に関連した環境に関する目標 例：配送サービスを行うスーパーマーケットを1店舗から3店舗に増やす	影響評価
実施目標	学習目標，行動目標，環境目標の達成に向けた，栄養教育プログラムの実施に関する目標 例：高齢者向けの共食サロンを毎月開催する	経過評価

[1] 食習慣の改善を最終目標とした場合は，行動目標の内容が結果評価の項目となる

[2] 知識は学習目標に含まれ，影響評価に該当する．ただし，知識を「学習者の理解度」として，プログラムの実施状況の指標とする場合は，経過評価となる

定めた後，行動目標，学習目標・環境目標，実施目標の順に設定する．結果目標の達成に向けて，系統的にその他の目標を設定するとよい．アセスメントの結果から目標設定を行う例を図6-3，図6-4に示す．

1 結果目標

● 結果目標とは，学習目標，行動目標，環境目標の達成によって得られる栄養教育の最終的な成果に関する目標である．多くの場合，結果目標は，健康状態や栄養状態の改善，生活の質（QOL）の改善に関する指標を設定する．

● たとえば，「BMIが適正範囲の者を60%から70%に増やす」，「低栄養状態の者を20%から10%に減らす」のように，健診結果の改善目標などが該当する．QOLについては，健康関連QOL尺度（⇒ p.69，表5-1参照）などを活用することで，評価にも活用できる．

● そのほかの指標としては，骨密度，有病率，死亡率，医療費の低下などがあげられる．

2 行動目標

● 行動目標は，結果（アウトカム）目標を達成するための食行動（野菜摂取，偏食，間食，夜食など），あるいは生活習慣改善に関する目標である．

● たとえば，生活習慣病を予防することを結果目標としている場合は，「主食・主菜・副菜を組み合わせた食事を毎日摂取している者を40%から60%に増やす」，「生活習慣病のリスクを高める量を飲酒している者を20%から10%に減らす」などが目標となる．行動目標を設定するにあたっては，実行した（実行しなかった）ことを判断できる内容とする必要がある．

● なお，「～しようと思う（行動意図）」は，認知的な目標であり行動目標ではないため，区別が必要である．

中期目標▶短期目標の達成を経て，その後に達成される目標のこと．食行動や生活習慣の修正などの行動目標，環境目標が該当する．

長期目標▶短期目標，中期目標が達成された後に，最終的に達成される目標のこと．健康状態やQOLに関する結果目標が該当する．

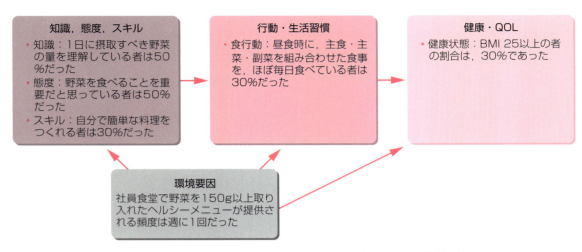

図6-3　集団を対象としたアセスメント結果（例：A社男性社員）

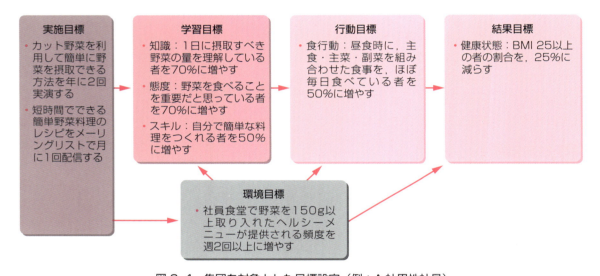

図6-4　集団を対象とした目標設定（例：A社男性社員）

❸ 学習目標

- 学習目標は，行動目標を達成するために必要になる，態度，知識，スキルなどに関する目標である．
- 健康な食生活を送るためには，知識や，その行動に対する前向きな気持ちが必要である．また，スキルは行動を起こす能力として必要になる．
- たとえば，「1日に摂取すべき野菜の量を理解している人を50％から70％に増やす」，「簡単な野菜料理をつくれる人を30％から50％に増やす」などが目標となる．

4 環境目標

- 環境目標とは，行動目標の実行や健康・栄養状態の改善などを支援するために必要な環境整備に関する目標である．
- たとえば，「社員食堂の野菜摂取に関するテーブルメモの提示頻度を週1回から2回に増やす」などが目標となる．
- そのほかには，対象者の健康行動の形成に向けた，周囲の人々のサポートなども環境目標に該当する．

5 実施目標

- 実施目標とは，学習目標，行動目標，環境目標の達成に向けた，栄養教育プログラムの実施に関する目標のことである．

4 栄養教育プログラムの計画

- 目標を設定した後は，栄養教育プログラムを計画する．プログラムの計画にあたっては，**表6-2**に示すように，6W2H〔When（いつ），Where（どこで），Who（誰が），Whom（誰に），What（何を），Why（なぜ），How（どのように），How much（予算は）〕を明確にする必要がある．
- 栄養教育プログラムの計画にあたっては，目標に準じて，知識の伝達に終わることなく，行動を修正または形成し，健康行動を実現できる内容とする．
- そのために，行動科学の理論やモデルなどを手がかりとして，食行動や生活習慣などに影響を及ぼす要因に働きかけることや，食行動，生活習慣に関係している多様なレベル（個人内レベル，個人間レベル，組織レベル，地域レベル，政策レベル）に働きかけるプログラムを設計することが望ましい．

表6-2 栄養教育プログラムの計画の要素（6W2H）

項目	内容
Why（なぜ）	プログラムの背景・目的
Whom（誰に）	対象者
When（いつ）	実施日程，頻度，回数
Where（どこで）	実施場所（会場）
Who（誰が）	実施者
What（何を）	教育の内容
How（どのように）	学習形態，教材
How much（いくら）	実施のための予算

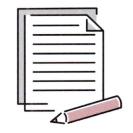

栄養教育プログラムの作成 ii ― 実際の流れ

1 学習者の決定

- 栄養教育の実施に際して，まず学習者の選定を行う．学校，家庭，地域，職域，臨床，福祉，マスメディアなど，どこで栄養教育が行われるかによって対象となる学習者や優先課題は異なる．学習者の選定においては，その集団や個人の課題，健康課題の実態把握（アセスメント）を行い，その要因となる食生活の特徴をとらえ，それらを関連づけながら栄養教育の対象とするライフステージ，ライフスタイルなどを勘案する（図6-5）．

- 栄養教育プログラムでは，栄養課題を抱える学習者を直接の対象者としない場合もある．たとえば，幼児の肥満率を減らすためには，当事者である子どもではなく，その養育者を学習者としたほうがより効果的である．また，ある地域における野菜摂取量を増やすにあたり，スーパーマーケットの従業員に対して食環境整備の重要性に関する栄養教育を実施する場合もある．そのため，個人や集団の健康課題について，その要因となる栄養問題を特定するだけでなく，その背景にある食生活や生活習慣の特徴を明らかにし，栄養教育の効果が最大限になるよう学習者を選定することが重要である．

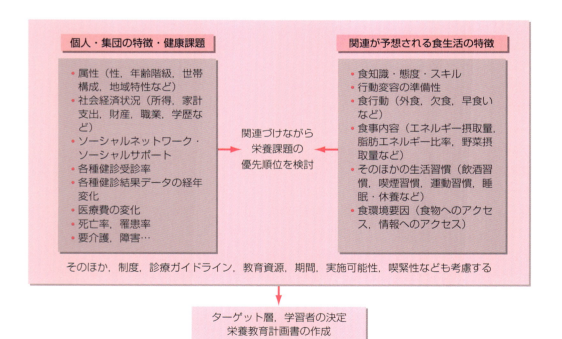

図6-5　学習者の決定までの流れ

2 全体計画・プログラム案・学習指導案の作成

- 学習者が抱える栄養問題を改善することを目的に，どの時点でどのような学習や活動を行うのが適切かを決め，学習者の状況やそれぞれの領域の実態などに合わせた内容となるよう創意工夫をする．また，管理栄養士・栄養士に限らず，計画された栄養教育プログラムにかかわるすべての関係者や組織が実施内容を共有し，調和のとれたプログラムを展開できるように作成の際は十分留意する．

1 全体計画の作成

- 全体計画では，アセスメントで明らかにされた優先度の高い学習者の栄養・健康課題を改善することを目的に，学習目標，行動目標，環境目標，結果目標を決定し，学習者に応じた学習形態，教材，実施期間・時期・頻度・時間，学習の場，予算，評価を含めて設定する．
- 全体計画においては，課題を確認し，どのように改善するとよいか目的を明確にしたうえで，実現するための戦略を考え，実行可能なさまざまな活動を企画し，それらに必要な人材や教育資源を配置していく．
- たとえ，どんなに綿密に計画された栄養教育プログラムであっても，完璧（best）とはなりにくい．そこで，常により良い（better）栄養教育プログラムの実施をめざして，課題を明確にするための情報の収集や整理，評価法についても具体的にイメージしておくことが重要である．
- 全体計画の作成の際，それぞれの学習者の状態や栄養教育の場により効果的な理論やモデル，行動技法の選択を行う．何が問題か，どのようなきっかけで起きているか問題行動を特定し，学習者は問題行動を変えるつもりはあるのかなどの準備性を把握したうえで，何をどうするか，支援計画を作成する．つまり，その個人や集団はやる気があるのか，問題行動を自覚しているのか，何を望んでいるのか（健康観や価値観）などに注目し，それぞれの対象者や集団に応じた計画を立案することが望ましい．
- **図6-6**には，個人を対象とした栄養教育計画の例として，特定保健指導の記録票の例を示した．ここでは，積極的支援（⇒ p.168，表2-22参照）の対象となった男性について，健診結果と初回面接で把握した現状をもとに，減量目標を決定し，実行可能な行動目標を立案し，それに対してどのような支援が行われたかのプロセスが示されている．

2 プログラム案の作成

- プログラムとは，個々の学習指導案を系統立てて組み合わせたものである．栄養教育の目標や学習者の特性によって必要な時数や学習方法を検討し，プログラム案を作成する．栄養教育によって，学習者の知識の習得をねらうのか，意識や行動の変容をねらうのかなど，その目的に応じておのおのの望ましい学習方法は異なる．
- 学習方法には，知識教育型，参加体験型，統合型などがある．知識教育型学習では，学習者は必要な知識を獲得することは可能だが，望ましい行動変容に向けた動機づけ

80　基礎理論編　6章　栄養教育マネジメントⅡ

事例：54歳男性　事務職　健康保険組合加入者（本人）
【初回面接までの経緯】
特定保健指導は2回目．昨年度に続き，積極的支援対象（腹囲85cm以上＋中性脂肪高値・血糖高値でリスク2つ）
となり，健診から1カ月後に特定保健指導を実施することになった．初回面接は管理栄養士が担当し，対象者自身
の健診結果の受け止め方などを確認し，支援計画を作成した．

特定保健指導記録票【積極的支援　初回時】

実施年月日	20XX　年　XX　月　XX　日　※特定健診と同日実施　□			
支援コース名	積極的支援			
支援形態	① 個別　　2．グループ			
実施時間	30　分			
行動変容ステージ	1．意思なし　2．意思あり（6カ月以内）③ 意思あり（近いうちに） 4．取り組み中（6カ月未満）　5．取り組み中（6カ月以上）			
実施者	1．医師　2．保健師 ③ 管理栄養士	氏名	△田　○子	
設定した目標	腹囲2cmと体重2kgを減らす			
腹囲	86cm（2cm減）			
体重	84kg（2kg減）			
1日削減目標エネルギー量	−240 kcal	運動	−120 kcal	その他（飲酒）　−120 kcal
行動目標	① 軽いジョギング50分／週2回（430 kcal/回） ② 1日の飲酒量はビール1本（350mL）まで（137 kcal/日） ③ 食事はゆっくりよく噛んで食べる			
備考（メモ欄）	昨年度，積極的支援実施．仕事が忙しくなり，昨年実施していた運動と適量飲酒ができなくなってしまっていた．本人は再開したいとやる気があるため，まずは運動とその他（飲酒習慣）を再開する．			

支援ポイント①

本人のやる気（準備性）を確認し，実行可能な目標を設定する

図6-6　特定保健指導積極的支援レベル対象者への支援計画書の例

までは結びつきにくい．

● 参加体験型学習とは，学習者が受け身的に学ぶのではなく，学習者が主体となって課題解決をめざすものである．指導者が教えるのではなく，学習者から問題解決法が創出されることをめざす．そのため参加体験型学習では，学習者が自由に意見を出せるように，指導者は信頼関係の構築をめざさなければならない．さまざまな困難も予想されるため，効果的な導入を図るには指導者のファシリテーション，コミュニケーションスキル，ならびに綿密な計画が必要

である．

● 統合型学習は，知識教育型と参加体験型を合わせたものである．学習者が体験を通じて興味・関心をもちはじめ，行動変容に向けて動機づけが高まったところで必要な知識やスキルを系統立てて教示することで，学習効果がより高まると期待される．減量教室プログラムを例に，それぞれの学習方法や内容の組み合わせ例を示す（**表6-3**）．

③　学習指導案の作成

● 学習指導案とは，1回ごとに実施する栄養

実施年月日	実施形態・時間	実施ポイント	対象者の振り返り	支援内容
XX月XX日	初回面接 個別30分		・昨年度実施していた運動と適量飲酒ができなくなった ・再開したい	健診の結果をもとに，自身の生活習慣を振り返り，改善の必要性を理解．行動目標の設定と，自信の確認．障害の予測と対策の検討．セルフモニタリング方法の確認．
XX月XX日	2週間後 電子メール支援	30	・週に1回は走れた ・ビールは1日1本（350mL）にしている	取り組み状況の確認 継続のための励まし
XX月XX日	1カ月後 個別支援	70	・ジョギングは週1回しかできない ・飲酒量はほぼ守れている	取り組み状況の確認 継続のための励まし 飲酒日記による目標 目標達成に向けた工夫点を話し合う
XX月XX日	2カ月後 電話支援	30	・運動は週1回しかできていない ・仕事の付き合いもあり飲酒量が増えた	取り組み状況の確認 継続した行動変容につながらない場合，必要に応じて目標の見直し
XX月XX日	3カ月後（中間評価）電話支援	30	・暑くなってきたので，1回あたりの飲酒量が増えた ・仕事が落ち着いてきたので，運動を再開したい	3カ月経過後の支援の際に現在の腹囲，体重が変化していなかったので，中間評価として実施 設定した行動目標の継続が困難であったことを確認 運動習慣の行動目標は継続 その他（飲酒週間）の行動目標を変更（週2日休肝日を設ける）
XX月XX日	5カ月後（最終評価）電話支援	30	・目標があることでがんばれた ・新しいランニングシューズを購入したのでやる気が出た．これからも続けたい	さらに2カ月経過後，運動習慣の行動変容を確認（アウトカム評価：20ポイント）腹囲2cm以上かつ体重2kg以上減の目標は達成できなかったものの，プロセス評価で180ポイントに達成したため支援終了 継続的な取り組みへの意欲の確認 次年度の健診を勧奨

支援ポイント②
あらかじめ実行が困難になりそうな場面を想定し，対策を一緒に検討する

支援ポイント③
継続した行動変容につながらない場合，障壁を確認し，その対処方法について支援する

支援ポイント④
行動目標が達成したことを賞賛し，否定的な思いがないか確認する

図6-6（つづき）

教育の計画書である（栄養教育案）．指導案にはとくに決まった形式がないが，学習指導案は，ほかの指導者が指導案だけを見て，授業や活動を展開できるものでなければならない．そのため，誰が見ても内容がわかるかどうか，作成したら周りの人にも確認してもらうようにする．

● 集団における学習指導案（栄養教育案）の例を示す（図6-7）．なお，指導案の体裁は各現場によって異なる．まず「栄養教育テーマ」とある，この活動を通じて学習者が習得する資質や能力にそって書く．次に「栄養教育テーマ設定の理由」がある．ここでは，アセスメントで把握した学習者の姿や課題，この活動で高めたい資質や能力を示し，計画している活動の意味や意義の価値づけを行い，栄養教育の必要性について記述する．

● また，「栄養教育目標」には，学習目標，行動目標，環境目標などが入るが，活動の目標である学習目標は，「～知る（知識）」，「～しようとする（態度）」，「～できる（スキル）」など，学習者の立場で書く．その後の「評価方法」は，「栄養教育目標」の

82　基礎理論編　6章　栄養教育マネジメントⅡ

表6-3　減量教室プログラム案

実施時期	第1回	第2回（2週間後）	第3回（1カ月半後）	第4回（3カ月後）
結果目標	3カ月で体重を3kg減らす			
行動目標	生活習慣のセルフコントロールができる			
環境目標	体脂肪も測定できる体重計を自宅の脱衣場に設置する			
学習目標	●健診結果と食生活・生活習慣との関連性を理解する〈知識〉 ●セルフモニタリングの意義，方法を理解する〈知識，スキル〉	●食生活を振り返り，減量のためには健康的な食生活管理は大切であると思う〈態度〉	●減量の取り組みについて話し合い，目標達成をめざした自己管理法をみつけることができる〈スキル〉	●食事と運動のバランスについて理解する〈知識〉 ●運動不足を知り，運動への意欲を高める〈態度〉 ●簡単な運動法を体験し，自分に合った方法をみつける〈スキル〉
学習形態と方法	講義 〈知識教育型〉	講義→グループディスカッション〈統合型〉	グループディスカッション〈参加体験型〉	講義→実演→実習〈統合型〉
学習活動	●健診結果と生活習慣の関係について学ぶ ●セルフモニタリングの意義，方法を学ぶ	●おもな間食や外食，お酒のエネルギーについて学ぶ ●摂取する状況などを話し合う ●がんばればできそうな目標を設定する	●つい食べ過ぎてしまう状況などを話し合い，その対策などについてお互いに意見を出し合い，自己管理法をみつける	●おもな運動の消費エネルギーについて学ぶ ●手軽にできる運動を体験する
支援内容	●2週間の体重・食事（時間，内容量）を記録することを指示	●食事記録をもとに，間食や外食，お酒のエネルギーなどの講義の後，グループディスカッションを促し，行動目標の設定を支援する	●すでにできていることはほめる ●学習者が相互に教え合い討議できるよう，グループをファシリテーションする	●これまでの取り組みをほめる ●食事と運動についての講義の後，いくつか運動方法を実演し，実際に体験させる

※実施時期の（　）内は，第1回目からの経過時期を示す.

内容と対応させ，授業中や授業直後に行う評価（経過評価）や一定の期間を経て行う評価（影響評価）について，評価指標や評価方法を示す.

●「学習の流れ」には，「導入」,「展開」,「まとめ」という3つのパートがある. まず，「導入」では課題を共有化し，めあて（目標）を把握する. 続いて「展開」では，課題の原因とその理由を追求するが，指導者による一方的な話で終わらないよう，学習者が主体的に学べるような活動を用意することが大切である. その際，活動のなかで指導者がどのように発問して，どのように意見を引き出していくかなどを「支援上のポイント」に書いておく. 最後に「まとめ」では，学習を通じてわかったことや気づきをまとめ，今後の実践に向けて意欲を高めるような働きかけを行う.

●そのほか，学習指導案には，必要な教材や教具のリスト，会場，学習形態，実施時間・回数，指導者など，指導に必要な事項を記す.

栄養教育プログラムの作成ⅱ―実際の流れ　83

1. 栄養教育テーマ
　　（例）脱メタボ健康づくり教室

「栄養教育テーマ設定の理由」においては，活動を通して学習者が身に付けるべき資質や能力に関して，アセスメントを通して把握した学習者の実態や活動内容の価値を明確にし，栄養教育の必要性を記述する

2. 栄養教育テーマ設定の理由

3. 学習者

4. 栄養教育目標
　　1）学習目標

「学習目標」は，望ましい食行動を達成するうえで必要な，知識の理解，態度の形成，スキルの習得に関するものとする．その際，目標は学習者側の視点で記述する

　　（例）検査値の改善が期待できる減量目標について知る（知識）
　　　　　行動目標を達成するために必要なスキルをもつ（スキル）

　　2）行動目標

「行動目標」は，学習者のライフスタイルに適していて，実現可能な具体的なものとする．「腹八分目」，「控える」という曖昧な表現ではなく，客観的評価が可能な目標とする

　　（例）休肝日を週2日にする
　　　　　平日は弁当を持参する

　　3）環境目標

「環境目標」は，ソーシャルサポートなど学習者自身が対応できる食環境や，組織・地域レベルの食環境整備に関する内容とする

　　（例）妻も一緒にウォーキングする
　　　　　カフェテリアに野菜を使用した小鉢を増やす→カフェテリアは野菜料理の小鉢メニューをそろえる

5. 評価方法

栄養教育が計画どおり実施されたか，学習者のニーズは満たされたか，目標がどの程度達成されたかを評価するために，栄養教育目標に対応させて評価指標および評価方法等を記述する

6. 栄養教育の方法

会場，学習形態，実施時間・回数，教材・教具，指導者などを記す

7. 学習の流れ（栄養教育の概略）

	おもな活動	支援上のポイント	教材・教具
導入			
展開			
まとめ			

「展開」は，学習者が活動を主体的に取り組めるように「支援上のポイント」を具体的に記述する．具体的には，「○○において（場面），○○することにより（具体的な手立て），○○ようにする（めざす方向）」のように記述する

8. その他

図6-7　集団を対象とした学習指導案（栄養教育案）の書き方（例）

3 期間・時期・頻度・時間の設定

● 栄養教育の目標や学習者の特性によって，必要な時数を検討し，いつからいつまでの期間に何回行うのか，1回当たり何時間にするのか，何時から行うのかなどを検討する．たとえば，病院や市町村で妊婦やその家族を対象に行われる母親学級を平日のみに設定すると，仕事をもつ妊婦やその家族は参加しにくい．そのため，休日や夜間の実施を検討するなど，さまざまな学習者のニーズに対応できるよう工夫する．また，単年度の予算で教室を実施するような場合，その教室評価の時期もあらかじめ考慮し，教室実施の時期や期間を設定する．

4 場所の選択と設定

● 学習者の特徴や学習内容に応じて，栄養教育の場所を選択する．たとえば，200名の学習者に対して一斉に講義を行う場合には，それだけの人数が入れる教室を確保し，机や椅子を配置し，マイクやプロジェクター，スクリーンなど，学習者が満足して講義を受けるために必要な機器などを用意する．また，個別に栄養カウンセリングを行う場合には，学習者のプライバシーが守れるよう個室を用意し，インテリアや照明，空調など，安心して話し合いができるような空間を整える．個室が用意できなければ，パーテーションで仕切るなど，できる限りの配慮をする．

5 実施者の決定とトレーニング

● 生活習慣病のリスクを有する者に生活習慣や食行動の変容を促すためには，管理栄養士・栄養士は高い専門性が求められるだけでなく，栄養教育の実績や研鑽を積み，栄養教育や栄養カウンセリングの技術を有しているかどうかも求められる．また，IT技術など，新たなメディアを活用した指導法の導入や，対象者のニーズを踏まえた多様な支援体制に対応する能力も求められる．栄養教育の実施者の決定には，その他予算や栄養教育の方法，実施期間など，いくつか考慮しなければならない点があるが，それぞれのメリット，デメリットを考慮し，そのなかで最も効果的な栄養教育が実現できる実施者を決定する．また，栄養教育プログラム全体あるいは毎時の栄養教育の終了後には実施者に対する評価を行い，栄養教育の質を確保する仕組みも必要である．

● 管理栄養士・栄養士にとって資格取得はゴールではない．資格取得後も積極的に研修会や学会などに参加し，生涯にわたって常に自己研鑽に努めることが求められる．たとえば，最新の科学的知見に基づく効果的な栄養教育の知識・技術を修得するための研修会や，具体的な事例について専門家間で情報を交換し合う勉強会などには積極的に参加するとよい．また，学術誌や専門誌を定期的に購読し，最新の情報を得る方法もある．

● 栄養学は時代とともに変化していく．対象者の状況に応じた効果的な栄養教育を常に実践するために，食事摂取基準や関連学会

表 6-4　教材使用の効果

- 興味をもつ
- 集中する
- 理解する
- 印象が深まる
- 記憶する
- 学習内容を維持，確認する

のガイドラインなどが改訂された際には積極的に研修会に参加し，資質の向上を図ることが求められる．

6　教材の選択と作成

1　教材の必要性

- 教育目標をより効果的に達成するための補助的手段として，教材が用いられる．教材は狭義には視聴覚教材や配布プリントなど受講者が手元で使う教材をさし，広義の教材には教育の基礎資料となる内容および言語による表現活動が含まれる．
- 私たちの知識や記憶の 85％は視覚からの情報であり，視覚は聴覚の 30 倍の情報を伝達するといわれている．よって，視覚に訴える教材を使用することで，学習内容に変化をもたせながら，わかりやすくかつ楽しく学び，理解を深め，実践意欲を起こさせるなど学習効果を高めることができる（表 6-4）．
- 栄養教育が単なる知識の伝達・普及のためのものではなく，学習者の態度・スキル形成から行動変容までを意図するものなら，学習者が主体的に学ぶことのできる教材を考案または選択することが欠かせない．学習者の年齢，性，職業，学習場所，学習時

間，さらに学習意欲，知識レベルなど，種々の条件を考慮しながら作成または選択する．同じ教育内容であっても，情報の発信の仕方によって，受け手の関心や理解が異なる．それぞれの教材の特性を生かし，どのような組み合わせが効果的かを考慮して用いることが重要である．

2　教材の種類と特徴

- 教材には，①印刷物，②掲示・展示物，③映像媒体，④演示媒体，⑤通信などがある．教材の種類と特徴および活用時の注意を表 6-5 に示す．

7　学習形態の選択

- 栄養教育の方法は，集団教育と個別教育に分類される．対象は，年代や職場，学習目的などに共通した特性をもつ特定集団と，一般大衆などの不特定集団に分類される．
- 特定集団を対象にした学習には，多くの人に一斉に同一の情報を伝達する一斉学習と少人数のグループメンバーで学習を行うグループ学習があり，講義形式，討議形式，参加型形式の教育方法が用いられる．不特定集団を対象にした学習形態には，ポスターや広告のようなマスメディアを介したマスコミュニケーションがある．また個別学習には，個別栄養教育，栄養カウンセリングなどの教育方法が用いられる．
- いずれの方法にも長所・短所があり，その特性を把握して実施することが望ましい（表 6-6）．学習内容に加え，学習者の年齢，健康状況，理解度などに応じた学習内容を決定し，どのような教育方法および形態が

演示媒体 ▶ 演示は，言語による説明だけでは抽象的・不明確な部分を，具体的事実として視覚的に説明しようとする学習活動．説明に沿って，媒体に動きが加わることで，学習内容の理解が深まる．

マスコミュニケーション ▶ テレビやインターネット，新聞・雑誌などの媒体（マスメディア）を通じて，不特定多数の大衆（マス）へ膨大な情報を伝達すること．

表6-5　教材の種類と特徴

	適用対象	教材の種類	特徴	活用時の注意および教育効果
印刷物	個人，集団，不特定多数	**パンフレット**：テーマに関する内容の印刷物を数枚綴じたもの	教育中・後の確認資料となる	仮綴の小冊子，内容は簡潔にして，イラストや絵を多くする．リーフレットのほうが，壁に貼り付けるなど活用しやすい
		リーフレット：リーフ（葉）の意味で，1枚もの印刷物		
掲示・展示物	個人，集団，不特定多数	**写真・図・表**：料理や病態の写真や調査の結果などを示した表．展示用に裏に板を張り付けてパネルにすると見やすい	学習者の都合に合わせて，閲覧できる	目的を明確に表現する文字を選び，人目を引くような図柄と色彩，展示を工夫する
		食品模型（フードモデル）：実物大の3次元（立体）の食品模型	具体的な量の把握，食品や料理の組み合わせ，料理の形態などの確認が可能	病態別，ライフステージ別，乗せれば栄養価計算ができるものなど種類が多い
		実際の食品や料理	一目瞭然だが，そのつど作成が必要なため経費が高くなる	調理実習は，材料，調理，料理すべてが教材となる
		食品カード：食品や料理をカードにしたもの	持ち運びが簡単．平面的表現のため量的把握には限界がある	献立作成をパズル感覚で教育できる
		カレンダー・卓上メモ・うちわ・かるた	常に目にすることができる	一口メモや教育目標の記入が可能である
		フランネルグラフ：絵・人形などの裏に，起毛の布やマグネットを張り，布やボードなどに付けはずし可能にしたもの	動きがあるので興味を引く	幼児・小学校の食教育に効果的
映像媒体	集団	**書画カメラ（実物投映機）**：書類や手元の作業などの映像を映し出す	教室で作成した紙資料を全員で共有できる	多数の人が同時に教材を見ることができる映像に書き込みを入れるなど，リアルタイムのプレゼンテーションが可能である
		コンピュータディスプレイ：パワーポイント，インターネット，ビデオなど活用範囲が広く，オリジナルの教材作成ができる	動きや音声も挿入でき，直前まで修正可能	
		映画・ビデオ：購入，レンタル，テレビから適宜録画	動きがあるので実感がわく	一方向になりやすいので，質問もしくはまとめが必要
演示演劇	小グループ	**ペープサート**：いろいろな物を紙に描き，棒の先につけたり，ゴムを通して頭にかぶって演じる	幼稚園児，低学年に適している楽しかっただけで終わりやすいので，終了後，教育者がまとめをするとよい	音響効果などを工夫する学習者を話の中に引き込むように演技する
		紙芝居・人形劇		
		エプロンシアター：エプロンに描いた背景を演じる場所とし，エプロンを身につけて人形などを用いて演じる		
通信	個人，集団	**電子メール，電話，ホームページ（HP）**	HP，メールは学習者の都合に応じて任意に活用できる	知識の普及・啓発や教育のフォローアップにも活用できる

表6-6 個別教育と集団教育の特徴

	個別教育	集団教育
長所	・学習者個人の社会的背景，知識，理解度，身体状態などを考慮しながら，個人の特性に合った教育ができる ・教育者と学習者の間によい人間関係を築きやすい	・学習者同士の連帯感から，病気などに対する不安が解消される ・学習者間の刺激によるグループダイナミクスによる教育効果が上がる ・一度に多人数の教育ができる ・適切な教材や指導法，会場などを事前に準備し，効果的な教育ができる ・時間や労力，費用が節約できる
短所	・時間，労力が必要 ・学習者に孤独感・緊張感を与える ・教育者の態度・言動に左右されやすい	・学習者の理解度にばらつきがあり，問題意識が共有できないときは，教育効果が上がりにくい ・個人の特性が適さない押しつけの教育になることがある

表6-7 講義形式のおもな種類と内容

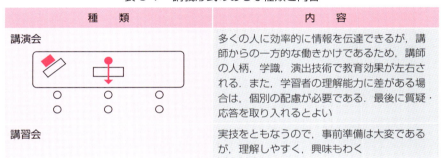

種類	内容
講演会	多くの人に効率的に情報を伝達できるが，講師からの一方的な働きかけであるため，講師の人柄，学識，演出技術で教育効果が左右される．また，学習者の理解能力に差がある場合は，個別の配慮が必要である．最後に質疑・応答を取り入れるとよい
講習会	実技をともなうので，事前準備は大変であるが，理解しやすく，興味もわく

ふさわしいかを検討して用いる．
- 効果的な教材や指導法を用いた集団教育による共通の学習と，個々の課題に対応する個別教育を組み合わせるとより学習効果が上がる．

❶ 講義形式の種類と内容

- 多くの人に，効率よく情報を伝達できる方法である．とくに学習の方向づけを図る授業の導入段階や，学習をまとめ，新しい課題をみつける最終段階などにおいて有効に機能するが，学習者間の理解能力に差がある場合は，個別の配慮が必要となる．おもな形式を表6-7に示す．

❷ 討議形式の種類と内容

- 人はある集団（グループ）に属して認められたいという気持ちをもっているため，属する集団の意思決定に従おうと，行動が持続しやすい．また学習者同士の情報交換ができ，他人との比較のなかで自分の問題や考え方を客観的にみつめる機会となり新しい気づきがうまれることもある．ただし，発言の偏りや目標からの脱線などが起きないようリーダーの配慮が必要となる．おもな種類と内容を表6-8に示す．

88　基礎理論編　6章　栄養教育マネジメントⅡ

表6-8　討議形式のおもな種類と内容

種　類	内　容
ラウンドテーブルディスカッション（円卓式討議：座談会） ● 司会 ● 書記	司会者を決め，円卓（テーブル）を囲んで討議する方法．円卓は所属や職階等の隔たりをなくし，お互いの顔がよく見えるので自由に意見を出し合える．取り上げるテーマを事前に周知しておくと議論が深まる
6-6式討議（6-6 method） ■ 全体司会 ■ 全体書記 ● テーブル司会 ● テーブル書記	参加者が6人ずつのグループに分かれ，1人1分間，自分の意見を述べる方法．全員の意見が出たらこれらの意見をグループの意見として全体討議にかけるため，全員が討議に参加できる．6人で6分必要なことからこのように呼ばれる
バズセッション（分団式討議法）	6-6式討議に準ずるが，人数や時間に制限を設けない討議方法．「バズ」とは蜂が羽をぶんぶん鳴らす音のことで，活発な討議の様子からそう呼ばれる．近年使われるようになった「バズる」（インターネットやSNS上で注目を浴びること）という言葉も語源は同じである
シンポジウム（講演式討議法） 司会者　シンポジスト	一つのテーマについて，意見や所属などが異なる代表者がシンポジストとなり，それぞれの立場から意見を述べ（①〜③），その後参加者との質疑応答を行う（④）方法．進行は司会者が行い，シンポジスト同士の討議は少ない．異なる立場の意見を聞けるので，聴衆はいろいろな角度からテーマについて考えることができる
パネルディスカッション（陪席討議法） 司会者　パネリスト	一つのテーマについて，意見や所属などが異なる代表者がパネリストとなり，司会者の進行で，パネリスト相互の討議が行われ（①），その後聴衆との質疑応答が進められる（②）．聴衆は，パネリストの議論を聞くことで，より深くテーマについて理解することができる
フォーラム 司会者　講師，パネリスト，スライドなど	話題提供の方法により，講演式（レクチャー），討論式（ディベート），媒体（スライド，フィルム）などのフォーラムがある．レクチャーフォーラムでは，①レクチャーにより話題（テーマ）を提供し，②聴衆が追加討議や質疑応答を行う

ディベート▶ 設定されたテーマの是非について，話し手（ディベーターと呼ぶ）が肯定側・否定側に分かれ，決められた持ち時間・順番で，第三者（ジャッジ，観客）を説得する形で議論を行う．第三者は，肯定側・否定側のメリット・デメリットを多面的に検討し，意思決定を行うことが　可能となる．

③ 参加型学習の種類と内容

- 参加型学習とは，学習者と教育者が一体となり，学習者を取り巻く現状から問題点を把握し，学習者の主体的な改善に向けて導く方法をいう．表6-9に健康教育で用いられるおもな指導方法とその特性を示した．このほかにも下記に示す方法がある．

■体験学習（実習）

- 講義や資料により学習した内容を，実物を用いて，もしくは実地において体験する活動．知識として記憶していることを実際に，見て，触って，感じるなどの体験を通して理解が深まる．

■コンクール

- 一定条件のもとで，学習の成果を競い合い順位を決める．競い合いのなかでお互いに学びが生まれ，活動の意欲が増す．勝敗だけでなく，その場に至るまでの研究・努力をすることに大きな意義がある．

■ピアエデュケーション

- 同世代の仲間（ピア）による教育方法．先に学んだ学習者が，新しい学習者の教育を担当する（教育者となる）．教育者は，学習者に教育するという責任があるため熱心に学習し，教育者としてのスキルや配慮などを体得する．学習者は，同年代の者から学ぶため親しみを感じ，学習意欲が高まる．

■ワークショップ

- 参加者が主体性をもって参加する体験型の学習形態．ワークショップとは作業場を意

味し，現在は参加者が共同で研究や創作をする学習の場をさすようになった．課題の解決に向けて，お互いに意見を出し合い，協力し合うことで体験しながら学びや気づきが得られる．とくに討議においては，ファシリテーターと呼ばれる司会進行役が，参加者が自発的に考え，ワークする環境を整え，参加者全員が体験できるよう配慮することで効果的な学習となる．

④ 不特定多数の集団を対象にした学習形態

- 人々は，意識する・しないにかかわらず，新聞，テレビ・ラジオだけでなく，インターネットや雑誌，ポスターなどのメディアを通して多くの情報を得る．

- このような大衆を対象にした学習形態として，マスコミュニケーションがあげられる．生活習慣病の蔓延や医療費の自己負担増加などにより健康志向が高まるなか，気軽に情報を受け取ることのできるマスコミュニケーションの影響は大きい．

- 国民の保健や医療に関する情報の入手先は，テレビ72.8％，インターネット（SNSを除く）63.5％，家族・友人・知人41.3％，SNS（X（旧 Twitter），Facebook，YouTube など）31.7％などである（東京都生活文化局，健康に関する世論調査，2021年）．これらから得られる情報は，すべてが科学的根拠に基づいた情報とは限らない．食べ物や栄養が健康や病気に与える影響を過大に表現する情報もあり，フードファディズムと呼ばれる現象も起きている．SNS に関しては，発言者の個人的価値観で情報発信されることを認識しなけれ

フードファディズム ▶ 食べ物や栄養が健康や病気へ与える影響を過大に信奉したり，評価すること．

表6-9 さまざまな指導方法の特性

指導方法	機能・特徴など	栄養教育への活用の例	期待される効果など	通常の活動規模
ブレインストーミング	●あるテーマについてさまざまなアイデアや意見を出すための活動	●朝食欠食の理由や背景 ●朝食摂取のよい点 ●おやつを食べるきっかけ ●課題学習での課題発見	●思考力の形成 ●活発な意見交換	●小集団
ケーススタディ（事例による学習）	●日常起こりやすい状況を取り上げ，状況にかかわる心理状態や対処法などを検討するための活動	●不健康な間食行動のきっかけや背景 ●不健康な間食行動に誘われた場合の対処	●現実的な問題に関する思考力，対処能力の形成	●個人 ●小集団 ●全体
ロールプレイング	●ある問題の解決に必要な能力やスキルを習得したり，効果的な対処法について理解したりするための活動	●不健康な間食行動に誘われた場合の対処	●現実的な問題への対処能力（とくにスキル）の形成	●小集団 ●全体
ディベート	●あるテーマについて，肯定側と否定側とに分かれ，2つのチームがルールに従って議論を行い，その結果を審判が判定する活動	●ダイエット食品の宣伝・広告の禁止	●思考力，判断力，表現力などの形成 ●活発な意見交換	●全体
実験	●ある仮説を実証的に検証するための活動	●油を多く含む菓子の油抽出実験	●思考力や判断力の形成 ●対象への直接的関与	●個人 ●小集団
課題学習	●課題を発見し，解決の方法を考え，解決する学習活動	●欠食，過食，偏食のさまざまな影響	●課題発見・探究・解決などの能力，思考力，表現力などの形成	●個人 ●小集団
実地調査，アンケート，インタビュー	●現地に赴いたり，対象者に質問したりすることにより，実態などを把握したり問題を探ったりするための活動	●朝食や間食摂取の実態調査 ●調理への関心などについてのインタビュー	●思考力，表現力の形成 ●対象への直接的関与	●個人 ●小集団
VTR，パンフレットなどの活用	●課題について発展的な内容も含め，視聴覚的に集約・整理した教材を利用した活動	●食生活と健康に関する基礎的内容（栄養学的知識・食事リズムなど）	●正確で実感をともなう理解	●個人 ●全体
コンピュータの活用	●情報収集，双方向の意見交換，情報や資料の整理，発表のための図表などを作成するための活動	●食事チェックや食事診断 ●生活活動チェック ●栄養学，食品学，調理科学などの知識	●多様な情報の入手，情報処理などの能力，表現力，思考力，判断力などの形成	●個人
多様な教職員や外部講師の参加	●専門家による専門的な情報などの提供，複数教師による綿密な支援など	●伝統的な日本の家庭料理や菓子の作り方教室 ●種々のグループワーク ●課題学習	●思考力，判断力などの形成	●全体

著者注：ブレインストーミングでは，結論を求めず，自由な発言ができる雰囲気づくりが必要である．

（文部科学省編：喫煙，飲酒，薬物乱用防止に関する指導参考資料中学校編，日本学校保健会，2004．ただし「活用の例」については春木 敏が改変）

ばならない．得られた情報が科学的根拠に基づいているか，自分の現状に適用できるかなどを冷静に判断し，取捨選択できるようなリテラシー教育が必要である．

⑤ 個別学習に用いられる学習形態

- 個別学習には，個別栄養教育，栄養カウンセリングのほか，e－ラーニング，視聴覚教材（ビデオ，DVD など），通信教育などの教育方法が用いられる．個別教育は，個人の特性に応じた教育を行える利点があるが，グループダイナミクスもなく，単調になるため，継続参加をいかに支援するかが課題となる．メール・電話などによる経過観察や励まし，問題解決のための資料やウェブサイトの紹介など自己学習のための情報提供などの支援をするとよい．

栄養教育プログラムの実施に必要なスキル

1 コミュニケーションスキル

- 管理栄養士・栄養士業務が，人々の健康の保持・増進のための食行動の変容をめざすものなら，コミュニケーションは非常に重要なスキルである．
- 給食業務・栄養指導業務においても，Face to Face のつながりの有無は，教育効果を大きく左右する．
- コミュニケーションは，自分のことや考えを相手に理解してもらうと同時に，相手のことや考え方を理解することである．
- 日本人においては，コミュニケーションの基盤となる言語や生活環境，価値観などの共通性が高いため，これまで積極的なコミュニケーションが行われてこなかった．しかし，社会が複雑になり，価値観の多様化，個別化が進むなかで，個々人が異なる文化をもつケースが増え，相互理解がむずかしくなりつつある．そこで近年，コミュニケーションスキル（論理的思考力，表現力，説明能力，説得力，交渉力など）が重視されてきている．
- コミュニケーションスキルを身につけていない人は，自分の頭の中にある情報や考えを整理，理解，解釈しないまま言葉にしたり，他者の話を「自分流に」聞いたりする傾向がみられる．その結果，自分の考えを相手にうまく伝えることができない．また，相手の話を正確に受けとめることができないため，誤解が生じることもある．
- コミュニケーションの基本は，自分の思っていることを受け手に正確に伝えるために，自分の考えや伝達する情報を整理し，適切な言葉に変換して伝えることである．また，それを伝える声の大きさ，視線，姿勢，身ぶりなどの非言語的コミュニケーションにも留意する．
- 自らの伝えたいことを明確に表現するとともに，受け手がどれだけ話の内容を聞いているかを読み取る能力も必要である．
- コミュニケーションは，受け手との相互のやり取りにより形成されることから，適度にうなずく，興味を示す，メモをとる，内容を聞き出すために適宜質問するなど，聞き手としての態度や言葉かけも重要となる．
- 栄養教育においては，たとえば飲酒やおやつの誘いに対処するために，自分の意見や考え，気持ちを率直にかつ，適切に表現で

リテラシー▶ある特定分野の知識や理解度．さらにその知識や技能をもとにした応用力や正しく判断する能力などをさす．

自己学習▶自分自身で，課題の設定（計画）・遂行（実施）・評価・改善を行う，主体的な取り組み．自習・宿題は，課題が与えられ，それを遂行するという，受動的な学習であるのに対して，自己学習では能動的に自ら計画し，自ら考えることが必要となる．

表6-10　プレゼンテーションのステップ

ステップ	内　容
① テーマの設定	プレゼンテーションを貫く一貫した主題
② 目的の確認	プレゼンテーションを行うことによる最終的な到達点
③ 状況の確認	プレゼンテーションを行うことになった背景，経緯
④ 聴講者の確認	プレゼンテーションの聞き手（一般住民，入院患者など）
⑤ 内容の検討	テーマを具体的，効果的に表現する
⑥ 時間の確認	発表時間
⑦ 概要をまとめる	発表内容の大まかなストーリー
⑧ 要点を取り上げる	ストーリーの中でとくに伝えたい内容を1〜2点に絞る

きるアサーティブコミュニケーションスキルが欠かせない．自分の意見を一方的に伝えたり，逆に受身になったりする（相手に遠慮し，我慢する）だけでなく，自分も相手も尊重し，意見や気持ちを正しく伝えることが大切である．

- そのためには，自分の要求や主張が相手に受け入れられるよう冷静に伝えなければならない．①相手の言動にもそれなりの理由があることを受け入れる，②自分が当面している状況や相手の行動について，相手と共有できる客観的事実を明確にする，③自分の感情や気持ちを整理し，相手に望む行動，解決策，妥協案を提案できるようにする．

2 プレゼンテーションスキル

- プレゼンテーションは，自分のもっている考えや知識，技術を相手に正しく伝える行為であるとともに，聞き手の関心を話し手の意図する方向へ導くことでもある．
- よいプレゼンテーションの基本は，相手に明確に，わかりやすく，しっかり伝えることである．何を伝えるかについて明らかに

し，その根拠となる理由を整理するとよい．
- 聞き手の年齢，性別，職種などを考慮し，用いる資料の内容，話し方に配慮する．聞き手の理解を深めるにあたり，ビジュアルツールを用いることも有効である．その際，文字は少なく，簡潔にすっきりとまとめる．初めに話す項目を一覧で示し，次に各項目についてそれぞれ説明を加えていくことで，概要から詳細へと進めることができる．プレゼンテーションを行うためのステップを**表6-10**に示す．
- プレゼンテーションにおいては，話す内容も大切であるが，聞き手がよく理解できるよう，相手を見て，しっかり，自然に話すことが望ましい．送り手の発するメッセージ（言語）と口調や表情（非言語）が矛盾する場合，受け手に与えるインパクトは，態度・表情が55％と大きく，口調・音量が38％，話の内容はわずか7％であると報告されている（メラビアン〈Mehrabian, A〉）．どのような内容であっても自信のない態度で伝えては，その真意は伝わらない．効果的な話し方については，**表6-11**にまとめる．

アサーティブコミュニケーション ▶ アサーションとは，元々は「主張・断言」の意．転じて，相手を傷つけることなく自分の気持ちや考えを伝えることをさす．

表6-11　効果的な話し方のポイント

落ち着いて，はっきりと話をする	自信なげに発表されると聞き手も確信がもてなくなる．リハーサルを行い，聞き手の評価を受け，話し方を工夫する
話す時間は守る	短時間で効率よくわかりやすく話す
聞き手に向かって話す	資料を見ながら話してはいけない．明確に伝わるように聞き手の目を見て表情を観察しながら話す
テンポよく，明るく話す	原稿用紙1枚あたり1分程度の速さで，語尾が小さくならないように，全体に聞こえるように話す．資料も適度に使うとよい
身ぶり手ぶりを交える	相手が楽しみ，あきないように，豊かに表現する
強弱をつける	声の強弱，高低を組み合わせてメリハリをつけ，強調したいところをはっきりさせる
話の間を大切にする	意味の区切りや考えさせるところで適度な間をとる

栄養教育プログラムの実施

1 モニタリング

- モニタリングとは，栄養教育プログラムを実施している際に，栄養教育実施者による記録や，対象者による記録をもとに栄養教育が計画どおりに実施されているのかを確認することである．
- モニタリングを行うべきおもな内容としては，教育実施者による教育実施に関する内容，対象者を観察した結果，対象者の理解度や満足度，目標行動の達成状況などである．
- 必ずしも栄養教育が計画どおりに進むとは限らないため，モニタリングを行い，計画どおりに進んでいない場合は状況に応じて，教育内容の修正や，進行スピードの調節により，プログラムの適切な実施につなげる．

2 実施記録・報告

- モニタリングで得られた情報について，教育実施者間で報告を行う．また必要に応じて，対象者に対してもモニタリング結果を報告する．
- 個別栄養相談の場合は，形式に沿って実施記録を行うことが多い．形式的な記載方法に **SOAP形式** がある．SOAP形式は，とくに臨床の場で用いられることが多く，① subjective data（主観的情報），② objective data（客観的情報），③ assessment（評価），④ plan（計画），の4段階から構成される．
- S〈subjective data〉：対象者の主観的な訴えによるデータを意味する．たとえば，対象者から直接聞き取った症状などを記録する．
- O〈objective data〉：対象者の客観的な情報を意味する．管理栄養士や医師などが対象者を観察して得た情報や，検査データや食事調査などから得た情報を記録する．

- A〈assessment〉：S情報とO情報をもとに総合的な評価を記録する．
- P〈plan〉：A情報に基づいて，問題点や課題を改善するための栄養管理計画の方針について記載する．
- このような実施記録を行うことにより，他職種との情報共有を行うことができる．

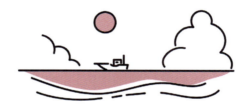

7 栄養教育マネジメントⅢ

栄養教育の評価

1 評価の目的

- 栄養教育では，随時の指導も行われているが，多くの場合，目標を設定して計画的に教育が実施される．その際，栄養教育の効果や有効性には誰しも関心があるので，それを確かめること，すなわち評価が行われる．
- 評価に対する関心の内容は関係者の立場によって同一ではない．たとえば栄養教育の担当者は，学習者の知識・態度・行動などの変化（指導の効果）に加えて，学習者の参加状況や反応，プログラムの実施状況などに関心があるだろう．一方，事業責任者，行政担当者，財務担当者などは教育成果に関心が高いので，健康改善などの教育による効果，実施に要した費用，成果と費用のバランスなどを重視すると考えられる．したがって，評価においては，まず目的を明確にして関係者の共通理解を図ることが肝要である．
- ここでは，集団に対する栄養教育の評価を中心に記述する．これは，個別指導の評価の重要性を否定するわけではない．教育という営みがおもに集団を対象とすることから，その記述を優先する．

1 栄養教育の評価の目的

- 狭義には，栄養教育の企画，プログラムの質や量，その達成状況，教育の短期的，および中・長期的な効果や有効性などを明らかにすることである．広義には，上記に加えてプログラムの改善，次回以降の企画内容やプログラムの実施に関する検討なども含む．いずれにしても，評価は，栄養教育の最初から最終までのさまざまな段階で行われることがわかる．
- 評価は，誰が，いつ，何について，どのように行うかを，教育実施の前に明らかにしておくべきである．すぐれた評価を行うためには，事前に評価計画を具体化しておく必要がある．

2 評価の定義

- グリーン〈Green, LW〉は，評価を「関心のある事柄を，受け入れられる基準と比較することである」としている．「関心のある事柄」の例としては，QOL，健康にかかわる諸指標，行動，知識・態度，スキル，教育プログラムの質や量，組織や関係者の活動状況などがあげられる．「受け入れられる基準」とは，上記の事柄について，どの程度の実現や改善を期待しているかを示すものである．
- 基準の具体例としては，「80％の子どもたちが五大栄養素をあげることができるよう

96 　基礎理論編　**7章　栄養教育マネジメントⅢ**

になる」のように，到達すべき目標値として示されている場合や，教育を実施した**介入群**の子どもたちは教育を実施しない**対照群**の子どもたちに比べて「五大栄養素をあげることができる割合が高くなる」のように，対照群と比較した場合の相対的基準として示されている場合などがある．

2 評価のデザイン

- **評価のデザイン**とは，目的とする情報を得るために必要な評価の枠組みである〈Green, LW〉.
- 評価のデザインが重視される理由は，得られる情報の質がそれによって大きく左右されるためである．得られた情報の質が低い場合，結果として得られた教育効果の根拠や説得力は弱いものとなってしまう．
- 評価のデザインにおいて，有効性の根拠は重要である．たとえば，ある成果が上がったにしても，それは，プログラム自体によるものか，プログラム以外の要因（たとえば，地域のキャンペーンやテレビ番組の視聴）によるものか説明することを求められることが多い．
- 根拠をより確固たるものとするには，すなわち，教育の効果を明確にするには，適切なデザインを用いる必要がある．教育を行った後に思いつきで質問紙調査を行ったり，都合のよい情報，たとえば学習者の部分的な感想や行動だけを拾い上げたりしても，得られた情報に偏りが生じ，妥当な評価にはならない．
- 評価では，さまざまな「比較」により測定の妥当性を高める．具体的には，教育を実施する介入群と教育を実施しない対照群の状態を比較したり，教育前と教育後の状態を比較したりする．
- 代表的なデザインとしては，**実験デザイン，準実験デザイン，前後比較デザイン，ケーススタディデザイン**などがあげられる（**図7-1**）．

1 実験デザイン

- 実験デザインは，無作為比較試験，RCT〈randomized control trial〉などとも呼ばれる．本デザインでは，両群の対象者の特性を等質化させるために，対象者を**介入群**あるいは**対照群**に，無作為に（ランダムに）割り付ける（**図7-1 ①②**）.
- 無作為割り付けをしない場合と比べるとその違いがわかる．たとえば，教育受講希望者を介入群として，同じ年齢・性別構成の集団を対照群としたとしよう．介入群の対象者は，対照群に比べて，教育前にすでに栄養教育への関心や学習意欲が高い可能性が強い．よって，教育を行った場合，教育本来のもつ効果以上の結果が示されると予想される．
- 評価では，両群に対して，同一の調査を，教育前と教育後の同じ時期に繰り返して行う．そして，該当する項目について，介入群の変化と対照群の変化を比較する．介入群の変化が対照群の変化よりも大きい場合には，介入効果が認められると結論づける．
- 多重ロジスティック回帰分析などの**多変量解析**を用いると，介入群の事後調査結果にどのような要因が影響するかを算出することができる．たとえば，事前調査で朝食の

介入群，対照群 ▶ 研究対象を無作為に2つに分け評価しようとしている事柄について介入を行った対象を介入群，比較のため非介入としたものを対照群とする．調査結果を介入群と比べるために設けられる．

評価デザイン ▶ 評価を行うときの枠組み．介入群と対照群の設け方，調査時期などに関して定められる．
実験デザイン ▶ 介入群と対照群を無作為に配置（割り付け）し，教育前後に両群に調査を行う評価デザイン．
多変量解析 ▶ 多種類の変数間の相互関係を分析する方法．

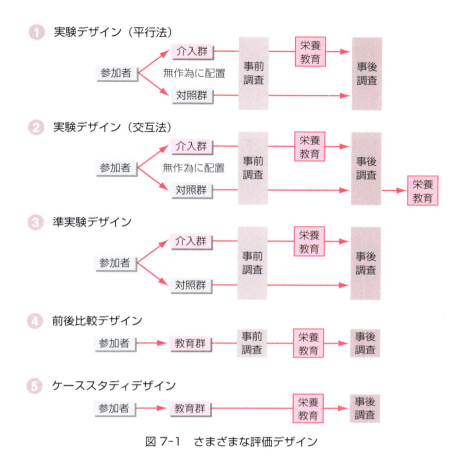

図 7-1　さまざまな評価デザイン

摂取状況を調べておくと，その摂取状況が事後の結果に及ぼす影響を数値化できる．
- データ収集では，たとえ無記名調査であるにしても，対象者個々に事前調査結果と事後調査結果について対応させることができるような手立てをとるべきである．効果をより鋭敏にとらえたり，効果に影響する諸要因を分析したりするには，この手立てが不可欠である．
- 対照群に教育を行わないことに倫理的な問題があることも指摘される．このような場合，事後調査以降の早い時期に，対照群に対しても同じ教育を実施するデザインも考案されている．武藤は，前者を平行法（図 7-1 ①），後者を交互法（図 7-1 ②）とよび区別している．また，介入群には有効性を確認したい教育プログラムを実施する一方，対照群には従来の通常の教育を実施する場合もある．
- 以上が基本的な実験デザインであるが，改変したものもみられる．たとえば，追跡調査などのために，調査回数を 1 回以上増やすこともよく行われる．また，介入群と対照群の 2 群だけでなく，それ以外の群を設けることもある．たとえば，米国ミネソタ州における介入研究では，食事実習群，食

事指導群，体重管理群，運動指導群の4群を設定した事例の紹介などもある.

- 実験デザインでは，効果の測定が明確になり，研究の価値も高まるが，条件をコントロールしているため，評価が大がかりになり実施が容易でないこと，参加者が無作為割り付けに違和感をもつ場合があることなどの問題も指摘できる.また，さまざまな要因が存在する現実場面では，実験デザインと同程度の効果は期待しづらいことも踏まえておくべきである.

② 準実験デザイン

- 準実験デザインは対象者を介入群と対照群に作為的に割り付けること以外，実験デザインと差はない（図7-1③）.分析方法も同様である.ただし，実験デザインの場合と区別するために，対照群を比較群と呼ぶこともある.
- 比較群は，対象者や社会経済的な状況の特性が介入群と類似している同一地域や近隣地域から選ばれることが多い.無作為割り付けではないので，分析の際には，事前の状態を両群間で比較することが不可欠になる.その結果，たとえば，介入群のほうが行動・意識・知識などが好ましい状況にあることも起こりうるが，準実験デザインの場合には，これは避けられないことである.したがって教育の効果を分析する際に，注意が必要となる.

③ 前後比較デザイン

- 前後比較デザインでは，教育群のみ設定し，対照群は設けない.そして，教育の前後の変化から効果を推測する（図7-1④）.

- 本デザインは一般によく使われるデザインであるが，効果測定の質は，実験デザインや準実験デザインに比べ劣る.事前調査に比べ事後調査の結果が好ましくなったとしても，教育だけでなく，家族の食生活に関する態度や行動，宣伝や広告，キャンペーンなどさまざまな要因が影響すると考えられるからである.事前・事後調査自体が教育的な機能をもつ可能性も否定できない.
- しかし，前後比較デザインが無意味というわけではない.対照群の結果と比べる代わりに全国調査や近隣地域の調査の結果と比較したり，プログラムの内容や経過評価の結果と関連づけて分析したりすれば，教育効果についてある程度推測できる.
- 調査を，事前・事後の2回のみならず中間にも行うなどして，3回以上実施し変化の情報をより細かく収集する場合もある.これは教育の内容が複数に分かれるなどにより，調査の実施の間に時間があるような場合などが該当する.そのため各教育の実施の間に調査を行い，結果として調査が3回以上になる場合はよくみられる.

④ ケーススタディデザイン

- ケーススタディデザインは，教育を行う教育実施群を設けるが，教育前の調査は行わず，教育後の調査のみ行う評価デザインである.この場合は比較群も設けないし，事前調査も行わない（図7-1⑤）.したがって，効果の測定はできない.ただし，目標値が事前に設けられ，それに達することだけがめざされているような場合には，調査結果から教育の成功・失敗を判断できる.
- たとえば，「90％の子どもたちが，最近1

準実験デザイン ▶ 介入群と対照群を作為的に（無作為でない）配置し，教育前後に両群に調査を行う評価デザイン.実験デザインと似ているが，配置が作為的である点のみ異なる.

前後比較デザイン ▶ 教育を行う教育実施群のみ設け，教育前後にその群に調査を行う評価デザイン.対照群は設けない.

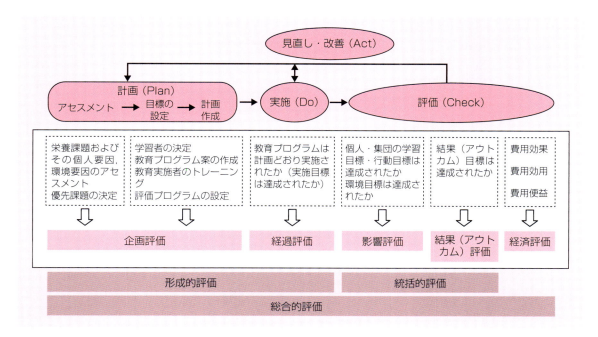

図7-2　栄養教育マネジメントサイクル
(日本栄養改善学会監:管理栄養士養成のための栄養学教育モデル・コア・カリキュラム準拠第9巻　栄養教育論—多様な場での展開と実践,医歯薬出版,2022より)

週間に,朝食を毎日摂取する」ことを目標として教育した場合,教育後にその達成状況を確認することができる.しかし,得られる情報は,「それが達成できたか否か」,「教育が成功したか失敗したか」のみである.

- このような評価の仕方は,教育の評価としてはあまりに粗雑であり,評価結果も教育の改善にはほとんど役立たない.したがって,評価のデザインとしては有用とはいえないものである.

3 評価の種類

- 評価は栄養教育のさまざまな段階において行われる.具体的には,企画,経過,影響,結果,経済の各評価がある(図7-2).企画評価は,アセスメント,栄養教育目標の設定,栄養教育計画(教育の内容および方法,評価計画)に関する評価である.経過評価は,教育プログラムの実施状況に関する評価である.また,影響評価は教育の短期的効果(知識,態度,スキル,行動など)の評価を,結果評価は教育の中長期的効果(疾病やQOLに関する指標など)の評価をさす.経済評価はプログラムに関する費用と効果の比較に関する評価である.

- 企画評価と経過評価は,教育の質と改善のための評価として,併せて形成的評価とされる.また,影響評価と結果評価は,教育効果に関する評価として,併せて総括的評価や統括的評価とされる.さらに,形成的

形成的評価 ▶ 企画やプログラムの実施状況,問題点の把握などのための評価.
総括的評価 ▶ 企画やプログラムの終了後に行う全体的な良し悪しについての評価.

評価，総括的評価，経済評価を合わせて総合的評価とされる．

- 評価においては，「何のために」，「誰が」，「いつ」，「何を」，「どのような方法」で行うかを意識しておくことが大切である．このうち「誰が」については，煩雑になったりケースによって異なったりするので，ここでは詳述していない．

- 一般的に，より客観的な評価とするためには，プログラム開発や教育にかかわらない外部評価者が行うことが好ましいとされている．しかしながら，わが国の現状では評価の専門家は少数である．また，評価者にも栄養教育の専門性が求められる．

- 現実的には，プログラム開発者などによる評価であっても，評価方法を適切に行えば，得られる情報の客観性はかなり保証されると考えられる．もっとも，プログラム関係者が評価する場合は，結果の解釈において肯定的に偏ったり，指導者や事業者などの期待に沿う記述に傾いたりすることが懸念されるので，その点は留意すべきである．

① 企画評価

- 企画のアセスメントについては，栄養教育対象者の特性，すなわちニーズ，健康状態，行動，知識，態度，スキルなどの把握，地域特性，関連する組織や活用できる資源などの把握などが，生化学的測定，質問紙調査，面接，会議，既存のデータの分析などにより行われる．

- アセスメントの結果，所与の時間，スタッフ，費用などを勘案して，栄養教育の目標を決定する．栄養教育の目標には，学習目標（知識，態度，スキルなど），行動目標，環境目標などがある．

- 一般的に，食行動にはさまざまな要因がかかわるため，栄養教育計画の企画者側からすれば，教育したい内容はさまざまに広がってくる．それらに対して，重要性や必要性，実現可能性を考慮し，優先順位を決定する．目標や内容の明確化は，関係者の共通理解を得るためにも重要である．

- 次に，教育プログラムと評価プログラムを企画する．教育プログラムでは，具体的な指導内容，指導方法，活用可能な人的資源，使用する資料，機器，アプリなどについて検討する．その際，オリジナルのプログラムを開発することだけでなく，有効性が確認されている既存のプログラムの改変，活用を考えてもよい．あわせて，評価プログラムも計画する．具体的には，経過評価，結果評価など，教育に関する評価全体について，「何の目的で，何について，いつ，誰が，どのように，評価するか」を計画する．

② 経過評価

- 経過評価（プロセス評価）とは，企画したプログラムがどのように実施されているかを把握し，課題や改善点を明らかにすることである．

- 経過評価において最も重要な点について，グリーンは，「実施されたプログラムの内容の質が明確に見えてくるようになり，いま何が起こっているかがわかってくることである」と述べており，実施状況を把握する必要性が強調されている．

- 経過評価は，プログラム実施に並行して行

企画評価 ▶ 企画に関する評価のことで，具体的には，教育対象者の特性の把握，教育の目標・内容・方法などの決定，評価の内容・方法などに関して評価を行う．

経過評価 ▶ 企画したプログラムの実施状況，プログラムの内容や方法の長所，短所などを明らかにするための評価．プログラムが計画どおり実施されるとは限らないので，経過評価が必要．

う教育実施に関するものと，学習者の習得状況に関するものの2つに分けることができる．

- プログラムは必ずしも計画どおりに実施されるとは限らない．たとえば，教育の場面では，対象者の関心や理解状況に応じて指導のペースを遅くすることもありうる．プログラムの内容量が多すぎて予定どおり終わらなかったり，学習者の理解やスキル習得が不十分であったり，教育者が教育方法に慣れておらず，方法がうまく機能しないこともある．したがって，実施状況を評価する必要がある．

- 教育評価の点からすれば，経過評価は，第3種の過誤をチェックすることになる．この過誤は，プログラムが計画どおりに行われなかった場合，本当は効果があるにもかかわらず，それを効果がないと結論してしまう誤りのことである．この誤った結論により，有効なプログラムが破棄されたり，間違った改善を施されたりすることにもなりかねない．

- 具体的方法について一例を紹介する．この評価では，授業実施評価票を用いて栄養教育の諸項目について，担当者自身が1授業時間ごとに評価する（図7-3）．項目としては，学習に要した時間，学習の内容や活動の遂行状況，学習者の興味・関心，授業の参加態度，学習の内容や活動のレベルの適切性，おもな学習の内容や活動の個別の評価などについて10項目程度があるほか，毎時の授業に特有な学習内容や学習活動について数項目が設けられている．これらの項目への記入結果を集積して，プログラムの長所や短所を明らかにする．

- 教育実施後の検討会も経過評価に当たる．関係者の活発な意見交換や議論は，上記の評価票による評価とは別の機能をもつものであり，有用である．

❸ 影響評価（短期目標に関する評価）

- 影響評価とは，教育により比較的短期に生じる効果で，健康状態に影響を及ぼす事項に関する評価である．たとえば，知識，態度，スキル，行動，環境などの事項があげられる．

- 知識では，生活習慣病の予防方法，主食・主菜・副菜などの知識など，態度では，間食などの行動意図，自己効力感（行動を実行する自信）（⇒ p.21 参照），食事への感謝の気持ち，広告や情報に対する批判的態度など，スキルでは，食生活改善に関する目標設定スキルや意思決定スキル，栄養成分表示の活用法などがある．行動については，朝食摂取，健康的メニューの選択，栄養成分表示の活用などの状況，環境については，メニューのエネルギー表示，減塩など健康的な食品の多様性，食品やメニューの値段などがある．

- 経過評価および影響評価は，いずれも教育の効果が直接に反映されるものとなるためきわめて重要である．

- 経過・影響評価を適切に実施するためには，評価の項目や指標が明確であることが必要であるが，それを実現するには，プログラムの目標が明確であることが必須となる．プログラムの目標が明確であり，かつ測定可能（質問紙などによる測定が可能なもの）であるならば，適切な評価になる可能性は高い．

影響評価 ▶ 教育により比較的短期に生じる効果に関する評価．評価の指標としては，知識，態度（準備要因），食物選択能力や目標設定能力（実現要因），周囲の人々からの支援（強化要因），朝食摂取状況（目標行動），健康的食品の販売状況（環境）など．

授業に関する評価　―なぜ食べるのか―

以下の質問について，該当するものに○をつけ，自由記述欄に記述してください．

1. 本時の学習に要した時間は，どれくらいですか？　（　　　　分）

2. 学習内容や学習活動を，すべて終えることができましたか？　（1. はい　　2. いいえ）

3. 本時全体について，以下の点から評価してください．
　　1）学習内容全体のつながりや授業の流れは？　　　　　（1. よい　　2. 普通　　3. 悪い）
　　2）児童の興味・関心，授業への参加態度は？　　　　　（1. よい　　2. 普通　　3. 悪い）
　　3）児童にとっての学習内容や学習活動のレベルは？　　（1. 適切　　2. 高すぎる　3. 低すぎる）
　　4）教師が準備に要する時間や負担は？　　　　　　　　（1. 少ない　2. 適切　　3. 多い）

4. 各学習活動や学習内容について，下記の点から評価してください．該当個所に○をつけてください．

	おやつの食べ方記録活動（事前）	きっかけに気づくブレインストーミング	きっかけを分類する活動	自分のきっかけを確認する活動	おやつの食べ方に関する目標設定
学習の意義が大きかった					
学習の意義が乏しかった					
児童が積極的に参加した					
児童の参加が消極的であった					
とくに時間を要した					
終えることができなかった					

5. 上記の評価も含めて，とくによかった学習内容，学習活動，教材などがあればあげてください．

6. 上記の評価も含めて，とくに改善すべき学習内容，学習活動，教材などがあればあげてください．

7. 本時のプログラム全体について評定してください．
　　（1. とてもよい　　2. よい　　3. ふつう　　4. 悪い　　5. とても悪い）

8. そのほかにご意見がありましたらお書きください．

図 7-3　1 時間の授業の経過評価：評価票の例

（Quest International の評価キット日本版（西岡伸紀）をもとに作成）

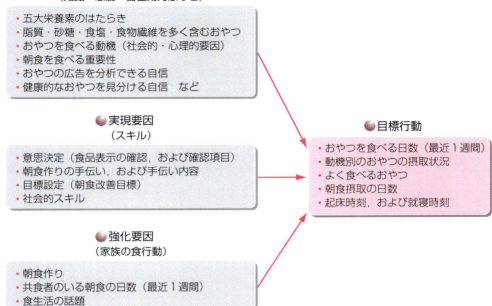

図 7-4　学校での栄養教育における経過・影響評価の項目例（春木 敏，2004 を一部改変）

- 具体的な評価項目について示す（図 7-4）．これは，小学校 4 ～ 6 年生を対象とした食生活教育プログラムの経過・影響評価に関する項目である．項目は，準備要因，実現要因，強化要因，および目標行動から構成されている．

④ 結果評価（中・長期目標に関する評価）

- 結果評価とは，教育後，中・長期的に生じると考えられる効果の評価である．これらは，健康関連指標と社会的指標に分けられる．前者の例としては，死亡率，有病率，リスクファクターなどの変化，生化学検査値，骨密度，血圧などの改善が，後者の例としては，医療サービスの利用や医療費の低下，QOL の改善などがあげられる．

- 中・長期的目標の結果に対しては，教育後時間が経過しているので，教育以外にも，周囲の人々の言動，本人や家族の生活習慣，マスメディアなど，さまざまな要因が影響する．本人の学習や成熟なども影響する．これらの要因をコントロールすることはむずかしい．したがって，中・長期的には栄養教育の効果を厳密に測定することは困難になる．

⑤ 総合的評価

- 総合的評価は複数の評価結果を総合して行うもので，健康教育に限らず一般的に行われている．具体的には，上記の企画評価，経過評価，影響評価，結果評価，経済評価

などから，多面的に総合的に行う評価であり，統合評価と呼ばれることもある．

- 教育効果を評価するならば影響評価や結果評価が中心となるが，これらの評価結果の考察や，結果を踏まえてのプログラムの改善を行うためには，企画評価や経過評価の結果が不可欠である．たとえば，効果が認められなかった理由も，プログラムの対象者が的確でなかったことによる場合（たとえば，子どもたちではなく保護者を対象とすべきだった場合），プログラムの内容が時間不足のため十分には実行されなかった場合，プログラムの学習方法が適切ではなかった場合など，さまざま考えられる．これらの原因や理由を明らかにするためには，多面的な評価が不可欠である．

- 総合的評価の厳密な手順はいまだ確立されていない．多面的かつ総合的に評価する場合，手順の客観性や透明性を確保することが必要である．具体的には，複数の関係者による綿密な検討を行ったり，組織外の評価の専門家に資料を提供し，分析や評価を行ったりするなどの方策が考えられる．

4 測定や手法の信頼性と妥当性

1 信頼性

- ニーズアセスメントや教育実施後のポストテスト，セルフモニタリングなどのデータを用いて栄養教育プログラムの有効性を評価する際，用いる質問紙の信頼性が求められる．信頼性とは繰り返し測定を行ったときに得られる結果の安定性をいう．

- 通常は，パイロットスタディを兼ねて短期間（5〜10日後）に同一の質問紙を用いて調査する（再検査法）．両調査結果の相関係数により尺度の時間的安定性を，クロンバックの α 係数により尺度項目の内的整合性を確認する．

2 妥当性

- 測定しようとしている事柄を実際にどの程度真に測定できるかを表す指標を妥当性という．測定項目に必要な測定内容が盛り込まれているかどうかを「内容的妥当性」，測定によって行動や特性をどの程度予測できるかを「基準関連妥当性」，抽象的な概念を説明するために構成された構成概念をどの程度説明できるかを「構成概念妥当性」という．

- これらを踏まえた信頼性，妥当性ともに高い測定方法や尺度を用いることが評価の前提となる．そのため，評価の目的や内容に応じて，新たな測定方法や尺度を開発したり，すでに確立された測定方法などを用いたり，それらを改変したりすることが行われる．

3 評価の妥当性

- 得られた教育効果が妥当なものであるかどうかは，評価において重大な事柄である．武藤によれば，評価の妥当性を脅かすものとして，バイアス，偶然，反応効果がある．

■バイアス（偏り）

- バイアス（偏り）は，評価に当たって生じる系統的な誤差または差異をいう．
- サンプリングバイアス：教育対象者を母集

信頼性 ▶ 測定や調査を繰り返して行ったときに得られる結果の安定性や測定項目の内的整合性をを表す指標．2度目も同様の結果であったり内的整合性が高いほど信頼性は高い．

パイロットスタディ ▶ 試験的，予備的研究．調査の場合，調査票の使用可能性や課題を明らかにするため，本調査の前に小規模集団で実施される．
無作為抽出（→ p.105） ▶ ランダムサンプリングともいう．乱数表などを使って，標本を偏りなく選ぶこと．

団から抽出するときに生じるバイアスで，**無作為抽出**を除いていずれの抽出法にも生じる.

- **選択バイアス**：教育介入群と対照群の間にみられる性・年齢・居住地などの基本的属性による差異である（無作為割り付けの場合を除く）．両群の基本的属性を一致させる**マッチング**によってある程度コントロールできる.
- **測定バイアス**：教育介入群と対照群の測定条件が異なる場合に生じる誤差をいう．たとえば，介入群では研究者が時間を十分とって調査したのに対し，対照群では学校関係者が短時間で調査したというように，測定条件が同一でない場合に生じるバイアスである．介入群と同じ測定条件や方法とすることで，ある程度コントロールできる.
- **交絡バイアス**：測定している因子以外の背景要因によって教育結果が影響を受ける場合の要因をいう．たとえば，減量プログラムの期間中に人気テレビ番組がダイエットを取り上げた場合，その番組の視聴が交絡要因となる.

■偶然

- 偶然による誤差とは，系統的ではない，まさしく偶然によって生じる誤差である．偶然による誤差は，真の値から大小両方向に均等に（すなわち系統的にではなく），ばらついて起こる.
- 評価結果には，程度の差こそあれ，偶然による誤差が含まれる．しかし，偶然による誤差は，サンプル数を増やすことにより小さくすることができる.

表7-1　反応効果を軽減する方法

盲検法	対象者に教育実施群と対照群の区分をわからないようにしておく方法
二重盲検法	複数のプログラムの優劣を決める場合，教育者と対象者の組み換えをすることによって，教育者と対象者のいずれにも，仮説としての優劣がわからないようにする方法
三重盲検法	二重盲検法をさらに進め，教育者，対象者，評価者のいずれにも，仮説での優劣を知らせない状況で評価を行う方法

■反応効果

- 学習者，指導者，評価者のかかわりから生じる反応で，教育評価の妥当性に影響を与えるものをいう．たとえば，教育担当者が学習者に対して教育効果を期待することにより，プログラムの本来の効果以上の効果が示されるとするピグマリオン効果が一例である．また，評価データを得るために調査を繰り返すことによって，学習者が調査項目から知識を得たり，望ましい行動がわかったりすることで，それがポストテストの回答結果に反映されるテスト効果などがある.
- 反応効果に対しては，**表7-1**にあげた方法によって影響度を低下させることができる．ただし，二重盲検法，三重盲検法については栄養教育で行うことはまれである.

④ 内的妥当性と外的妥当性

- **内的妥当性**とは，評価結果が実施された教育によるものであるかどうかにかかわる妥当性である．武藤によれば，**表7-2**にあげた要因などによって影響を受ける.

マッチング▶両集団の性，年齢などの構成をほぼ同じくする割り付けのこと.

内的妥当性▶評価結果が，どれほど実施された教育によるものであるかを表す．時間経過，成熟，評価方法，平均への回帰，脱落などの影響を受ける.

表 7-2　内的妥当性に影響を与える要因

要　　因	具体的内容
時間経過の影響	評価が長期にわたると，対象集団の社会的環境などが変化し，学習者がその影響を受け，教育プログラムとは別に，評価結果に影響を与えることがある
成熟による効果	時間経過にともない，学習者の成長や経験，独立などが結果に反映されることをいう
評価方法による影響	質問紙の様式や方法が変わる（たとえば，教室などに集まった調査協力者に調査を行う集合調査法から，協力者に個別に調査票を送る郵送法へ）ことや，教育観察者の基準が途中で変わることなどは評価結果に影響する
平均への回帰	ある標本集団の平均値が母集団の平均値と大きく離れていた場合，1回目に比べ2回目の測定の平均値は母集団の平均値に近づくことをいう．これを教育効果と見誤らないようにする
脱落	教育実施途中に脱落者がたくさん出た場合に，脱落者を除いた教育評価は妥当性が低くなる
選択	介入群と対照群の割り付けが無作為でない場合，たとえば介入群の意欲が事前においてすでに高いことがある
テスト効果	評価データを得るために調査を繰り返すことによって，学習者が調査項目から知識を得たり，この行動が望ましいというようにわかるようになったりすることでポストテストの回答に反映される

（武藤孝司ほか：健康教育・ヘルスプロモーションの評価，篠原出版，1993より）

- **外的妥当性**とは，教育実施によって得られた結果を一般に適用できるかどうかにかかわる妥当性である．外的妥当性に影響を与える要因を**表7-3**に示す．

5 評価結果のフィードバック

- 評価結果を関係者に適切な時期にフィードバックすることは，評価の目的からしても重要である．
- では，誰に，いつフィードバックすべきだろうか．企画や実施の形成的評価は，その途中において行われ，評価結果によりそれらを改善することも起こりうる．したがって，関係者に評価結果を早期に伝える必要

がある．
- 一方，企画や実施の総括的評価は，結果が得られ分析整理された段階でのフィードバックを行う．さらに伝える内容や伝え方に留意する．
- 関係者は，必ずしも評価や教育の専門家とは限らないので，相手の特性に合わせて，明確にわかりやすく伝えるべきである．
- また，好ましくない結果についてはフィードバックを避けたいものであるが，得られた成果や長所だけでなく，マイナスの結果や残された課題についても報告すべきである．

外的妥当性 ▶ ある集団に関する教育結果を，どれほど一般に適用できるかを表す．特定集団の抽出バイアス，推理の誤りなどの影響を受ける．

表 7-3　外的妥当性に影響を与える要因

対象者の一般化に関する要因	
抽出バイアス	無作為抽出の場合を除いては，標本から得られた結果を母集団全体に一般化することは不適切である
推理の誤り	標本調査による結果を標本の属する母集団以外（異年齢集団など）に適用したり，評価研究を実施した条件（季節など）以外に適用したりすることは，統計的推論ではなく，単なる推理にすぎない
予備調査から本調査への一般化に関する要因	
反応効果	予備調査と本調査の条件（測定者の方法への習熟度）が同一でない場合，予備調査の本調査への一般化は問題である

（武藤孝司ほか：健康教育・ヘルスプロモーションの評価，篠原出版，1993 より）

6 経済評価

- 生活習慣病の蔓延による医療費の増加は国家予算を圧迫しており，効果が高くかつ低コストの医療の実現が求められている．一方で，新たな医療技術や治療薬が開発された際に，高コストなので取り入れないのではなく，それに見合った価値があれば取り入れるべきであるという考え方もある．そこで医療・公衆衛生分野においては，限られた医療資源のなかで，根拠に基づく医療〈evidence based medicine：EBM〉が選択できるよう経済評価の検討が進められつつある．

- 栄養教育の分野において経済評価を行うことは，ある目標を達成するための複数のプログラムが実施された結果，効果と経済性の高いものはどれかを検証することである．EBN〈evidence based nutrition〉の実現に向けて，限られた予算のなかで，限られた資源（施設やマンパワーなど）を有効に活用し，成果をもたらすことが求められている．経済評価は，食事療法に加え，運動療法を含む栄養教育や薬物療法などの医療サポートの中で，何を優先的に実施するかの決定に有効なデータとなる．

- 栄養教育の経済評価では，栄養教育プログラムを実施することで得られた結果〈outcome〉を，効果〈effectiveness〉と便益〈benefit〉と効用〈utility〉のいずれかにより数値化して分析が行われる．

1 費用効果分析

- 費用効果分析〈cost-effectiveness analysis〉とは，栄養教育を実施して得られた目標の達成率，達成度を一つの効果とみなし，一定の効果（1 単位の効果）を得るのにかかった費用（投入資源の金銭価値）から，栄養教育プログラムの経済効率を評価するものである．医療経済学，臨床経済学，薬剤経済学などでは，新しい医療技術や新薬の効果指標として，生存期間の延長，5 年生存率，救命率や治癒率，臨床検査値などが用いられる．栄養教育プログラムの効果指標としては，目標体重達成率や血糖値，尿酸値，TG 値，TC 値などの臨床検査値の適正化，入院期間の短縮，生活習慣の変化（禁煙や禁酒）などがあげられる．

経済評価 ▶ プログラムに必要な費用と得られた結果の両面について，経済的に比較分析する評価．おもな方法は，費用効果分析と費用便益分析である．

108 基礎理論編 **7章 栄養教育マネジメントⅢ**

● たとえば，英国の糖尿病前向き研究（UK-PDS）では，肥満の2型糖尿病患者に対する血糖コントロールを効果指標として，薬物療法群と食事療法群を比較している．この調査では薬物療法が費用対効果に優れた介入法であることが示された．国内の研究では足立らが脂質異常症における食事療法と薬物療法および両者併用の3つの方法での費用効果を比較し，総コレステロール値が220 mg/dL以上の対象者では食事療法群が最もコレステロール値の低下割合が高く，コストも低く抑えられることを示している．

● この分析を理解するために，仮の栄養教育プログラムの経済評価例を**表7-4**に示す．肥満者に対して減量のための栄養教育プログラムを実施したと仮定し，6カ月後の体重減少と費用との関係をみた．効果の1単位を「減量目標を達成した1人当たり」と「体重減1 kg当たり」として分析すると，食事療法のみのプログラムAが運動療法と併用したプログラムBよりも費用対効果は高いと判断できる．しかし運動療法と併用したBのほうが目標を達成した人数が多く，減量した数値においても効果が高いことから，コストが高くても効果の高いプログラムBを選ぶべきかを検討する必要がある．そこで，以下に費用便益分析について紹介する．

❷ 費用便益分析

● **費用便益分析**〈cost-benefit analysis〉は，栄養教育プログラムを実施するのに要した直接費用，間接費用およびすべての結果（アウトカム）を金銭に換算して評価する方法である．直接，間接を合わせた総費用よりも，生産性損失（実際には支出はないがもし病気にならなかったり治療を受けなかったりしたときに得られたと考えられる利益）なども合わせた総便益の方が大きければ，その栄養教育プログラムは経済的にみて意義があると判断される．金銭価値に置き換えるものとして，そのプログラムの実施に対象者がどれだけの金額を支払う意思があるか〈willingness to pay：WTP〉を指標とすることもある．表7-4の例では，プログラムAもBも総費用よりも総便益の方が大きく，双方とも意義のある栄養教育プログラムである．しかしどちらのプログラムがより有効かを判断すると，純便益の大きいBが選択され，費用効果分析とは異なる判断となる．

● 費用効果分析では同じ結果（アウトカム）間での比較しかできないが，便益分析では異なる結果（アウトカム）間での比較検討が可能となる．ただし，さまざまな結果（アウトカム）を金銭価値に置き換えることが困難なことや，分析する視点によって分析に含まれる費用の範囲が異なってくることに注意が必要である．患者の視点，医療スタッフの視点，病院経営者の視点，社会の視点などにより，本人の生産性損失，時間費用，通院に必要な交通費など費用を広範にとらえなければならない場合もあれば公的医療費だけを考えればよい場合もある．

❸ 費用効用分析

● 「健康日本21（第二次）」において健康寿命の延伸が中心課題となったように，健康

QALY(s)（→ p.109）▶（効用値）×（生存年数）で求める．たとえばある疾患の栄養教育プログラムを継続して実施した結果，効用値が始めの1年間が0.6，次の1年間は0.7，続く8年間が0.8を維持したとすると，QALYは7.7（0.6×1＋0.7×1＋0.8×8）となる．このプログラムに要した費用が77万円だとすると費用効用値は10万円/QALYとなる．

栄養教育の評価　109

表 7-4　肥満の対象者に対する体重減量プログラムの経済評価例

	プログラム A 食事療法のみ（3 回講座）	プログラム B 食事療法＋運動療法 （セットで 3 回講座）
30 人ずつの集団指導に要した**総費用**（食事療法 10 万円/回，運動療法 8 万円/回）	10 万円×3＝30 万円	（10 万円＋8 万円)×3＝54 万円
目標を達成できた人数	10 人	15 人
6 カ月後の減量効果	平均 6 kg 減	平均 7kg 減
費用効果分析[*1]　達成できた 1 人当たりの費用	30 万円÷10(人)＝3 万円	54 万円÷15(人)＝3 万 6,000 円
体重 1 kg 減量に必要な費用	30 万円÷(6×10)kg＝5,000 円	54 万円÷(7×15)kg＝5,143 円
肥満により糖尿病を発症した場合の通院による生産性損失と医療費を考慮する（講座終了後 1 年間の経過）〈生産性損失の抑制〉通院により 1 人 10 万円/年の生産性損失があると仮定〈医療費の抑制〉糖尿病治療としてかかる治療費のうち事業主支払が 1 人 5 万円/年抑制されると仮定	・目標達成した 10 人は損失分を取り戻せると考えて 10 万円/年×10 人＝100 万円/年（生産性損失分） ・事業主支払の医療費抑制分 5 万円/年×10 人＝50 万円/年 総便益 100 万円＋50 万円＝150 万円/年	・目標達成した 15 人はこの損失分を取り戻せると考えて 10 万円/年×15 人＝150 万円/年（生産性損失分） ・事業主支払の医療費抑制分 5 万円/年×15 人分＝75 万円/年 総便益 150 万円＋75 万円＝225 万円/年
費用便益分析[*2]　純便益（＝総便益－総費用）	150 万円－30 万円＝120 万円/年	225 万円－54 万円＝171 万円/年

[*1] 費用効果分析：費用効果分析では，プログラム A は，B よりも目標達成 1 人当たりの費用でも，体重 1kg 減量に必要な費用でも経済効率がよいと評価できる．しかし，効果だけをみれば B の方が目標を達成した人数も多く，また体重も平均で 1 kg 多く減量できている．経済効率の良いプログラム A を選ぶか，コストが高くなっても効果の高いプログラム B を選ぶかについて検討する際の客観的データとなる．

[*2] 費用便益分析：純便益を比較すると，プログラム B は，A よりも経済効率が高いと判断できる．

教育における効果は，ただ単に生存年数の延長だけで計れるものではなく，患者（対象者）の QOL を考慮する必要がある．生存年数と QOL の双方を考慮したものが，QALY(s)（質的調整生存年）〈quality-adjusted life year(s)〉であり，費用効用分析〈cost-utility analysis〉ではこの QALY を指標にすることが多い．1 QALY 改善するのにかかる費用の比較で分析する．

●この分析の利点は，異なる疾患間での比較が可能であることだが，効用値の測定が困難であることや効用値が年齢やそのほかの条件により異なる可能性があることには注意が必要である．英国〈National Institute for Health and Clinical Excellence：NICE〉では医療技術や医薬品に対する経済評価として効果指標を QALY に統一し，増分費用効果比が 2 ～ 3 万ポンド /QALY

増分費用効果比 ▶ 既存の栄養教育プログラム A と新規のプログラム B の経済効率を検証するにあたり，単純に費用効果比で評価するのでなく，増分費用（費用 B－費用 A）を増分効果（効果 B－効果 A）で割った増分費用効果比を求めて効率性を評価することが多い．

以下の場合，経済性に優れると判断される．わが国においても 1 QALY 改善するために必要な追加の費用が 500 万円を下回るかどうかで医療技術における経済評価がなされている．表 7-4 の例では QALY を指標にすることはできないが，単純に対象者の QOL を考えると，対象者が運動嫌いの場合，プログラム B は苦痛が大きくなるため，費用効用分析は A に比べ低くなる可能性もある．

④ 感度分析と割引

● 栄養教育の経済評価にあたっては，費用や想定される便益など不確実性が高い数値を用いる場合もあり，分析の安定性確保のために感度分析（感受性分析）を行う必要がある．

● また，糖尿病の血糖コントロールのための食事療法や運動療法など，比較的長期間にわたって継続的に行われる栄養教育の場合，現在受けている教育によって得られる将来の利益をその時点での価値に換算して分析する必要が出てくる．そこで，医療費などの費用や QOL などの結果（アウトカム）に割引という概念を導入して分析を行う．割引率は 3％ や 5％ が用いられる場合が多いが，割引率にも感度分析を行い，値の安定性を確認することが望ましい．わが国における栄養教育の評価はまだまだ例が少なく，今後に向けて栄養教育を科学的に評価する方法やシステム構築が望まれる．

7 評価指標と評価基準の設定

● 評価指標とは，目標に設定した内容をどのような指標で評価するかを示すものである．たとえば，A 企業にいて，肥満予防・改善のための栄養教育を実施したとする．「適正体重を維持している者を増やすこと」を結果目標とした場合は，評価指標をBMI（Body Mass Index）が 18.5 以上 25.0 未満の者の割合として，目標の達成状況を評価できる．

● 評価基準は，栄養教育の実施により，どの程度目標を達成できたかを評価する基準をさす．評価基準を設けることで，「目標値に達した」，「目標値に達していないが改善傾向にある」，「現状維持」，「悪化している」等の評価が可能となる．たとえば，「適正体重を維持している者を増やすこと」を目標として定め，適正体重を維持している者を 70％（アセスメント時）から 80％以上（評価時）にすることを目標としたとする．この場合の評価基準としては，評価時の値が 80％ 以上であれば「目標値に達した」，75 ～ 80％ であれば「目標値に達していないが改善傾向」，70 ～ 75％ であれば「現状維持」，70％ 未満であれば「悪化している」等と設定できる．

● 評価とは，目標の達成状況を確認する作業であり，栄養教育の計画（Plan）の段階において，評価指標，評価基準を設定しておくことが重要である．

エッセンシャル栄養教育論

実践応用編

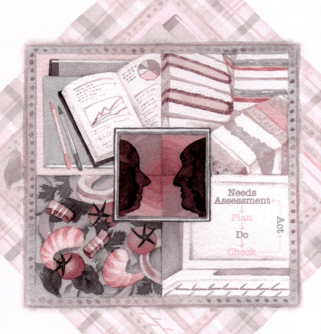

1 栄養教育に活用する基礎知識と教材

食事摂取基準の栄養教育への活用

- **日本人の食事摂取基準**は，栄養教育において学習者（対象者）の栄養管理の方法を検討するときの基準となるものである．食事摂取基準とは「健康な個人および健康な者を中心として構成されている集団を対象として，国民の健康の保持・増進，生活習慣病の発症予防・重症化予防のために参照するエネルギー，および栄養素の摂取量の基準を示すもの」であり，何をどれだけ食べればよいかを示し，不足や過剰からの回避，または，過剰摂取による健康障害の回避を目的としている．

- 「日本人の食事摂取基準（2020年版）」では，高齢化の進展や糖尿病等有病者数の増加などを踏まえ，主要な生活習慣病の発症予防と重症化予防の徹底を図るとともに，社会生活を営むために必要な機能の維持および向上を図ることなどを基本的方向としている．

- 個人または集団の食事改善を目的として食事摂取基準を活用する場合は，PDCAサイクルに基づく活用を基本とする（**図1-1**）．まず，食事摂取状況のアセスメント（食事

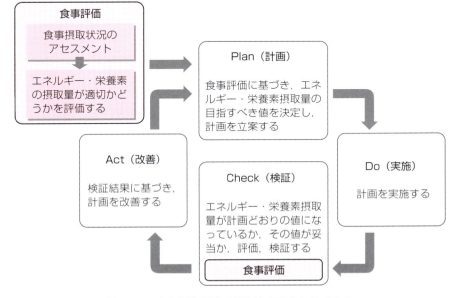

図1-1 食事摂取基準の活用とPDCAサイクル
（厚生労働省：「日本人の食事摂取基準（2020年版）」策定検討会報告書，2019，p23より）

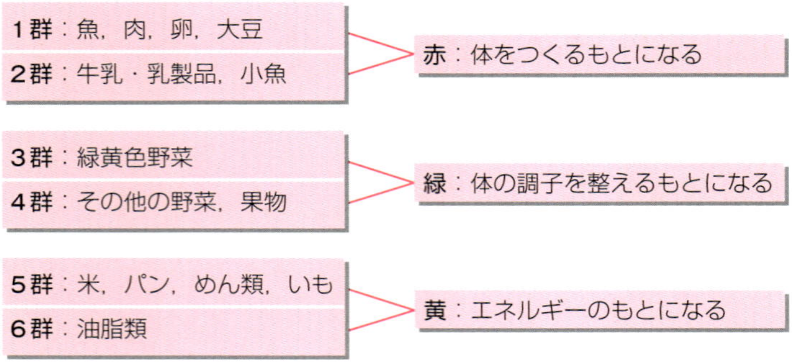

114 実践応用編 1章 栄養教育に活用する基礎知識と教材

1群：魚，肉，卵，大豆	赤：体をつくるもとになる
2群：牛乳・乳製品，小魚	
3群：緑黄色野菜	緑：体の調子を整えるもとになる
4群：その他の野菜，果物	
5群：米，パン，めん類，いも	黄：エネルギーのもとになる
6群：油脂類	

図1-2 「6つの基礎食品群」と「三色食品群」

調査）により，エネルギー・栄養素の習慣的な摂取量が適切かどうかを評価する．エネルギー摂取量の過不足の評価には，BMIおよび体重の変化量を用いる．食事評価に基づき，めざすべき値を決定し，食事改善計画の立案，食事改善を実施し，それらの検証を行う．目標とするBMIや栄養素摂取量に近づけるために，食事量，料理・食物のバランスを改善し，身体活動量を増加させるための情報の提供，それらを推進するための効果的なツールの開発等，食事改善を実現するための栄養教育の企画や実施，検証もあわせて行うこととなる．

わかりやすい食事チェック教材

● 栄養教育を行うにあたり，学習者のライフステージや状況にあわせた教材を活用することが重要である．

1 食品群

● 栄養教育において最も普遍的で多くの国々で活用されている教材が「食品群」であ

る．食品群とは特定の栄養素を多くもつ食品を分類したものである．食品群を用いることで具体的にどのような食品を組み合わせて食べるかを示すことができる．

● 一般的に異なるグループの食品を適切に組み合わせて食べることが推奨されている．使用目的や各国の食文化により分類，形，イラストなどが異なる．

● わが国には，3群，4群，5群，6群，18群など，さまざまな分類の食品群がある．健康な人を対象とした「6つの基礎食品群」，「三色食品群」（小・中学校教科書に掲載），「香川式四群点数法」（高等学校教科書に掲載）などはよく知られている．「6つの基礎食品群」と「三色食品群」の対比を図1-2に示した．

2 1食または1日の献立構成を示す教材

● 良好な健康を維持するために何をどれだけ食べたらよいかがわかるようにビジュアル化されたものを「フードガイド」という．わが国のフードガイドは，「食事バランスガイド」である．

日本人の食事摂取基準（→ p.113） ▶ 対象の範囲は，健康な個人ならびに健康な人を中心として構成されている集団とし，生活習慣病等に関する危険因子を有していたり，また，高齢者においてはフレイルに関する危険因子を有していたりしても，おおむね自立した日常生活を営んでいる者およびこのような者を中心として構成されている集団は含むものとする．具体的には，歩行や家事などの身体活動を行っている者であり，体格（body mass index：BMI）が標準より著しくはずれていない者とする．

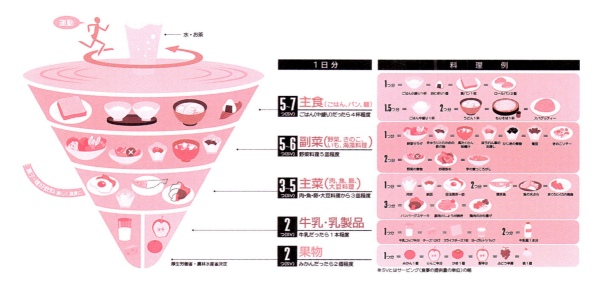

図 1-3　食事バランスガイド―あなたの食事は大丈夫？

（厚生労働省・農林水産省：食事バランスガイド，2005 より）

① 食事バランスガイド

- 「食生活指針」を具体的な行動に結びつけるものとして，日常食べる料理を 5 つのグループ（主食，主菜，副菜，牛乳・乳製品，果物）に分類し，「何を」，「どれだけ」食べるとよいかを示すものである．
- 食事バランスガイドは，食品単位の組み合わせではなく，料理の組み合わせをおもに表現することを基本として，わかりやすく，誰もが親しみやすいツールとして開発された．料理グループごとの食べる量の目安はサービング（SV）数で示される（図 1-3）．なお，基本型のほかに，「妊産婦のための食事バランスガイド」も開発されている（⇒ p.128，図 2-1 参照）．
- 一方，米国のフードガイドには，1 日分の食事量を示したフードガイドピラミッドと，1 食分の食事量を示したマイプレート（図 1-4）がある．

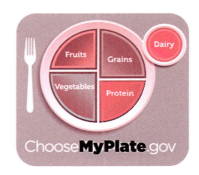

図 1-4　米国のフードガイド（マイプレート）

② 健康な食事

- 2014 年，厚生労働省は，健康な心身の維持・増進に必要とされる栄養バランスを基本とする食生活が，無理なく持続している状態を「健康な食事」と定義し，その実現において，主食・主菜・副菜を組み合わせた食事のさらなる推奨を図るよう，シンボ

フードガイド（→ p.114）▶ 食生活指針の内容を，よりわかりやすくイラストで示した栄養教育ツール（視覚的媒体）である．

食生活指針 ▶ 望ましい食生活を組み立てるための指針．「日本人の食事摂取基準」が専門家向けに策定されているのに対して，「食生活指針」は一般の人々を対象として策定されている．

ルマークを作成した.

❸ 一汁三菜

- 一汁三菜とは，主食に加えて副食3種（主菜1品，副菜2品），汁もので構成された献立をいう．このわが国の伝統的な献立構成が，健康な食事の一つのあり方として再認識されている.

健康・栄養教育教材として活用する指針

1 食生活指針

- 2000年に，農林水産省，厚生省，文部省が共同でまとめたのが，日本人の「食生活指針」である．生活習慣病の予防，食料自給率の向上の両者を目的とし，国民一人ひとりが自ら食生活改善に取り組むための具体的な食生活の目標を示したもので，10項目よりなる.
- 2016年に「食生活指針」が改訂され，「適度な運動とバランスのよい食事で，適正体重の維持を」の項目が7番目から3番目と上位に変更され，若年女性のやせ，高齢者の低栄養についての注意喚起が追記された．また，脂肪については"質"と"量"が明記され，動物，植物，魚由来の脂肪の質への配慮が示された.
- 2021年には，妊娠前からの食生活の重要性を明確にし，妊娠前から適切な食習慣を形成することをめざして，名称を「妊娠前からはじめる妊産婦のための食生活指針（10項目）」に変更された.

2 運動指針

- 厚生労働省では，健康日本21（第三次）における身体活動・運動分野の取組の推進に資するよう，「健康づくりのための身体活動基準2013」を改訂し，「健康づくりのための身体活動・運動ガイド2023」を策定した.
- 「健康日本21（第二次）最終評価」において，身体活動・運動分野の指標である「日常生活における歩数」，「運動習慣者の割合」のいずれについても，横ばいから減少傾向であり，その要因として，機械化・自動化の進展や移動手段の発達等，生活環境の変化による労働場面，家庭場面，移動場面における歩行機会の減少や，運動を実施するための啓発あるいは環境整備に向けた働きかけが不十分であったことなどが挙げられた.
- こうした状況をふまえ，新ガイドでは，ライフステージごと（成人，こども，高齢者）に身体活動・運動に関する推奨事項をまとめている．取組を進める上では，座りすぎを避け，今よりも少しでも多く身体を動かすことが基本であることが示されており，また個人差（健康状態，体力レベルや身体機能等）を踏まえ，強度や量を調整し，可能なものから取り組むためのツールとなっている.

3 休養指針

- 1994年，厚生省は「健康づくりのための休養指針」を発表した．この指針は，日常生活において栄養，運動とともに，休養を

適切に取り入れた生活習慣を確立することが健康づくりには重要であるという考えから，休養についての周知・啓発を目的に作成された．

- 休養指針は，①生活にリズムを，②ゆとりの時間でみのりある休養を，③生活の中にオアシスを，④出会いときずなで豊かな人生を，の4項目から構成されている．

- 指針の策定に当たって，健康づくりのための休養の考え方として，"休養には「休む」ことと「養う」ことの2つの機能が含まれている"．「休」の要素は主として，労働や活動などによって生じた心身の疲労を安静や睡眠などで解消することにより，疲労からの回復を図り，本来の活力をもった状態に戻し，健康の保持を図ろうとするものである．これに対し「養」の要素は，主体的に自らの身体的，精神的，社会的な機能を高めることにより，健康増進を図っていくものである．個人の健康状態や環境に応じて，「休」と「養」の要素を上手に組み合わせることによって効果的な休養となるとしている．

- さらに厚生労働省は，健康日本21（第三次）において，健康づくりに寄与する睡眠の特徴を国民にわかりやすく伝え，より多くの国民が良い睡眠を習慣的に維持するために必要な生活習慣を身につける手立てとなることをめざし，2023年に「健康づくりのための睡眠ガイド」を策定した．このガイドは，適正な睡眠時間と睡眠休養感の確保に向けた推奨事項を，ライフステージごと（成人，こども，高齢者）にとりまとめたものである．

健康な食生活管理に活用する知識

1 食品表示法

- 栄養教育において，学習者が食品表示を理解できることは，目的に応じた食品を選択し，安全に食べるために必要な事項となる．2015年，食品を摂取する際の安全性および一般消費者の自主性かつ合理的な食品選択の機会を確保するため，食品表示法が施行された．

- この法律は，健康増進法（栄養の改善その他の国民の健康の増進を図ることが目的），食品衛生法（飲食に起因する衛生上の危害発生を防止することが目的），農林物資の規格化および品質の適正化に関する法律の食品の表示に関する規定を包括的かつ一元的な制度に統合したもので，消費者庁が担当している．法律の目的が統一されたことにより，整合性のとれたルールの策定が可能となり，消費者，事業者の双方にとってわかりやすい表示を実現することができる．

- 消費者庁が担当する法律には，このほかに，JAS法（原材料や原産地など品質に関する適正な表示により消費者の選択に資することが目的），米トレーサビリティ法（米穀等の適正かつ円滑な流通を確保するとともに産地情報を伝達することが目的）がある．

2 食品表示基準

- 食品表示は，食品の安全性の確保や取引の公正，人々の栄養の改善・健康の増進等を

トレーサビリティ ▶ 物品が消費者に供給されるまでの生産流通履歴情報の追跡が可能な状態．

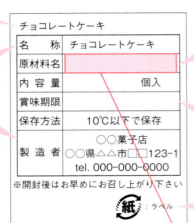

図1-5 加工食品の食品表示の例
（消費者庁：新しい食品表示制度〈リーフレット〉，2015より作成）

図る目的で食品に表示される．食品表示の内容には，名称，原材料名，内容量，賞味期限（おいしく食べることができる期限）または消費期限（期限を過ぎたら食べないほうがよい期限），保存方法，製造者（氏名および所在地）を示す．

- 食品表示法では，原材料名の表示欄に，食品に使用したすべての原材料と**添加物**を区別して表示するよう定めている．添加物は，食品の製造の過程においてまたは食品の加工もしくは保存の目的で，食品に添加，混和，浸潤その他の方法によって使用されるものである．具体的には食品に甘みを与える，色調を調整する，保存性を向上させるなどの目的で使われる．
- また，特定の**アレルギー**体質をもつ消費者の健康危害を防止する観点から，過去の健康危害等の程度，頻度を考慮し，容器包装された加工食品への特定原料を使用した旨の表示を義務づけている．
- 必ず表示される**特定原材料8品目**（えび，かに，くるみ，小麦，そば，卵，乳，落花生）と**表示が勧められている（特定原材料に準ずる）もの20品目**（アーモンド，あわび，いか，いくら，オレンジ，カシューナッツ，キウイフルーツ，牛肉，ごま，さけ，さば，大豆，鶏肉，バナナ，豚肉，まつたけ，もも，やまいも，りんご，ゼラチン）がある．
- 原材料ごとにアレルゲンを個別表示することが原則で，原材料ごとに（…含む）と表示される．
- 加工食品の場合の食品表示の例を示した（図1-5）．

健康な食生活管理に活用する知識　119

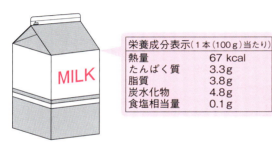

図 1-6　栄養成分表示の例
(消費者庁：食品表示法に基づく栄養成分表示のためのガイドラインより)

3　栄養成分表示のためのガイドライン

- 食品表示法第4条により，消費者が食品を安全に摂取し，選択するために必要とされる販売の用に供する食品について，**栄養成分表示のためのガイドライン**が設けられ，一般用加工食品の栄養成分表示が義務化されている．市販食品の容器包装の見やすい場所に**熱量（エネルギー），たんぱく質，脂質，炭水化物，ナトリウム（食塩相当量に換算して表示）**の5項目（必須）の栄養成分，および，任意表示である表示をしたい栄養成分の表示が規定されている（図1-6）．
- ただし，食品の表示可能面積が小さいもの，酒類，栄養の供給源としての寄与の程度が小さいもの，きわめて短期間で原材料が変更されるもの，小規模事業者が販売するものには，表示の省略が認められているため，栄養教育の際には注意喚起が必要となる（ただし，保存方法，消費期限または賞味期限，アレルゲン，L-フェニルアラニン化合物を含む旨については省略不可）．
- 栄養成分表示は，学習者が1日または1食

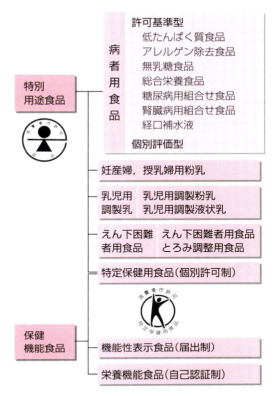

図 1-7　特別用途食品と保健機能食品の分類図

における栄養素の過剰や不足を考慮して，市販食品の摂取の選び方，食べ方を考えるための有効な情報となることから，購入時に「見る」習慣をもつことが望ましい．

4　特別用途食品

- **特別用途食品**（図1-7）とは，乳児，幼児，妊産婦，病者などの発育，健康の保持・回復などに適するという特別の用途について表示することを許可された食品をいう．特別用途食品として食品を販売するには，その表示について国の許可を受ける必要がある．
- 特別用途食品には，病者用食品，妊産婦・

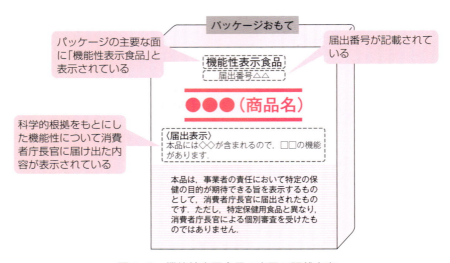

図 1-8　機能性表示食品の表示の記載内容
（消費者庁：機能性食品って何？より作成）

授乳婦用粉乳，乳児用調製乳，えん下困難者用食品がある．表示の許可に当たっては，許可基準があるものについてはその適合性を審査し，許可基準のないものについては個別に評価を行っている．

5 保健機能食品（図 1-7）

- **特定保健用食品（トクホ）**は，身体の生理学的機能や生物学的活動に影響を与える保健機能成分を含み，食生活において特定の保健の目的で摂取をするものに対し，その摂取により当該保健の目的が期待できる旨の表示をする食品である．食品を特定保健用食品として販売するには，生理的機能や特定の保健機能を示す表示について個別に有効性や安全性等に関する国の審査を受け，消費者庁長官の許可（承認）を得なければならない．
- **機能性表示食品**は，特定保健用食品とは異なり，国が安全性と機能性の審査を行わず，事業者の責任において，科学的根拠に基づいた機能性を表示した食品である．特定の保健の目的が期待できる旨（たとえば「おなかの調子を整えます」，「脂肪の吸収をおだやかにします」などという食品の機能性）を表示することができる．疾病に罹患していない者（未成年者，妊産婦，妊娠を計画している者を含む，授乳婦を除く）を対象にした食品であり，生鮮食品を含め，すべての食品が対象となる．安全性および機能性の根拠は，最終製品を用いた臨床試験，最終製品または機能性関与成分に関する研究レビューのいずれかによって評価される．事業者は，根拠に関する情報，健康被害の情報収集体制など必要な事項を商品の販売日の 60 日前に消費者庁長官に届け出る．届け出られた情報は，消費者庁のウェブサイトで公開される（図 1-8）．
- **栄養機能食品**は，身体の健全な成長，発

栄養機能食品 ▶ 次のような表示をすることは禁止されている．①機能表示が認められていない成分の機能の表示，②特定保健用食品で許可されている「お腹の調子を整える」など特定の保健の目的に役立つ旨の表示．③医薬品と誤認されるような疾病の診断，治療，予防などに関係する表現．

達，健康の維持に必要な栄養成分（ミネラル，ビタミンなど）の補給・補完を目的としたもので，高齢化や食生活の乱れなどにより，通常の食生活を行うことがむずかしく，1日に必要な栄養成分を摂取できない場合などに，食事の補助として摂取する食品である．国が定めた規格基準に適合すれば，国などへの許可申請や届出の必要はなく製造・販売することができる．

6 外食料理栄養成分表示

- **外食料理栄養成分表示**は，飲食店や弁当・惣菜店で，商品（料理）の1人前または100g当たりのエネルギーや食塩，脂質などの栄養成分量を表示したものである．
- 近年，外食・中食の依存度が高くなってきており，昼食に外食・給食・調理済み食を食べる者は42％となっている（平成29年国民健康・栄養調査）．
- 厚生労働省では，「健康寿命をのばしましょう」をスローガンにした国民運動「**スマート・ライフ・プロジェクト（Smart Life Project）**」を進めており，自治体や企業による外食料理栄養成分表示の推進の効果をより大きなものとするため，健康増進のための効果的な食品開発と表示活用について積極的に取り組む団体を表彰している．また2022年からは，「健康的で持続可能な食環境づくりのための戦略的イニシアチブ」において，事業者が消費者の健康関心度等に応じた情報提供を行う取り組みを推進している．

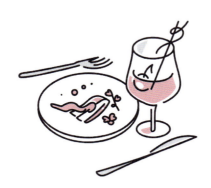

スマート・ライフ・プロジェクト▶運動，食生活，禁煙の3分野での具体的目標と健診・検診の受診（2014年～）を健康寿命を伸ばすためのアクションとして掲げ，プロジェクトに参画する企業・団体・自治体と協力・連携しながら推進している．

2 ライフステージ・ライフスタイルからみた栄養教育の実際

多様な場（セッティング）におけるライフステージ別の栄養教育の展開

1 ライフステージにおけるおもな栄養教育の場と特徴

- 栄養教育は行政，学校，医療，福祉など多様な場（セッティング）において実施される．ライフステージによってどの場において実施されるかが異なる．各ライフステージの対象者の特徴を理解するとともに，どのような場において展開されるかを踏まえたうえで栄養教育のプランニングを行うことが重要である．

■妊娠期・授乳期

- 妊娠初期から授乳終了に至るまでのおもな栄養教育の場として，妊娠・出産にかかわる医療機関および市町村の保健センターがあげられる．妊産婦は医療機関において健診を受け，経過観察しながら，適切な時期に医療機関または市町村の保健センターにおいて実施されている栄養教育を受ける．
- 医療機関および市町村の保健センターにおいては，妊婦やそのパートナーを対象に集団栄養教育を行っていることが多い．いずれの場においても妊娠期に必要な栄養に関する教室，食生活以外も含む妊娠中の生活全般に関する情報提供を行う教室や，家族全体に対して子どもが誕生した後まで想定した教室などの集団教育が一般的である．
- ハイリスク妊婦に対しては，より細やかな栄養管理が必要であるため，個別で管理栄養士による栄養教育や相談，経過観察が行われることもある．

■乳幼児期

- 乳幼児期のうち生後すぐから集団生活に入るまでのおもな栄養教育の場として，行政，医療，地域があげられる．生後すぐの新生児訪問に始まり，1カ月児健康診査，3～4カ月児健康診査，1歳半健康診査，3歳児健康診査などは多くの母子にかかわる個別および集団の栄養教育を行う場である．乳幼児特定診査，乳幼児健診では，集団栄養教育としては情報提供にとどまるが，個別面談で栄養面の課題を把握して管理栄養士がフォローを行うこともある．
- また，医療機関を訪れる機会も多いため，栄養相談の機会となり得る．離乳食開始後は子どもにとっては家庭が最初の栄養教育の場である．不安を抱える保護者への支援として地域で行われる離乳食講座や子育て

支援センターでの教室などもある.

- 子どもが集団生活に入った後は保育所・認定こども園・幼稚園もおもな栄養教育の場となる. 保護者の関心も高い時期であるため比較的家庭へも働きかけやすいのが特徴である.

■学童期・思春期

- 学童期・思春期のおもな栄養教育の場は小学校, 中学校, 高等学校などの教育機関である. 子どもたちが一日のうち多くの時間を過ごす場であり, 食生活だけでなく生活習慣形成に大きくかかわる.
- 学校教育においては, 学習指導要領に「食に関する指導」の実施が位置づけられており, 多様な教科と関連した学習, 給食指導および個別相談を通じて学校全体で取り組むこととなっている. とくに小学校, 中学校においては, 生きた教材といわれる学校給食が実施されていることが多く, 栄養バランスのとれた食事の献立や給食を実際に食べることを通じて教育ができることも特徴である.
- そのほか, 家庭, スポーツなどの課外活動なども栄養教育の場となるが, 年齢が上がるにつれて家庭での栄養教育は少なくなる傾向にあり, 家庭外での場の重要性が高まる. 一方で, 思春期以降は食生活に対して意識が低くなりやすいため, 関心にかかわらず学校などの教育カリキュラムとして全員に行えることが特徴である.

■成人期

- 成人期は20～64歳と幅広い年代を含み, さまざまなライフイベントを経験する. そ

のため個々のライフスタイルによっておもな栄養教育の場は異なる.

- 比較的若い年代に多い就学者は, 大学などの教育機関がおもな場である. 健康に関する啓発活動の一環として, 食育イベントなどの集団栄養教育や学内食堂などでの食環境整備を通じた取り組みの実施が可能である.
- 就業者については, 職域での産業栄養での集団または個別の栄養教育, 食堂がある場合は昼食を通じた食環境整備による働きかけも可能である. 未就業者については, 地域における栄養教育での参加が一般的であり, 介護予防, 男性向け, ボランティア育成など, さまざまなテーマでの講座が提供されている. 40歳代以降になると, 特定健康診査・特定保健指導の対象となるため, 個別栄養教育の場が増える.
- ほかには, 子育てや介護などを通じて栄養教育を受ける機会も考えられる. たとえば, 子どもを養育する保護者として, 家族の通院への付き添いなどがある. 他者の食生活支援を通じて自身の食生活を振り返り, 食生活改善の機会となることもある.

■高齢期

- 65歳以上の高齢期では, 60歳代では成人期に続き就業者も多いため, 就労状況によって職域または地域がおもな場となる.
- 退職を経て, 徐々に地域での栄養教育の割合が高くなることが特徴である. 地域では行政または町内会などのコミュニティレベルで介護予防や低栄養予防をテーマとした集団栄養教育が行われている. 健康な高齢者が自主的に活動する例もみられるが, 地

域とのつながりがない場合は参加に消極的になりやすい．高齢期になってからの生活を見据えて，早期から地域とのかかわりが持てるよう工夫が必要である．
- また，高齢期では何らかの医療機関にかかっていることも多い．医療機関において高齢者向けの健康教室や栄養相談も特徴的な場といえる．
- 後期高齢者になると福祉施設に入居する人の割合が増加する．入居者は介護保険制度のもと栄養ケアを受ける形で食生活支援，栄養管理を受けることになる．

2 栄養教育の場としてのオンラインの活用

- インターネットやオンラインツール，モバイルデバイスの発達により，若い世代に限らず，子どもから高齢者まで多くの人がインターネット情報および動画や双方向でのコミュニケーションによる栄養教育の機会が増加している．
- 栄養教育の場が拡大される一方，情報の質の担保は不可欠である．栄養教育の場としてのオンラインを活用し，管理栄養士が正しい知識を発信し，有効利用できるよう取り組むことが必要である．

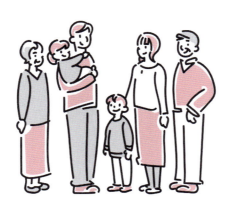

妊娠期・授乳期の栄養教育

1 妊娠期・授乳期の 栄養教育の特性と留意事項

- 妊娠・出産・産褥・授乳は，女性の身体にとって生理学的側面や社会・心理学的側面において急激な変化をもたらす．また，ライフスタイルは多様化しているため，個々の状況に応じた栄養教育が望まれる．
- この時期は，自分自身や子どもの食生活に関心が高まる時期であるため，食生活の自己管理スキルを向上させることができるよい教育機会となる．

■特性

- 出産年齢は 10 ～ 50 歳代と幅広い．30 ～ 34 歳，25 ～ 29 歳，35 ～ 39 歳，20 ～ 24 歳，40 ～ 44 歳，19 歳以下，45 歳以上の順で出産率が高い．また，45 歳以上の出産率は微増している（人口動態統計，2022 年）．
- ダイエット志向の高まりやボディイメージ

（⇒ p.161 参照）に対する執着などにより妊娠期に過度の体重制限を行い，胎児に十分な栄養を供給することができない場合は，低出生体重児の出産リスクが高くなる．
- 全出生数に対する低出生体重児（2,500 g 未満出生数）の割合は 9.4 ％である（人口動態統計，2021 年）．過去 15 年間，ほぼ横ばいである．日本は先進国の中でも，低出生体重児の割合が高い状況にある．低出生体重児の増加の要因としては，医学の進歩（早期産児の割合の増加），多胎児妊娠，妊娠前の母親のやせ，妊娠中の体重増加抑制，喫煙などの因子が報告されている．
- 低出生体重児は正常児に比べ，出産後に発育発達不全などさまざまなリスクの発生率や死亡率が著しく高い．また，成人後に生活習慣病の発症リスクが高いことが報告されている（DOHaD）．
- 一方，妊娠期間中の過剰な体重増加は妊娠高血圧症候群の発症リスクを高める要因となる．したがって，妊娠前から妊娠期間中に適切な体重管理ができるような健康・栄養教育が必要である（表 2-1）．

表 2-1　妊娠期の体格区分別推奨体重増加量

妊娠前体格**	BMI kg/m²	体重増加量指導の目安
低体重	＜ 18.5	12 ～ 15 kg
普通体重	18.5 ≦～＜ 25	10 ～ 13 kg
肥満（1 度）	25 ≦～＜ 30	7 ～ 10 kg
肥満（2 度以上）	30 ≦	個別対応（上限 5 kg までが目安）

*「増加量を厳格に指導する根拠は必ずしも十分ではないと認識し，個人差を考慮したゆるやかな指導を心がける」産婦人科診療ガイドライン産科編 2020 CQ010 より
** 体格分類は日本肥満学会の肥満度分類に準じた．
（日本産科婦人科学会：妊娠中の体重増加指導の目安について．日産婦誌 2021；73（6）：642 より）

DOHaD ▶ Developmental Origins of Health and Disease の略．受精時や胎生期から乳幼児期にかけての発達過程における望ましくない環境因子が，成人期以降の慢性疾患発症リスクに影響を与えるという概念である．たとえば，妊娠母体が低栄養にさらされることによって，子が成長後に生活習慣病を合併しやすくなることが知られている．

■留意事項

- 安心で安全な妊娠・出産のためには，適切な体重管理，栄養・食生活管理，生活習慣の実践が重要である．妊娠期に留意すべき栄養素や嗜好品などを**表2-2**に示す．
- 妊娠期には，「妊娠前からはじめる妊産婦のための食生活指針～妊娠前から，健康なからだづくりを～」（厚生労働省，2021年）（**表2-3**）と1日に何をどれだけ食べればよいかを視覚的に示した「妊産婦のための

食事バランスガイド」（厚生労働省，2006年）（**図2-1**）を栄養教育の場で活用していく．

- 授乳期は，出産・分娩後による母体の負担が大きく，母体の身体的変化からの回復と母乳分泌にともなう栄養素の必要量の増加を補う必要がある．また，育児ストレスの軽減や産後うつ予防のために，心身やライフスタイルの変化に対応した個々人の状況に応じた支援が必要である．

表2-2 妊娠期に過剰摂取や摂取不足に注意したい栄養素や嗜好品など

栄養素や嗜好品など	過剰摂取による影響と指導ポイント
ビタミンA	・催奇形性のリスク↑ ・レチノール含有のサプリメントやビタミンA剤（医薬品）の服用により過剰摂取の可能性あり（とくに妊娠3カ月まで）
メチル水銀	・聴力↓（社会生活上は問題ない程度） ・水銀濃度の高い魚介類（キンメダイ，メガジキ，クロマグロ，メバチマグロなど）を偏って多量に食べないこと ・魚介類の摂取を妨げることのないような指導が必要
高カフェイン飲料	・胎児の発育遅延，低出生体重，早産，または死産のリスク↑ ・コーヒーや紅茶，緑茶以外に，栄養ドリンクやエナジードリンクにも高含有のものがあり注意が必要
アルコール飲料	・胎児性アルコール症候群（低体重・顔面を中心とする奇形・脳障害など）を引き起こすリスク↑ ・妊娠期（授乳期も）禁酒推奨
喫煙（受動喫煙）	・早期破水・胎盤異常・早産・胎児の発育遅延，低出生体重のリスク↑ ・出生後に，乳児突然死症候群を引き起こす可能性あり ・本人とその家族への禁煙指導が必要
栄養素	**摂取不足による影響と指導ポイント**
葉酸	・妊娠初期の不足は胎児の神経管閉鎖障害の発症リスク↑ ・妊娠1カ月以上前から3カ月までの期間の積極的摂取を促す ・サプリメントの使用を推奨
ビタミンK	・新生児・乳児ビタミンK欠乏性出血症〔頭蓋内出血や消化管出血（新生児メレナ）〕のリスク↑ ・新生児に対するビタミンK経口投与が推奨
鉄	・母体の鉄欠乏性貧血のリスク↑ ・妊娠中，鉄需要は増加していくため，初期に対して中期・後期では，推定平均必要量の付加量も4倍に増加

表 2-3　妊娠前からはじめる妊産婦のための食生活指針

・妊娠前から，バランスのよい食事をしっかりとりましょう
・「主食」を中心に，エネルギーをしっかりと
・不足しがちなビタミン・ミネラルを，「副菜」でたっぷりと
・「主菜」を組み合わせてたんぱく質を十分に
・乳製品，緑黄色野菜，豆類，小魚などでカルシウムを十分に
・妊娠中の体重増加は，お母さんと赤ちゃんにとって望ましい量に
・母乳育児も，バランスのよい食生活のなかで
・無理なくからだを動かしましょう
・たばことお酒の害から赤ちゃんを守りましょう
・お母さんと赤ちゃんのからだと心のゆとりは，周囲のあたたかいサポートから

（厚生労働省，2021 年）

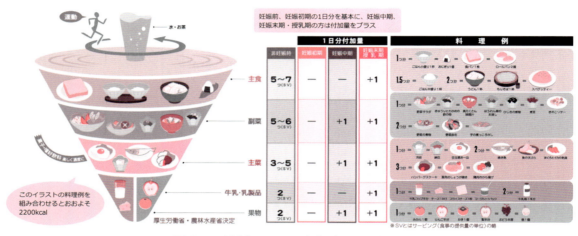

図 2-1　妊産婦のための食事バランスガイド

（厚生労働省：妊産婦のための食事バランスガイド，2006 をもとに作成）

- **産後うつに対する支援**：核家族化が進んでいる今日において，慣れない育児は母親の心身の疲労や育児の孤立化，ひいては産後うつを招きやすい．産後うつ防止のためには，父親や家族などによる支援や彼らへの情報提供が必要である．また，相談できる場所（子育て世代包括支援センターなど）の紹介や仲間づくり，産後ケア事業などの母子保健事業等を活用し支援を行う．
- 「授乳に対して困ったことがあるか」の問いに対して，0〜2 歳児の保護者の 77.8％ が「ある」と答えており，その内訳をみると「母乳が足りているかどうかわからない（40.7％）」，「母乳が不足（20.4％）」，「授乳が負担・大変（20.0％）」が上位を占めた（平成 27 年乳幼児栄養調査）．このように授乳に不安をもつ保護者は多く，教材として「授乳・離乳の支援ガイド（2019 年改訂版）」（厚生労働省）や「母乳育児成功のための 10 カ条」（WHO/UNICEF）などが活用できる．
- 「授乳・離乳の支援ガイド（2019 年改訂

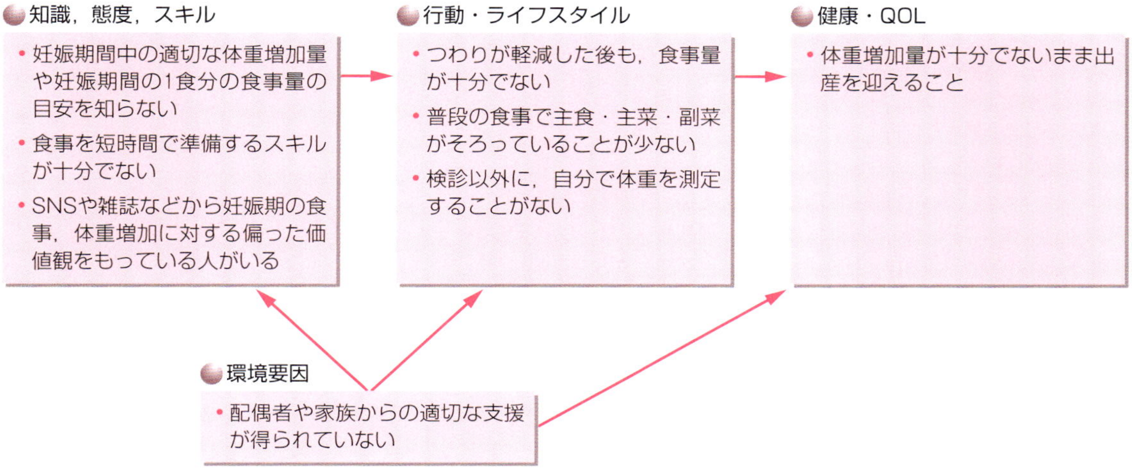

知識，態度，スキル

- 妊娠期間中の適切な体重増加量や妊娠期間の1食分の食事量の目安を知らない
- 食事を短時間で準備するスキルが十分でない
- SNSや雑誌などから妊娠期の食事，体重増加に対する偏った価値観をもっている人がいる

行動・ライフスタイル

- つわりが軽減した後も，食事量が十分でない
- 普段の食事で主食・主菜・副菜がそろっていることが少ない
- 検診以外に，自分で体重を測定することがない

健康・QOL

- 体重増加量が十分でないまま出産を迎えること

環境要因

- 配偶者や家族からの適切な支援が得られていない

図 2-2　栄養教育立案のためのアセスメント

版）」では，母乳育児によるアレルギー疾患の予防効果がないことや，母乳と粉ミルクを併用する混合栄養でも母乳のみでも肥満のリスクに差はないことなどが明記された．母乳栄養にとらわれない，保護者に安心感を与えるような適切な支援が必要とされる．

- **母親等と子どもとのスキンシップの促進**：自尊感情，または自己肯定感の育みには母親等と子との愛着形成（アタッチメント）が重要であるといわれている．したがって，授乳は栄養法（母乳，混合栄養，育児用ミルク）にかかわらず，母親等は子どもと目と目を合わせて，やさしく声をかけるなど，子どもとのスキンシップをはかることが重要である．

- 母乳不足や母親が服薬中で授乳ができないときなど，母乳継続が困難な場合には，粉ミルク（乳児用調製粉乳）や**乳児用液体ミルク**（乳児用調製液状乳）を使用することができる．使用時には，商品の表示や説明書を確認することが大切で，初回時は少量ずつ与えて様子をみながら与え，その後は，乳児の個人差やリズムに合わせてミルクの量や回数を調整する必要がある．

2 妊娠期・授乳期の栄養教育のためのアセスメント

- 妊娠・授乳期のアセスメントは，妊婦検診の結果から基本的な情報を収集できる．それ以外にも，家族関係，居住地域の状況，社会的なつながりなども含め，必要に応じて総合的にアセスメントを行う（**図 2-2**）．

■基本属性

- 年齢，妊娠週数，家族構成，就業状況，子どもの年齢など．

■身体状況および健康状況

- 体重（妊娠前から現在にかけての体重変動）．

乳児用液体ミルク ▶ わが国では，国内で製造・販売するための安全基準や表示許可基準が2018年に定められ，2019年より特別用途食品として国内メーカーの商品の販売が始まった．特徴は，調乳の手間がないこと，栄養組成が調乳後の粉ミルクと同じであること，滅菌済で衛生的であることである．注意点として，保存にあたっては高温下におかないこと，期限切れや破損がないかを確認すること，開封したらすぐに使用し，飲み残しは使用しないことがある．外出時や，災害時の備蓄など，調乳が困難な環境での母乳の代替品としての活用が期待されている．

表2-4　妊婦（初期〜中期）と配偶者に対する栄養教育の目標設定例

■対象者：妊婦（初期〜中期）と配偶者
■対象者の問題点の状況：妊娠期の食事や体重管理
■設定目標の種類と内容

学習目標	●妊娠期間の適切な体重増加量を知る ●妊産期間の1食分の食事量を理解する ●自分に合った方法で妊娠期間中の適切な食事を準備できるようになる
行動目標	●毎週決まった曜日に自宅で体重をはかる ●主食・主菜・副菜のそろった食事を1日3回とる
環境目標	●可能な範囲で配偶者や家族から支援を受ける
結果目標	●適切に体重が増加した状態で出産をむかえる

● 血圧，尿たんぱく，血糖，ヘモグロビンなど．
● 妊娠後の経過（つわりの有無・程度，浮腫など）．
● 母乳育児の経過．

■生活状況

● 生活習慣（身体活動レベル，睡眠，本人および同居者の喫煙など）．
● 食習慣（食事をする時刻，食物摂取状況，食事回数，食嗜好，サプリメントの使用状況など）．

■知識，態度，価値観

● 食事に関する知識，態度，調理のスキル，やせ願望など．

■ソーシャルサポート

● 家族が近隣に住んでいて支援が得られるか，同僚，ママ友などのサポート．

■その他

● 出産や育児に関するストレスや心配事．

3 妊娠期・授乳期の栄養教育プランニング

1 問題行動の抽出・要因分析

● 妊娠期間中において適切な体重管理が行えるようにするためのプログラムを企画する．

2 目標の設定（表2-4）

● 学習目標は，妊娠期間の適切な体重増加量を知る，妊娠期間の1食分の食事量を理解する，自分に合った方法で妊娠期間中の適切な食事を準備できるようになることとした（表2-4）．メディアなどの影響による偏った知識ややせ願望，多すぎる食に関する情報を取捨選択できずに悩んでいる者もいるため，配慮が必要である．

● 行動目標には，毎週決まった曜日に自宅で体重をはかる，主食・主菜・副菜のそろった食事を1日3回とることを設定した．行動目標の設定にあたっては，母親の体調や就業状況などに加え，家族構成，ソーシャルサポートの有無，経済状況なども考慮し

妊娠期・授乳期の栄養教育　131

表2-5　プレママ・パパ教室（全2回）

プログラム名：すこやかママをめざそう

■**対象**：妊婦（初期〜中期）と配偶者
■**目標**：栄養バランスのとれた食事を実践する方法を学び，妊娠期間中の適切な体重管理を行う．
■**開催場所**：保健センター
■**開催回数**：2回

回	テーマ	内容	スタッフ
1	体重管理と食事管理を知ろう ——何をどれだけ食べたらいいの？	・妊娠期間中の適切な体重管理について学ぶ ・妊産期間の1食分の食事量について学ぶ ・コンビニエンスストアやスーパーマーケットで販売されている惣菜などを活用して，自分に合った方法で妊娠期間中の適切な食事を準備する方法を学ぶ	行政栄養士（管理栄養士）
2	栄養バランスのとれた1食分をつくってみよう ——食事バランスガイドを活用して	・調理実習を通して妊産婦のための食事バランスガイドを活用した1食分の食事を作成し，栄養バランスのとれた献立を作成できるスキルの習得をめざす	行政栄養士（管理栄養士）

て検討することが重要である．

③ 栄養教育プログラムの概要の計画

● 妊産婦のための栄養教育は，おもに病院や市町村の保健センターなどで実施されることが多い．この時期は，母親としての意識の高まりから，食生活への関心が強くなっており，行動の準備性が高い者も多い．はじめに，妊娠期の食生活について，基本的な知識を習得し，その後，適宜市販の惣菜などを活用し，栄養バランスのとれた食事を準備できるようになることをねらいとしている．

● 妊娠をきっかけに，夫婦で健康な食生活について考える機会にしたい．できるだけ夫婦で参加しやすいように，週末に開催する全2回の栄養教育プログラムを計画した（**表2-5**）．

④ 栄養教育案の作成

● 参加者が興味をもちやすく，食生活改善の意欲を高められるような内容にする．そのためには，「これならできそう」という気持ちを，参加者から引き出す必要がある（**表2-6**）．

⑤ 教材・教育方法の選択，学習形態の選定，スタッフの選定

● 調理実習やバイキング形式で食事を選択する体験的な学習形態も有効となる．グループ学習により，参加者同士で感想や意見を共有することで，安心感や新たな気づきにつながることも多い．

● スタッフは，管理栄養士以外にも，医師，助産師，臨床心理士・公認心理師などが考えられる．プログラムのねらい，実施回数，予算，マンパワーなどを考慮してス

132　　実践応用編　2章　ライフステージ・ライフスタイルからみた栄養教育の実際

表2-6　プレママ・パパ教室の栄養教育案

テーマ：「体重管理と食事管理を知ろう──何をどれだけ食べたらいいの？」

- ■**対象者**：妊婦（初期〜中期）と配偶者
- ■**目標**：①妊娠期間中の適切な体重増加量を知る
　　　　②妊産期間の1食分の食事量を理解する
　　　　③自分に合った方法で妊娠期間中の適切な食事を準備できるようになる
- ■**時間**：10〜12時（120分）
- ■**スタッフ**：行政栄養士（管理栄養士）
- ■**参加費**：500円（食材費）
- ■**経費**：子育て支援事業など行政の事業費として計上
- ■**栄養教育の概略**

	おもな活動	支援上のポイント	教材・教具
導入 （15分）	●本日のテーマと概要を確認する ●アイスブレイクを通して自己紹介をする	●本日のプログラムの趣旨について説明する ●アイスブレイクを行い，参加者の緊張をほぐし，和やかな雰囲気づくりをする	
展開 （85分）	●適切な体重管理について学ぶ ●非妊時のBMIの計算と体重増加について学ぶ	●非妊時のBMIを計算してもらい，妊娠期間中の望ましい体重増加について説明する	●BMIの計算表・判定表 ●妊娠中の体重増加指導の目安の表
	●妊産婦のための食事バランスガイドや食生活指針について学ぶ	●望ましい妊産婦の食生活について，パンフレットを使って説明する	●パンフレット「妊産婦のための食事バランスガイド」 ●パンフレット「妊娠前からはじめる妊産婦のための食生活指針」
	●バイキング形式で並べられたコンビニエンスストアやスーパーマーケットで購入できる惣菜や食品のなかから，食事バランスを参考に1食分の食品や惣菜を選択する． ●チェックシートを使って，選択した食事の栄養バランスと量について確認する．量は秤で計量する ●妊娠期の1食分の食事を試食する ●試食終了後，作成した1食分の食事の試食の感想をグループで共有する	●妊産婦のための食事バランスガイドを活用して，バイキング形式で並べられた惣菜や食品から，1食分の食事を選択する方法を説明する ●巡回しながら，選択した食事の栄養バランスと量の確認を支援する	●コンビニエンスストアやスーパーマーケットで購入した惣菜や食品 ●栄養バランスと量のチェックシート
まとめ （20分）	●本日の話（適切な体重管理と食事バランスガイド）のまとめを話す ●アンケート（内容に関する理解度，感想，要望など）を記入する	●本日のテーマのまとめを話す ●参加者からの質問を受けつける	●アンケート

タッフを検討する．

4 栄養教育の実施と評価

- 計画に従ってプログラムを実施する．各回の終了時には，経過評価として参加者に理解度や満足度を確認する．これにより，プログラムを客観的に見直し，改善につなげることができる．
- プログラムの評価にあたっては，可能であれば，終了後に参加者を追跡して，学習・行動目標がどの程度達成されているかを確認するとよい．

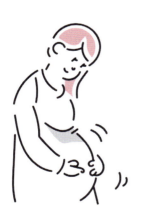

乳幼児期の栄養教育

1 乳幼児期の栄養教育の特性と留意事項

1 乳幼児期の心身の発育・発達と栄養

- 生後1年までを「乳児期」，生後1年から小学校入学以前を「幼児期」という．
- 乳児期は生涯において最も著しい発育期であり，新陳代謝も活発である．幼児期の発育は乳児期に次いで著しく，年齢が低いほど顕著である．乳幼児期の栄養不足は身体の発育のみならず，脳の発育・精神発達にも影響を及ぼす．
- 乳児は標準として，生後5カ月頃までは乳汁栄養，その後，離乳を開始して生後1年半頃には離乳を完了し，幼児食に移行する．この乳児期および幼児期前半において子どもの食の形態は大きく変容し，それに並行して摂食・消化・吸収機能が発達する．乳幼児期における発育発達は生涯の健康の礎となる．乳児期における「子どもと親を結ぶ絆としての食事」が健やかな親子関係の形成，子どもの健やかな成長・発達へとつながっていく．
- 幼児期には，子どもは手づかみ食べから自ら食具を用いて摂食するようになり，食行動の発達がみられ，食習慣の基礎づくりの重要な時期となる（表2-7）．子ども自らが食を楽しみ，「食行動の自立」，「適切な食事リズムから生活リズムの確立」をめざして栄養教育を行う．

134　実践応用編　2章　ライフステージ・ライフスタイルからみた栄養教育の実際

表2-7　食行動の発達（1〜4歳児）

初発年齢※	摂食行動の内容
1歳前半	● 自分でコップを持って飲む ● 30分前後で食べ終わる
1歳後半	● 自分でお椀を持って飲む ● 自分でスプーンを持って食べる ● 自分で食べたがる ● 家族と食べられる
2歳前半	● こぼさないで飲む ● スプーンと茶碗をそれぞれの手に持って食べる ● 食事のあいさつができる
2歳後半	● 自分ひとりでだいたい食べられる
3歳	● 箸を使う ● 箸と茶碗をそれぞれの手に持って食べる
4歳	● こぼさない ● 自分ひとりで食べられる ● よく噛んで食べる

※ 75%の子どもが初めてできた年齢.
（高野　陽ほか：子どもの食と栄養（第5版）. 医歯薬出版, 2013より）

表2-8　母乳栄養の留意点

①乳児の母乳性黄疸の発症
②母乳を介した母体からのウイルス感染
③乳児のビタミンK欠乏性出血症
④母親が服用した薬の成分の母乳への移行
⑤母乳中の環境汚染物質の存在
⑥母親の喫煙とアルコール摂取による乳児への悪影響

② 乳児期の栄養教育

■乳汁栄養期の栄養教育

- **乳汁栄養法**には，母乳栄養・混合栄養・人工栄養があり，母乳栄養は乳児と母親にとって最良のものとなる.
- **母乳栄養**の利点として，以下の点などがあげられる. ①免疫学的感染防御作用がある. ②成分組成が乳児に最適であり，代謝負担が少ない. ③アレルギーを起こしにくい. ④出産後の母体の回復を早める. ⑤母子関係の良好な形成に役立つ. ⑥衛生的・経済的かつ手間がかからない. これらについて出産までに母親教室などで教育しておくとよい.
- **混合栄養**とは，母乳不足や授乳できない場合の母乳の不足分を育児用調製粉乳で補う

栄養法であり，**人工栄養**とは母乳分泌不全，または，母親の疾病などにより母乳を与えられない場合に育児用調製粉乳を与える栄養法である. 母乳栄養ができない場合には，授乳時における母子交流を心がけるよう母親の理解を促すことは欠かせない. 母乳栄養は最適な栄養法であるが，いくつかの留意点（**表2-8**）があるので，栄養教育により対象者となる母親やその家族に理解を促すよう支援する.

- 乳児期・幼児期前半における母子の健康の維持，健やかな親子関係の形成促進のため策定された「**授乳・離乳の支援ガイド**」（2019年に改定）に示される授乳支援の内容を十分に理解し，健やかな子どもの発育が尊重される栄養教育を心がける.
- 「**健やか親子21**」など母乳育児の推進活動により，2015年における乳汁栄養法は母乳栄養が生後1〜4カ月において半数以上となり，過去30年のなかで最も高い値を示した（平成27年度乳幼児栄養調査結果）. さらに，月齢が進んでも母乳栄養の割合が高く，望ましい状況が継続していた.
- 母乳不足の懸念，調製粉乳の摂取過多やミルク嫌いなどの悩みがある場合，専門家（小児科医，保健師，管理栄養士など）へ気軽に相談できるようにしたり，情報交換

健やか親子21 ▶ 2001年に開始された，21世紀の母子保健の取り組みの方向性と目標や指標を示し，関係機関・団体が一体となって取り組む国民運動計画である. 「健やか親子21（第2次）」は2015年度から開始され，「すべての子どもが健やかに育つ社会」をめざしている.

乳幼児期の栄養教育　135

表 2-9　幼児期の栄養・食生活の特徴と栄養教育における留意点

特　徴	栄養教育における留意点
乳児期に比べて消化吸収機能が発達，腸管の免疫機能向上（3歳頃）	● 年齢・個人に応じた食品の種類や量，調理法の適用
身体活動量の増加，脳の基本的構造・機能の形成時期	● バランスのよい食事と個々の身体活動量に応じたエネルギー・栄養素の摂取
感染や食中毒に対する抵抗力が弱い	● 適切な衛生管理と手洗いなどの習慣の確立
体重当たりの水分必要量が多い	● 水分補給の必要性，とくに夏季は発汗量が多い ● 下痢・嘔吐などの症状のある場合は注意が必要
咀嚼力の育成の時期	● よく噛んで食べる習慣をつける（離乳後期〜3歳）
う歯の予防	● 食後の歯磨き習慣，規則正しい食事・間食摂取
自我の発達や食行動の変化	● 遊び食べ，偏食，食欲不振などの問題への対応 ● 過食や少食，偏った食品の摂取による肥満・やせ（学童期以降の健康にも影響を及ぼす）への対策
生活リズム確立の時期	● 年齢および個人の生活習慣を考慮した食事時刻 ● 規則正しい起床・就寝時刻
適切な食事配分の確立	● 朝食：20〜25%，昼食：30%，夕食：25〜30%，間食：10〜20%程度を目安にする
補食として間食が重要	● 1〜2歳頃は午前と午後に各1回，計2回/日（計約100〜150 kcal），3〜5歳は午後1回（150〜200 kcal） ● 家族や友だちとの共食，コミュニケーションの場としての活用

ができるファミリー学級へ参加したりするよう働きかける.

■離乳期の栄養教育

● 離乳は，「授乳・離乳の支援ガイド」に沿って進めていく.

● 離乳期には，乳汁の吸啜から食物の咀嚼・嚥下へと摂食機能が発達する. 食べる食品の量や種類が増加し，献立・調理形態も多様になり，摂食行動は次第に自立していく. その際，乳児の食欲，摂食行動，成長・発達を鑑みるとともに，家庭の食生活にも配慮する. 子どもの成長や発達状況，日々の様子をみながら離乳を進めていくなかで，子どもが生活リズムを身につけ，食

べる楽しさを体験し，自らの「食べる力」を育めるよう支援をしていく.

③ 幼児期の栄養教育

● 幼児期における栄養・食生活の特徴（**表2-9**）を考慮しながら栄養教育を行う.

● 幼児期は生活習慣の基礎を築く時期として重要である. 手洗いや歯磨きなどの衛生習慣，規則正しい起床・就寝時刻，朝食摂取，排便などの生活習慣，偏食回避や適切な食事量・食事バランスの理解などをめざして，保護者と幼児の両者に体験を通じた栄養教育を実施する.

④ 乳幼児期の栄養教育の特徴

- 乳幼児期の栄養教育では，授乳・離乳期から継続して心の安定や食べる意欲につながる豊かな食体験を積み重ねていくよう支援していく．

- 近年，乳幼児の養育者世代の食生活管理には朝食欠食，栄養バランスの欠如など多くの課題が見受けられる．これらの問題に対応するため，「楽しく食べる子どもに〜食から始まる健やかガイド〜」（厚生労働省2004年）では，「食事のリズムがもてる」，「食事を味わって食べる」，「一緒に食べたい人がいる」，「食事づくりや準備にかかわる」，「食生活や健康に主体的にかかわる」といった子どもの姿を目標とし，各期における具体的な「食べる力」の内容が示されている．

- 乳児期の栄養教育では，「安心と安らぎの中で"食べる意欲"の基礎づくり」を目標とし，具体的には，①安心と安らぎのなかで母乳（ミルク）を飲む心地よさを味わう，②いろいろな食べ物を見て，触って，味わって，自分で進んで食べようとする，という「食べる力」を育んでいく．

- 幼児期は，味覚の形成，咀嚼機能の発達が進み，興味や関心の対象が広がっていく時期であり，さまざまな体験による好奇心・探究心の充足が思考力を培っていく．この時期の栄養教育では「食べる意欲を大切に，食の体験をひろげよう」を目標とする．具体的には，①おなかがすくリズムがもてる，②食べたいもの，好きなものが増える，③家族や仲間と一緒に食べる楽しさを味わう，④栽培，収穫，調理を通して食べ物に触れはじめる，⑤食べ物や身体のことを話題にする，という「食べる力」を育みつつ「楽しく食べる子ども」をめざす．幼児期の栄養教育については，「保育所保育指針」，「幼稚園教育要領」および「幼保連携型認定こども園教育・保育要領」（2017年）にも「食育の実践」が盛り込まれている．

- 両親が就業している場合，乳幼児のおもな生活の場は保育所・認定こども園となる．「保育所における食育に関する指針」（厚生労働省，2004年）においては，「現在を最もよく生き，かつ，生涯にわたって健康で質の高い生活を送る基本としての"食を営む力"の育成に向け，その基礎を培うこと」を保育所における食育の目標としている．家庭と保育所・認定こども園での食生活・栄養教育が連動して相互に補完し合うことで，子どもの「食を営む力」が育まれ，子どもの健やかな成長，生涯にわたって健康で質の高い生活の基礎が形成されていくと考えられる．

- また，市町村保健センターでは母子保健サービスが実施されており，健康診査や離乳食教室，育児相談などが実施されており，養育者が安心して子育てができる環境づくりを担っている．

② 食事・生活リズムの形成と栄養教育

- 乳児期においては生後4カ月までは自律授乳により，生理的要求を満たすことを目的に栄養摂取をする．生後5カ月頃から離乳食を開始し，生後9カ月頃には1日3回食

楽しく食べる子どもに〜食から始まる健やかガイド〜 ▶食を通じて，親子や家族とのかかわり，仲間や地域とのかかわりを深め，子どもの健やかな心と身体の発達をねらいとしてとりまとめられた．

の規則性をつけていくとともに，起床・排便・食事摂取・運動（外遊びなど）・休息・入浴・就寝といった「生活リズムの形成」が行われる．幼児期においても引き続き食事のリズムを整えて生活リズムを形成していくことで，学童期以降の「望ましい生活習慣の形成」へとつなげていく．

- 子どもの食事・生活リズムの形成は，養育者の生活リズムや子どもへのかかわり方に委ねられるところが大きい．子どもの生活リズムの基本となる，早寝・早起き，朝食摂取，不規則な間食や夜食摂取をしないなどの重要性を養育者が正しく認識し，子どもとともに乳幼児期より生活リズムの形成ができるようにする．

- 第4次食育推進基本計画（2021年〜）では，家庭における食育の推進に関して，朝食また夕食を家族と一緒に食べる「共食」の回数を増やすこと，朝食を欠食する国民を減らすことが目標に定められている．基本的な方針と関連する主な取り組みには，子どもの基本的な生活習慣の形成のために，「早寝早起き朝ごはん」国民運動等により普及啓発を推進することが記されている．子どもやその家族を取り巻く社会の環境づくりも重要である．

③ 味覚・嗜好の形成と栄養教育

- 味覚とは，「甘味」，「酸味」，「苦味」，「塩味」，「旨味」の5つの味の情報を舌で感知して脳へ伝達することで生じる感覚である．味の情報と過去の経験上の記憶とが照合されて「快」，「不快」が判断され，食嗜好を形成する．

- 乳児期の授乳期間中に味覚器官の形態と機能は完成し，離乳期にはいろいろな食べ物を味わう能力が備わっていると考えられている．食嗜好は食経験の記憶の蓄積に応じて変化するので，幼児期の発達段階で食品素材に対する五感の情報を蓄積することが「おいしい」ものを増やすことにつながる．「家族一緒に食べる食事は楽しい，おいしい」，「自分で収穫した野菜を食べるとおいしい」と感じて食べると，その時の味覚の記憶は好ましいものとなる．脳が基本的に完成する3〜6歳の頃の食体験が味覚の発達に重要であり，この時期にさまざまな食べ物の味を舌にのせる体験を積むことで，食べ物本来のおいしさがわかる能力が獲得され，豊かな味覚の形成につながる．

④ 乳幼児期の栄養教育のためのアセスメント

■ 基本属性

- 年齢・性別，家族構成，養育者の就業状況，通所状況（保育所，幼稚園など）．

■ 身体計測

- 身長・体重・頭囲・胸囲・カウプ指数などの発育状況を計測する．幼児身体発育曲線（母子手帳に記載されている厚生労働省「平成22年乳幼児身体発育調査報告」）を把握しておくと参考になる．

- **疾病の有無**：アレルギー・先天性代謝異常症・既往症・う歯の有無・そのほかの異常の有無．

保育所における食育に関する指針（→ p.136）▶ 保育所での栄養教育に関連して，「保育所における食育の計画づくりガイド〜子どもが『食を営む力』の基礎を培うために〜」（保育所における食育計画研究会，2008年），「保育所における食事の提供ガイドライン」（厚生労働省，2012年）などが出されている．これらを参考にしてそれぞれの対象者にふさわしい栄養教育を実施する必要がある．

■ 生化学的検査

● 栄養摂取不足や疾病罹患が疑われる場合には適宜実施する（血液，尿検査など）.

■ 臨床診査

● **栄養歴**：乳汁栄養法，離乳食の実施または進行状況.

● **食行動・食習慣**：食欲，嗜好，咀嚼機能の発達状況，食具の使い方，食に関する問題点，食事の摂取量・食品の摂取頻度，間食の内容と摂取量，食事状況（共食）.

● **生活リズム**：起床・就寝時刻，午睡の頻度・時間，排便の規則性，外遊びの状況.

● **養育者の態度**：保育の姿勢，食品や栄養素に関する知識・経験，食事づくりへの関心，調理スキルの有無・レベル，食育への関心.

5 乳幼児期の栄養教育プランニング

1 問題行動の抽出・要因分析

■ 授乳期

● 1カ月健診時や3～4カ月健診時の育児相談の機会に，養育者（母親）は授乳状況に対する不安や不定愁訴などを訴える場合がある.

● 母乳栄養の場合には，母乳不足への懸念や夜間授乳に対する母親の肉体的・精神的疲労，混合・人工栄養の場合には，ミルク嫌い，調製粉乳の摂取過多の懸念などがある. 育児相談は個別の栄養教育となるため，栄養カウンセリング法（⇒基礎理論編第3章，p.35参照）に沿って養育者の不安や訴

えを傾聴し共感して，乳児の発育状況，栄養状態，食生活状況を把握しつつ，育児不安が解消できるように的確に問題点を抽出して要因を分析する. また，対象乳児が第1子の場合は，とくに養育者の育児に対する自信獲得が促されるよう支援する.

■ 離乳期

● 離乳食進行の遅れや少食，食物アレルギーについて不安をもつ養育者が多い. 個別の育児相談時には個々の症状や状態についてカウンセリングを行う. また，グループカウンセリングを実施し，問題点について話し合うことで不安や自信喪失感を軽減できる場合もある.

■ 幼児期

● 幼児食においても，食に関する悩みをもつ養育者は少なくない. 平成27年乳幼児栄養調査結果（厚生労働省）では，「食事で困っていることはない」とする回答は2歳児で13％，最多の5歳児でも23％に留まった. 子どもの食事で困っていることは，2歳児では「遊び食い」が42％で最も多く，3～5歳児では「食べるのに時間がかかる」が最多であった. 約3割の保護者が，「偏食をする」ことを困っていることとしてあげていた.

● 4歳児における「偏食をする」を課題とする問題行動の要因分析の例を**図2-3**に示す.

2 目標の設定

● 要因分析により抽出された内容について，学習・行動目標を設定する.

食物アレルギー▶通常，ヒトでは抗原にならない異物（食物）に対しても抗体が反応し，強い抗原・抗体反応を起こす. 抗原性の強い食品として，牛乳，卵，小麦，そば，えび，かになど.

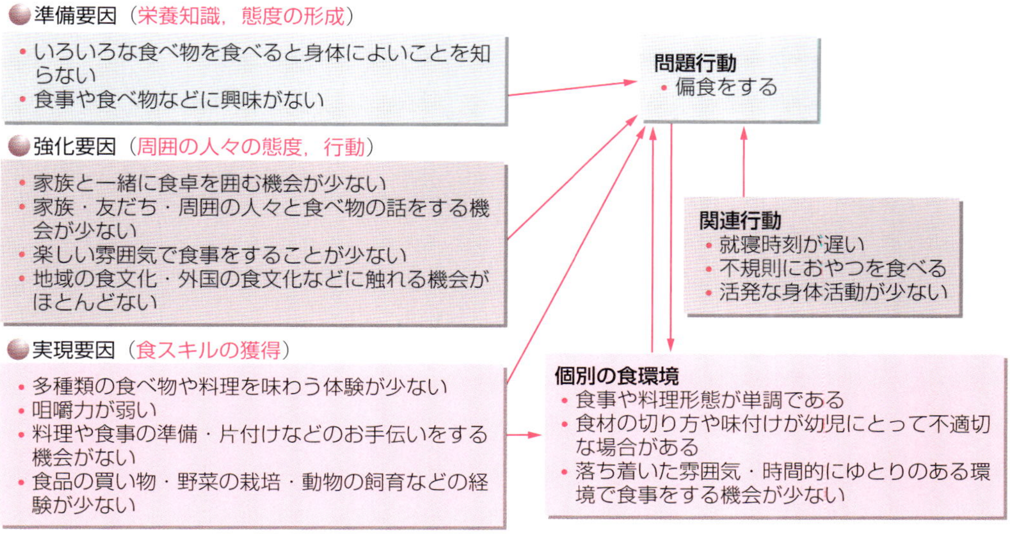

乳幼児期の栄養教育　139

準備要因（栄養知識，態度の形成）
・いろいろな食べ物を食べると身体によいことを知らない
・食事や食べ物などに興味がない

問題行動
・偏食をする

強化要因（周囲の人々の態度，行動）
・家族と一緒に食卓を囲む機会が少ない
・家族・友だち・周囲の人々と食べ物の話をする機会が少ない
・楽しい雰囲気で食事をすることが少ない
・地域の食文化・外国の食文化などに触れる機会がほとんどない

関連行動
・就寝時刻が遅い
・不規則におやつを食べる
・活発な身体活動が少ない

実現要因（食スキルの獲得）
・多種類の食べ物や料理を味わう体験が少ない
・咀嚼力が弱い
・料理や食事の準備・片付けなどのお手伝いをする機会がない
・食品の買い物・野菜の栽培・動物の飼育などの経験が少ない

個別の食環境
・食事や料理形態が単調である
・食材の切り方や味付けが幼児にとって不適切な場合がある
・落ち着いた雰囲気・時間的にゆとりのある環境で食事をする機会が少ない

図 2-3　「偏食をする」の要因分析（4 歳児対象）

● 図 2-3 に示す事例では学習目標として，①食べ物と身体との関係を知る，②野菜に興味をもつ，③食文化に興味をもつ，④共食の楽しさを体験する，などがあげられる．行動目標では，①よく噛んで食べる，②共食の回数を増やす，③食事の準備や片付けにかかわる，などを設定する．

3 栄養教育プログラムの概要の計画

● 4 歳児における「偏食をする」を例に作成したプログラム例（保育所での集団を対象とした実施例）を**表 2-10** に示す．
● 対象者は幼児とその養育者（保護者）であり，家庭と連携をとりながら栄養教育を進めていく．幼児の集団生活での給食やお弁当の摂食の機会は子どもにとっては楽しいと感じることができる時間である．栄養教育の好機ととらえて，食材への興味，食と健康とのかかわり，食にかかわるマナーや衛生についての知識を得たり，経験を積み重ねたりできるように活用する．

● 保育所・幼稚園・認定こども園での食育は，保育年間計画，教育年間計画との整合性を図って作成する必要がある．

4 栄養教育案の作成

● 栄養教育案の作成にあたっては，教育目標，教育展開を考える．その指導内容が幼児の発達段階に適合しているかどうかについても検討が必要である．
● **表 2-11** に栄養教育案の例を示す．

5 教材・教育方法の選択，学習形態の選定，スタッフの選定

● 対象者（幼児）が興味をもち，楽しい雰囲気で学習できる雰囲気づくりが大切である．乳幼児を対象とする場合は，対象者の発達段階に個人差があることを考慮する必要がある．教育媒体（教材）や教育方法は発達段階に適合するように配慮する．

140　実践応用編　2章　ライフステージ・ライフスタイルからみた栄養教育の実際

表2-10　4歳児対象の栄養教育プログラム例「野菜と仲良くなろう」（全12回）

回	いつ	どこで	何を（どんな内容を）	誰が	誰に	どのように	備考
1	4月○日	保育所 集会室	年間栄養教育プログラムの紹介と食の重要性		保護者	リーフレット　質問紙調査	保護者への説明，家庭との連携
2	5月○日	保育所 保育室	野菜に触れよう 野菜はどんな匂い・味			野菜の絵本　給食に提供する野菜 給食	五感で野菜を感じる体験
3	6月○日	保育所 保育室 園庭	野菜のでき方を知ろう① 野菜を植えてみよう （ゴーヤ）			野菜の種（ゴーヤ） 栽培に必要なもの（土，ポット）	植物の生長に興味をもつ
4	7月○日	保育所 保育室	野菜の歌と折り紙 （折り紙はうちわに貼って自宅に持ち帰る）		幼児	野菜の歌の楽譜 折り紙　うちわ	野菜への興味と保護者への働きかけ
5	8月○日	保育所 保育室 園庭	野菜のでき方を知ろう② ゴーヤを収穫して給食で食べよう	管理栄養士・保育士		視覚媒体（ゴーヤの生長記録写真） 給食	植物に感謝し食べ物を味わう味覚の育成
6	9月○日	保育所 保育室	食べ物を3つの仲間に分けてみよう			フードモデル	食べ物と健康の関係を知る
7	10月○日	保育所 集会室	これまでの活動の報告 おやつの話		保護者	映像媒体（パワーポイント） リーフレット	保護者への説明，家庭との連携
8	11月○日		食べ物の3つの仲間分けとフードバスケット			3色のペンダント　椅子	食べ物の話題を楽しむ
9	12月○日	保育所 保育室	「かぼちゃ」について知ろう（冬至とかぼちゃ）		幼児	かぼちゃの絵本 折り紙　台紙（画用紙）	食文化の体験
10	1月○日		食べ物が料理になるまでを知ろう，料理をつくってくれる人に感謝の気持ちを伝えよう			視覚媒体 「ありがとうカード」の台紙 クレパス	食べ物と料理をつくってくれる人に感謝の気持ちをもつ
11	2月○日	調理実習室 保育室	親子で一緒に料理をつくって食べよう ありがとうカード贈呈式		幼児と 保護者	調理用具，食材 リーフレット	調理と会食を通して楽しい経験をする
12	3月○日	保育所 集会室	1年間の活動を振り返って		保護者	リーフレット 質問紙調査	保護者への説明，家庭との連携

- 乳幼児やその養育者に対する学習形態は集団教育よりもグループ学習，個別相談が主である．年齢が低い子どもの養育者を対象とした栄養教育や育児相談では，プレイルームを相談室内に用意して，子どもの行動と対応する養育者の様子をみながら発達状況や養育者の対応状況を把握する．

- スタッフとして管理栄養士・栄養士が実施する場合においても，子どもの発達状況や養育者の心理状態を把握できる小児科医，歯科医，保健師，保育士，幼稚園教諭，保育教諭，臨床心理士などと協力することでプログラムの進行がスムーズにできる場合がある．

乳幼児期の栄養教育　141

表 2-11　4歳児対象の栄養教育案

テーマ：「食べ物が料理になるまで」

■**対象者**：4歳児30名
■**場所**：保育所保育室
■**活動の目的**：調理の過程を学ぶことで調理の大変さを知り，調理者や食に対する感謝の気持ちをもち，食を大切にする習慣を身につけることを目的とする．家族との食事風景を思い浮かべながら「ありがとうカード」を描くことで，食と家族へ感謝する気持ちを育むことが期待される
■**活動のねらい**：いのちの育ちと食…自然の恵みに気づき，つくってくれる人や食べ物への感謝の気持ちをもつ
■**準備物（教材など）**：クイズ用の食材・調理器具の絵（裏面にマグネット），ホワイトボード，クイズ用の3色カード（1人1組），ありがとうカード，クレパス
■**栄養教育の概略**

	おもな活動	支援上のポイント	教材・教具
導入 （25分）	●「食べ物の生産・調理過程」についてのクイズに答える ■牛乳は誰からもらっているでしょう？ ■カレーをつくるときに必要な食べ物は何？ ■ごはんをよそう調理器具を何と呼ぶ？　など	●ホワイトボード，視覚媒体を準備する ●園児をホワイトボードの前に整列させる ●本日の活動内容について説明する ●クイズ用の3色カードを配る ●視覚媒体をホワイトボードに貼りながらクイズを実施する	●ホワイトボード ●クイズ用の3色カード ●視覚媒体（食材・調理器具の絵）
展開 （30分）	●家族との食事風景を思い浮かべながら，感じたことや気づいたことを話し合う ●ありがとうカードに，家族での食事の様子を描く	●5人グループとなるようにテーブル1つに椅子5つを配置する ●後半の活動の説明をする ●ありがとうカードを各1枚配布する ●子どもたちそれぞれの造形活動の様子をみたり発話を聞いたりしながら，家族での食事の様子の楽しさに共感し，共食の楽しみ，つくってくれる人への感謝の気持ちを理解できるように指導する	●ありがとうカード ●クレパス
まとめ （5分）	●食べ物はごはんの時間になると自然に出てくるものではなく，料理をしてくれる人の努力があることを知る ●食べ物そのものと調理者への感謝の念をもつ ●自分ができるお手伝いを積極的にしようと感じる	●まとめの話をする 「みんながいつも食べられるのは，いろいろな食べ物や料理をしてくれる人のおかげだね」と気づかせる	

■**評価**：実施時の対象者の反応，実施後の給食時の料理の材料についての問いかけに対する反応
　　　家庭での会話の聞き取りなど（教育実施者と補助者に対する経過評価）

6 栄養教育の実施と評価

■プログラムの実施法

- 個人指導（育児相談）の場合には，対象児の発達状況や養育者の個人情報に対する配慮が必要である．
- 保育所や幼稚園での栄養教育の実施においては，子どもたちが集団で活動することによりお互いに助け合ったり，刺激を与え合ったりして効果が高まるなどの利点がある．しかし，発達段階・理解度・集中力・食に対する興味の度合い・家庭環境の相違などによって効果が低くなる懸念もある．

■プログラムの評価法

- 栄養教育実施前後のアセスメントの結果や厚生労働省が実施している乳幼児栄養調査や乳幼児身体発育調査の結果などと比較して，影響評価・結果評価を行う．
- 育児相談による個人教育の場合は，行動変容の目標が達成できたかどうかを対象者とともに評価する．
- 集団教育やグループ学習教育の場合は，各回のプログラムの実施者や参観者による経過評価を行う．

■プログラムの修正，実践

- 目標が達成できた場合は，次段階の目標を設定して栄養教育を継続する．評価により改善が認められなかった場合は，プログラム受講者の意見なども聴取し，実施者の考えるプログラムの改善点と合わせて修正し，再度プログラムの実践を行う．

学童期の栄養教育

1 学童期の栄養教育の特性と留意事項

- 学童期は6〜12歳（小学1〜6年）の時期にあたり，学童期は乳幼児期に次いで身体発育が著しい．高学年になると第二次性徴期を迎え，男子は女子よりも遅れて第二次性徴に入るなど，学童期の成長には，性差がみられるのが特徴である．
- 学童期に入ると生活活動範囲も次第に広がり，食習慣を含む生活習慣が不規則になりやすい．食習慣の基礎は学童期に形成され，成人期以降も継続されることから，日々の食生活を通じて「食」に関する知識と「食」を選択する力を体得し，健全な食生活を営む能力を育むことは，生涯にわたる健康な食習慣を築くためにも大変重要である．

2 学童期の栄養教育のためのアセスメント

- 近年，核家族や共働き世帯の増加など世帯構成の変化に加え，食品産業の進展にともなう外食・調理済み食品の利用増大をはじめとする食行動が変化している．家族そろって食べる食卓の減少を招くだけでなく，"食に親しみ，食を楽しむ"機会が減少している．

① 健康状態

■肥満および痩身傾向児

- 近年，10歳児の肥満傾向児の割合は，男子15%，女子10%程度となっている．肥満傾向児の割合は近年増加傾向にある．また，10歳児の痩身傾向児の割合は男女とも2〜3%程度である．とくに小学校高学年以降，女子は痩身傾向児が増加する傾向にある（文部科学省：学校保健統計調査，2022年）．

■食物アレルギー

- 食物アレルギー有症者の割合は小学生6.1%，中学生6.7%であった（日本学校保健会，2023年）．食物アレルギーは，時に生命にかかわる事態となることから，食物アレルギーの実態，原因，症状，対処法などを校長，学級担任，養護教諭，栄養教諭などで共有し，発作を起こした児童への対応を事前に検討しておく必要がある．

② 食生活実態

■朝食欠食

- 「朝食を食べない日がある」児童は，全体の約10%であり，朝食を食べない理由としては，「食べる時間がない」，「食欲がない」が男女ともに多い．夜食の摂取や，就寝時刻が遅くなるなど生活の夜型化が進むなか，起床時刻が遅くなり，朝食欠食を招いているものといえる．

■偏食

- 児童の好きな料理の上位には「カレーライス・ハヤシライス」，「オムライス」，「ラーメン」などのメニューが並ぶ（日本スポーツ振興センター：平成22年度児童生徒の食事状況等調査，2010年）．これらの料理を中心とした食生活を送ることは，動物性脂質の過剰摂取や，身体機能ならびに発育発達に不可欠な無機質・ビタミンなどの不足に至るものと危惧される．保護者が子どもの好き嫌いを是認するという誤った個性尊重の風潮も，子どもたちの偏食を助長する一因となる場合もあり，児童への栄養教育に加え，保護者への栄養教育は欠かせない．

■孤食

- 家族が食卓を囲み，同じ食べ物をとりながらコミュニケーションを図る共食は，子どもの健康的な食習慣を形成するための重要な時間と場となる．同調査（日本スポーツ振興センター，2010年）では，小学生の15%は「朝食を1人で食べる」，2%は「夕食を1人で食べる」と回答している．食事を「家族そろって食べる」と回答した児童ほど，望ましい生活習慣が身についている傾向にある．また，夕食の孤食頻度が高い者ほど，就寝時刻が遅く，朝食を「必ず毎日食べる」者の割合が低いという構図もみられる．

■エネルギーや栄養素の摂取状況

- 脂肪エネルギー比率が目標量の上限値となる30%を超える児童は約半数を占める．一方，脂肪エネルギー比率20〜30%の適正範囲の者であっても，摂取エネルギー量が推定エネルギー必要量に満たない者も多い．また，とくに不足しがちな栄養素としてカルシウムや鉄があげられる．学校給食

肥満 ▶身長別標準体重を活用し，肥満度が＋20%以上であれば肥満傾向，＋20%以上30%未満を軽度，＋30%以上50%未満を中程度，50%以上を高度の肥満と判定する．肥満度＝[実測体重(kg)－身長別標準体重(kg)]/身長別標準体重(kg)×100

共食 ▶第4次食育推進基本計画の目標値として，朝食または夕食を家族と一緒に食べる「共食」の回数を週11回以上にすることが掲げられている．

のない日のカルシウム摂取の中央値は，男女ともに推奨量を下回っており，鉄についても給食の有無にかかわらず中央値は推奨量を下回っている．エネルギーや栄養素の摂取状況が望ましいとはいえないのが現状である．

3 学校における食に関する指導（食育）の推進

- 家庭において子どもの教育を行うにあたり，最優先されることの一つは健康管理であり，なかでも食生活管理は健やかな身心の発育発達に必須となる．しかしながら，子育て世代の食生活を含む生活習慣は，不健康な状態にあることも多く，従前のように家庭における食育に期待することはむずかしい状況にある．そのため，学校教育においても子どもたちの生活や学習の土台となる食に関する指導（食育）の充実が求められている．
- 学校における食に関する指導を推進するための条件整備としては，以下のようなものがある．

1 栄養教諭制度の施行

- 教育に関する資質と栄養に関する専門性をあわせもち，食に関する指導の推進にあたり中核的な役割を担う「栄養教諭」制度（2004 年）が創設された．栄養教諭は，給食管理業務に加え，教諭としての資質を生かし，学級担任（教科担任）との**チーム・ティーチング**によって各教科等における食に関する指導や地場産物を活用した食に関する指導などを行っている．

- 栄養教諭の配置数は年々増加しているものの，まだ十分ではないのが現状である．

2 学習指導要領にみる食育推進

- 2008 年 3 月の小中学校の学習指導要領改訂では，学習指導要領総則に「学校における食育の推進」が明記され，食育は学校教育活動全体を通じて取り組むものとして位置づけられた．また，関連する教科として家庭科，体育科および特別活動の学習指導要領にも食育に関する記述が加えられた．

3 学校給食が担う食育推進

- 2008 年 6 月には学校給食法が改正された．食育推進の観点から見直しが行われ，この法律の目的として「学校における食育の推進」が位置づけられたほか，栄養教諭は学校給食を活用した食に関する実践的な指導を行うことが新たに規定された．給食の時間における食に関する指導は，楽しい食事，健康的な食事，衛生管理，食事環境の整備，自然の恩恵への感謝，食文化，食糧事情などについて発達段階に応じて行う．

4 学童期の栄養教育プランニング

1 食生活の課題の抽出

- 児童の学校健診データからみた発育発達状況や家庭における食生活状況，給食喫食状況，食知識，食態度，食スキルなどについてのアセスメントを行い，児童の食生活上の課題を抽出する．アンケート調査などにより児童の食生活状況を具体的に把握する

栄養教諭の配置数 ▶ 令和 4 年度は 6,843 人の栄養教諭が配置されている．

栄養教諭を中核としたこれからの学校の食育 ▶ 文部科学省により作成された冊子であり，食育推進の取り組みをPDCA サイクルにも基づいて示してある．http://www.mext.go.jp/a_menu/sports/syokuiku/1385699.htm（参照 2020-2-28）

ことが望ましいが，それがむずかしい場合は，学級担任や栄養教諭，学校栄養職員などと児童との日常生活のかかわりのなかから課題を抽出する．

② 食に関する指導に係る全体計画の作成

- 食に関する指導の推進にあたり，各校においてはその全体計画を作成する．全体計画は，食に関する指導のねらいや教科等との関連を明確化し，全教職員の共通理解を深め，学校教育活動全体を通じて計画的・継続的に推進するための指針となる．
- 食に関する指導においては，食にかかわる資質・能力の3つの柱（「知識・技能」，「思考力・判断力・表現力等」，「学びに向かう力・人間性等」）の育成をめざしている．各学校における食に関する指導の目標は，学校，家庭，地域等の実態に応じて設定し，各教科等において指導を行う．その際，食に関する指導の目標は，6つの食育の視点に基づいて設定することが重要である．
- 関連教科等の指導内容については，食に関する指導と教科等の学習内容との関連を具体化し，食育の視点と照合することで，各教科等における食に関する指導に一貫性をもたせることができる．

5 食に関する指導の実施

① 給食の時間における食に関する指導

- 健全な食習慣は，一度の指導や実践で達成されるものではなく，日常生活のなかで繰

り返し学習することにより形成するものである．給食は年間190回ほど実施され，望ましい食事内容や食べ方，食具の準備や片づけなど一連の食行動を生活の場を通して体得し，望ましい食習慣形成へとつなぐ実践的な学習の場となる．

- 学校給食は，食に関する指導の「生きた教材」となり，各教科等の学習と食べる場面を結ぶ学習へと発展させることができる．たとえば，体育科（保健領域）においては，学校給食の献立を例に栄養バランスのとれた食事について学習することができる．また，社会科の廃棄物についての学習では，学校から出されるごみとして給食の残食に着目することにより，教科単元の学びを深め，社会科学習を日々の食生活につなぐことができる．

② 各教科等における食に関する指導

- 2008年の学習指導要領改訂により各教科の学習量が増え，2017年の改訂では新たな教科が追加され，総授業時数が増えたことから，食に関する指導を充実するための新たな授業時数の確保はむずかしくなった．そのため関連する教科等において食に関する指導を行うことが求められる．各教科や特別活動の学習指導要領から食にかかわる学習単元・内容を抽出し，食に関する指導の観点を加味し，教科等の学習目標と食に関する指導のねらいをあわせて達成する授業を計画する．このプロセスを踏まえることで，児童の発達段階に即した食に関する指導を計画することができる．
- 各教科等における食に関する指導を進めるには，栄養教諭の専門性を生かしつつ担任

食育の視点▶①食事の重要性：食事の重要性，食事の喜び，楽しさを理解する，**②心身の健康**：心身の成長や健康の保持増進のうえで望ましい栄養や食事のとり方を理解し，自ら管理していく能力を身につける，**③食品を選択する能力**：正しい知識・情報に基づいて，食品の品質および安全性な

どについて自ら判断できる能力を身につける，**④感謝の心**：食べ物を大事にし，食料の生産などにかかわる人々へ感謝する心をもつ，**⑤社会性**：食事のマナーや食事を通じた人間関係形成能力を身につける，**⑥食文化**：各地域の産物，食文化や食にかかわる歴史などを理解し，尊重する心をもつ．

表2-12　社会科「くらしとごみ」の指導計画例（全9時間）

単元の目標	●ごみ処理事業が計画的・協力的に進められていることや，そこに従事している人々がさまざまな工夫や努力をしていることを知る ●ごみの減量やリサイクルへの関心を高め，地域社会の一員として，ごみ処理に対する自覚を育てる ●ごみ処理の様子や人々の働き，リサイクルの実情などを観察・調査し，グラフや各種の具体的資料を活用して調べたり，調べたことを工夫して表現したりする能力を育む
食に関する指導の目標	●環境に配慮した食生活の実践をめざして残さず食べようとする態度を育む【社会性】

時数	学習のめあて
1次（1時間）	家庭から出るごみについて話し合う
2次（1時間）	家庭から出るごみについて聞いてきたことをまとめる
3次（1時間）	学校から出るごみについて話し合い，課題をもつ
4次（1時間）*	学校から出るごみが自分たちの生活に及ぼす影響を考える
5次（1時間）	出されたごみのゆくえについて学習する
6次（1時間）	ごみ焼却場で，どのようにごみが処理されているのか学習する
7次（1時間）	分類されたごみは，どのように処理されるかを調べる
8次（1時間）	ごみを減らすためにどんな工夫がされているのか調べる
9次（1時間）	ごみを減らすために自分ができることを考える

*社会科における食に関する指導（担任教諭と栄養教諭のチーム・ティーチング）

教諭とのチーム・ティーチングにより児童の学習を深め，日常の食生活で実践し，定着するように支援していく．

●各教科等における食に関する指導の具体例を表2-12および表2-13に示す．この実践は4学年児童を対象とし，給食の食べ残しに着目し，社会科「くらしとごみ」（9時間）と総合的な学習の時間「環境について考えよう」（27時間のうち5時間）を組み合わせた食に関する指導である．学習全体のねらいは，食べ物を大切にする態度をはぐくみ，残さず食べることができるという自己効力感を高め，給食を残さず食べる行動形成につなげることである．はじめに社会科学習において身近なごみに関する知識を習得し，その後，給食の残食量測定な

どの体験活動や自分たちに何ができるかを考え実行する探求活動を総合的な学習の時間に行う．社会科と総合的な学習の時間の相互補完的な授業構成となっている．第4次の社会科は，担任教諭と栄養教諭のチーム・ティーチングにより学校給食を教材として授業を行う．

❸ 個別指導

●肥満・痩身傾向，食物アレルギー，偏食，朝食欠食など，食と関連するさまざまな問題をもつ児童は少なくない．個別指導では対象児童の身体状況，栄養状態や食生活などを総合的に評価・判断し，担任教諭，養護教諭と連携をとりながら，児童や保護者との話し合いや指導を行うよう心がける．

学童期の栄養教育　147

表2-13　総合的な学習の時間「環境について考えよう」の指導計画例（全27時間）

単元の目標	● 自分たちの生活とごみのかかわりについての理解を深め，ごみを減らすために自分たちができることを考え実施し，環境に配慮した生活を送ることができるようにする
育てたい力	【課題をみつける力】学習，体験活動のなかから課題をみつける 【解決の手立てを考える力】課題解決の方法や手順を考え，必要な情報を収集し整理する 　　　　　　　　　　　　　各教科で身につけた知識，考え方を関連づけて，解決の手立てを考える 【実生活に生かす力】学んだことを自分の生活や社会のために生かそうとする 【コミュニケーションの力】他者と協同して学んだことをわかりやすくまとめ，多くの人に伝える
食に関する 指導の目標	● 環境に配慮した食生活実践として残さず食べる習慣を身につける（社会性） ● 感謝の気持ちの表れとして残さず食べる習慣を身につける（感謝の心）

展開 （時間）	授業テーマ	授業内容
【つかむ】 （4時間）	学校から出る ごみについて 調べよう	● グループ別に学校から出るごみの重量を測定し，グラフにまとめ整理する ● 自分たちの出している，給食の食べ残しの実態を把握する* 〈調べる対象〉 　・教室のごみ　　・ごみ捨て場のごみ　　・パン・ご飯 　・大おかず　　　・小おかず　　　　　　・牛乳
【深める】 （13時間）	ごみを減らす ために自分が できることを 考えよう	● グループ別にごみを減らすためにできることを考えて実施する ● 給食の食べ残しを減らすために自分たちにできることを考えて実施する* 〈教室のごみを減らそう〉 　・リサイクル，リユースについて調べる　　・啓発資料の作成 〈給食を残さず食べよう〉 　・残食調べ　　　　　　・献立の分析 　・残食量のグラフ化　　・啓発資料の作成 　・食べ物の好き嫌いについての児童によるアンケート調査 ● 残食についての調理員の講話を聴く*
【豊かにする】 （10時間）	調べたことや 学んだことを 伝えよう	● 各グループで調べた内容を整理し，他者に伝える内容を明確にし，クラス全体に向け発表を行う 〈発表の方法〉 　・ポスター　・クイズ　・寸劇

*総合的な学習における食に関する指導の内容
※社会科および総合的な学習の時間における食に関する指導の評価
　・食事を残さず食べることを大切だと思っているか（食べ残しに対する態度）
　・嫌いな食べ物があるときでも残さず食べることができるか（残さず食べる自己効力感）
　・給食の月間残食率の推移

❹ 地域の幼稚園・保育所，中学校との連携

● 小学校入学前の幼稚園，保育所における食に関する指導を系統立てて小学校につなぐことが求められている．さらに中学校進学にともない，生活が不規則になることに加え，中1ギャップなどの教育上の課題が顕著になることが指摘され，小中の一貫教育が進められている．食の営みは生活リズムの柱になることからも，幼稚園，保育所，小学校，中学校が連携して各ライフステー

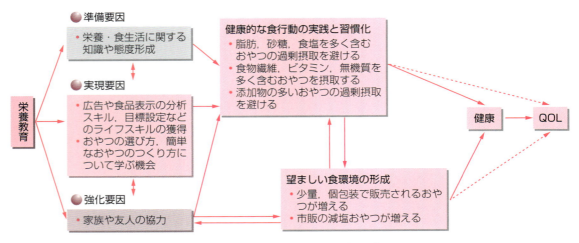

図2-4　間食行動の形成・変容モデル

ジをつなぐ食育推進をめざし，学校教育における食に関する指導の役割を果たすことが望まれる．

6 食に関する指導の評価

- 食に関する指導の評価指標は，食に関する指導の実施状況（アウトプット）と食に関する指導の成果（アウトカム）に分類される．児童の実態に即した評価を行い，成果を明確に示すとともに，次年度以降の指導について検討し，新たに全体計画・年間指導計画を作成し，実施していく．

7 ライフスキル形成に基礎を置く食生活教育プログラム

- 前述のとおり，児童を取り巻く社会環境の変化などにより，朝食欠食や孤食，脂質・砂糖などを多く含む間食行動など，幼少期からの生活習慣病発症の増加を招いている．また，食が育む豊かな人間形成におけ

る課題も指摘されている．
- 学童期の食行動は，知識に加えて心理社会的要因の影響を大きく受けることから，行動科学理論に基づきつつ，さまざまな問題に対処する心理社会能力（ライフスキル）の形成に焦点をあてた食生活教育が重要である．このライフスキル学習を通して，子どもたちが朝食や間食について望ましい意思決定や目標設定を主体的に行い，自己効力感をもって健康的な食行動を実践し，習慣化することをめざす．
- 健康的な間食行動をめざす栄養教育プログラム作成にあたり，プリシードモデルに基づく間食行動の形成・変容モデルを作成する（図2-4）．児童が主体的に食の選択をする機会となる間食行動に関与する要因を整理し，短期目標，長期目標を設定する．

1 問題行動の抽出・要因分析

- 不健康な間食行動を抽出し，その要因をプリシードモデルの準備要因，実現要因，強化要因，環境に整理し，確認する．

心理社会的要因▶食行動の動機には，空腹，口渇などの生理的要因のほか，「周りの人が食べているとつられて食べる」など周囲の状況や，「イライラする」など心理面からの影響があり，現代人は，これらの心理社会的要因に左右されて不健康な食行動に走ることが多くみられる．

学童期の栄養教育　149

1 栄養／食生活と健康との関係や各栄養素を多く含む食べ物についての知識や態度	**2** 食べ物の選択や購入に影響する要因についての知識や態度
● 5つの基本栄養素を含む食べ物がわかり，これらの栄養素をとることが必要な理由を説明する． ● 脂肪，砂糖，食塩を多く含むおやつがわかり，健康との関係を述べる． ● 食物繊維を多く含むおやつがわかり，健康との関係を述べる． ● 自分たちで用意できて，実際に生活に取り入れられる健康的なおやつがわかる． ● 朝食を毎日食べることが重要な理由を述べる．	● 広告が食品購入の決定に及ぼす影響について話し合う． ● 自分自身の食べ物の選択に影響すると思う要因を検討する．

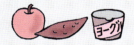
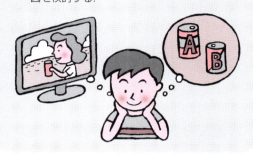

3 食品の広告や食品表示を分析するスキル	**4** ライフスキル
● 包装や広告の中に書かれている商品に関する情報を確認する． ● 広告主が商品やサービスを売るために用いるテクニックを確認し，分析する． ● 食品表示に書かれている情報を読んで，解釈する．	● 食べ物を選択する際に意思決定スキルを適用する． ● 健康的な朝食行動の目標を設定し，実行する．

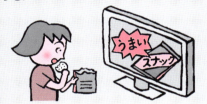
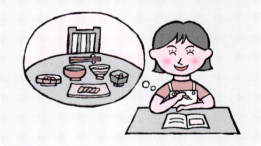

図 2-5　JKYB 食生活教育プログラム（4〜6年）の授業目標

❷ 目標の設定

- 各要因の関連，問題行動に対する重要度，学習による改善の可能性を検討し，発達段階に応じた学習・行動目標を設定する．
- ここでは**ライフスキル形成に基礎を置く食生活教育プログラム**から紹介する．授業目標は，食生活と健康との関係あるいは栄養学的な知識や態度，食品の選択に影響する要因についての知識や態度，広告や食品表示の分析スキル，また**意思決定スキル**や**目標設定スキル**などのライフスキルに関して設定されている（図 2-5）．生活習慣病予防をめざし，健康的な食行動・習慣を形成することとあわせて，日常生活においてくり返し実践し，問題解決能力を体得し，学校教育がめざす生きる力，活用できる能力の育成をねらいとしている．

ライフスキル形成に基礎を置く食生活教育プログラム ▶ JKYB ライフスキル教育研究会が開発したプログラム．米国健康財団が開発した小学生用の健康増進プログラム Know Your Body プログラムの食生活領域の日本版として開発された．

意思決定スキル ▶ 問題状況においていくつかの選択肢の中から最善と思われるものを選択する能力をいう．
目標設定スキル ▶ 現実的で健全な目標を設定，計画，到達する能力をいう．

表2-14　JKYB食生活教育プログラム（4～6年）の教育課程への位置づけ

	4年	5年	6年
学級活動	2. おやつの選択（油） （2時間）	3. おやつの選択（食物繊維） 4. おやつの選択（砂糖・食塩）	9. "健康なおやつ"パーティ （4～5時間）
家庭科		5. なぜ食べるのか （単元「食事の役割」） 6. 広告のテクニック （単元「物や金銭の使い方と買物」）	7. 食品表示を読む （単元「物や金銭の使い方と買物」）
体育科	1. 栄養素って何だろう （単元「育ちゆく体とわたし」）		8. 朝食を食べよう （単元「病気の予防」）　（3時間）

注：数字は授業の順序の目安を示している.

❸ 栄養教育プログラムの概要の計画

- 小学4～6年の教育課程に位置づけたプログラムを表2-14に示す.

❹ 栄養教育案の作成

- 対象学年，学習目標（短期目標）を設定し，栄養教育案を作成する．参加型学習を取り入れた授業展開により，子どもたちに主体的に自身の健康について考えさせ，気づきを与え，健康行動の形成へと学習を発展させる．子どもたちが「自分の健康は自分でつくり，自分で守る」自己管理能力を体得することを目標とする.

❺ 教材・教育法の選択

- 楽しい学習を展開するために，ワークシートや資料はイラストや写真を用い，学習者の興味，関心を引き出すものとする．また，食品包装材などリアリティのある教材を活用することも実践につながる.
- プログラムから栄養教育案「食品表示を読む」の指導過程の概略を表2-15に示す.

8 栄養教育の実施と評価

■プログラムの実施

- 各家庭での食事内容など個人情報保護に努め，肥満，やせ，食物アレルギーなどの身体的特徴に配慮し，授業運営を行う.
- 児童の食生活に大きな影響を与える保護者に向けて，おたよりの配付など，子どもたちの学習活動を伝え，食育に対する理解と協力を促し，家庭生活で実践できる環境を支援する働きかけは欠かせない．また，教室での学習活動に加え，家庭や地域と連携した食育活動を工夫する.

■プログラムの評価

- ワークシートによる評価：授業前後に用いたワークシートにより，栄養教育の効果を判定する.
- 授業観察：栄養教育案（表2-15）に基づき，「食品表示内容を正しく読み取り，食品選択時に活用し意思決定する」などを進める．授業を実施しながら，子どもたちの言動や表情に注意し，授業実施に関する記録を残し，栄養教育案の再検討資料とする.

学童期の栄養教育　151

表2-15　児童の栄養教育案

テーマ：食品表示を読む

■**ねらい**：加工食品が氾濫する現代の食生活では，食品表示を活用することは，食べ物の適切な選択において重要である．子どもたちがおやつによく食べる菓子類や牛乳・乳製品には食品表示があり，商品名，原材料，添加物，原産地，内容量，賞味（消費）期限，保存方法，製造者，アレルゲン，栄養成分のほか，遺伝子組換え食品などについても記載がある．おやつの選択にあたって，子どもたちが食品表示を活用するためには，まず食品表示があることに気づき，その内容を理解することが必要である．食品表示を見ることを習慣づけるために，この題材を設定した

■**授業目標**：子どもたちが，おやつの食品表示に書かれている情報を読んで理解する

■**教育課程への位置づけ**：小学6年　家庭科（単元「物や金銭の使い方と買物」）

■**準備物リスト**：
・おやつのパッケージ（子どもたちが持参する）
・活動シート1「食品表示からどんなことがわかるでしょう」
・活動シート2「食品表示の比較」（**図2-6**）
・ブレインストーミング用カード（A4の半分くらいの大きさ，1グループあたり5枚程度）
・掲示資料「食品ピラミッド」（**図2-7**）

■**栄養教育の概略**

	おもな活動	支援上のポイント	教材・教具
導　入	STEP 1　おやつのパッケージの食品表示に書かれている内容に気づく STEP 2　食品表示を比較し，書かれている情報について話し合う	●おやつのパッケージの食品表示に注目を集める ●食品表示にどのような情報があるか，話し合うよう促す	●おやつのパッケージ（子どもたちが持参）
展　開	STEP 3　食品表示の情報を確認し，活動シートに記入する STEP 4　食品表示がある理由について話し合う STEP 5　食品表示を用いて，商品を比較する STEP 6　よく食べているおやつの食品表示（原材料，栄養成分などのデータ）から，栄養を評価し，自身のおやつ選択をふり返る	●活動シートを使い，食品表示に書かれている情報を整理させる ●ブレインストーミングを行い，食品表示のある理由について検討させる ●同種の食品の表示を比較して，商品の違いについて考えさせる ●食品ピラミッドを黒板に掲示し，おやつのパッケージ（袋・箱）を貼りつけ，よく食べられているおやつには油や砂糖が多く含まれていることを説明する	●活動シート1「食品表示からどんなことがわかるでしょう」 ●ブレインストーミング用カード ●活動シート2「食品表示の比較」 ●掲示資料「食品ピラミッド」
まとめ	STEP 7　健康的なおやつを選択するにはどのような食品表示がよいか考える	●望ましいおやつの食品表示はどのようなものかクラス全体で話し合うよう促す	
評価	●活動シート2「食品表位の比較」による理解度 ●授業観察による評価		

（JKYB研究会：ライフスキルを育む食生活教育，2006を参考に作成）

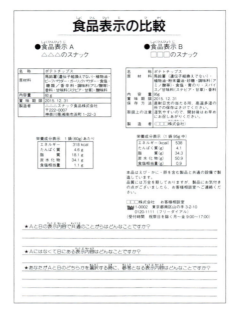

図 2-6　食品表示の比較

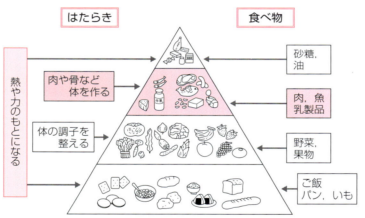
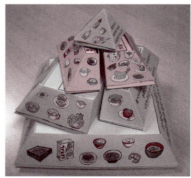

食品ピラミッド（工作用キット）

図 2-7　食品ピラミッド

食品ピラミッド（工作用キット）：食品ピラミッドは米国のフードガイドピラミッドを改変し，五大栄養素に関する知識を中心に，おやつや料理，調理済み食品の組み合わせが具体的にわかる栄養教育教材である．積み木式の6つの箱に分かれ，食品構成を6群別の体積でおおまかに表現できることが特徴．食品ベースの基礎学習から料理ベースへと展開しており，食事バランスガイドとの併用もできる．各段に帯を巻き，以下の8面の情報掲載がある．
- 基礎情報（本体の4面）：五大栄養素の名前とはたらき，食品群〔赤黄緑3群と6つの基礎食品群（油類，砂糖・甘い菓子類含む）〕，基礎食品の分類，おやつの分類
- 応用情報（帯の4面）：料理の分類（主食・主菜・副菜・調味料），調理済み食品・加工食品の分類，手づくりおやつの分類，食品群に関するメッセージ

思春期の栄養教育

1 思春期の栄養教育の特性と留意事項

- **思春期**は性や個人によって一定ではないが，男子では 12 ～ 18 歳，女子では 10 ～ 16 歳頃の時期をさし，女子のほうが男子より 2 年ほど早く発現する．
- 身体的な変化として，骨の発育，歯牙の発育，形態的発育，第二次性徴の発現などがあげられる．乳児期に次ぐ急激な発育加速現象（思春期スパート）が認められ，男女差が大きく現れる時期である．
- 精神面では子どもから大人への移行期で，自我の目覚めにより干渉されることを嫌い自己主張が強くなる（第二反抗期）．知的成長により，著しく論理的な思考をするようになる半面，他者からの評価や人目を気にする時期でもある．不安や怒り，劣等感などの感受性も高く，精神的に不安定になりがちなことも思春期の特徴といえる．また，同世代の友人との親密な交流や，他世代との交流も増え，人や社会とのかかわりが広がっていく時期でもある．
- 性（意識）に目覚め，自己の身体，容姿，能力，性格について他人と比較し，精神的に不安定になる．とくに女子において，「やせ」志向が強く，極端なダイエットによる貧血や摂食障害に陥る場合もある．
- 思春期以降は，クラブ活動，塾通い，交友関係などによって行動範囲が広がり，それにともない外食が増える．とくに，学校給食のない高校生ではコンビニエンスストアやファストフード店などの利用頻度も高い．また，受験勉強やゲームなどに熱中し夜更かしも多くなる．そのため，夜食の摂取，朝食の欠食など，食行動に問題を生じる者が多くなっている．このように，思春期は，食習慣や生活リズムが乱れやすく，朝食欠食，外食・中食や個食，孤食などによる偏った食品選択や栄養摂取不足によってバランスを崩しやすい時期である．

2 思春期の栄養教育のためのアセスメント

- 思春期は，発育・発達の盛んな時期であり，食生活が多少乱れていても，問題として表面化しにくいのが特徴である．しかし，将来，生活習慣病発症につながるおそれのあるケースも少なくないため，問題を見落とさないようにしなければならない．また，身体面ばかりでなく，心理的・社会的側面からのアセスメントが必要となる．

1 栄養摂取量・食品選択能力

- 思春期は急激な身体発育により，エネルギー・栄養素などの必要量が増大してくる．とくにカルシウムや鉄の需要が大きい時期であるが，男女とも「日本人の食事摂取基準」による推奨量を満たしていないのが現状である．
- カルシウム摂取不足については，牛乳を確実に摂取できた学校給食を終えることがその要因の一つとしてあげられる．女子の鉄摂取不足の原因は，生理により鉄の需要が増すことなどがあげられる．思春期は，将来に向けての骨量蓄積の大事な時期である

表 2-16　高校生の生活習慣病に関する診断基準値

	男子	男女共通	女子
腹囲		80 cm 以上	
収縮期血圧	130 mmHg 以上		120 mmHg 以上
拡張期血圧		75 mmHg 以上	
中性脂肪		110 mg/dL 以上	
HDL-C	45 mg/dL 未満		50 mg/dL 未満
空腹時血糖		95 mg/dL 以上	

（厚生労働科学研究費補助金循環器疾患等生活習慣病対策総合研究事業（研究代表者：吉永正夫）．幼児期・思春期における生活習慣病の概念，自然史，診断基準の確立及び効果的介入方法に関するコホート研究（平成 20 年度総括・分担研究報告書）．2009 より）

- こと，女子には潜在性の鉄欠乏や**鉄欠乏性貧血**が多くみられることから，カルシウム，鉄の摂取状況に注意しなければならない．
- ライフスタイルの多様化，食の外部化の進展にともない，青少年の調理体験不足は深刻な課題となっている．また，欠食，偏食およびダイエットなどで食事が軽視される傾向もみられる．
- 必要な栄養素をとるためには，多種多様な食品のなかから適切に食品を選択する能力が必要となるが，思春期ではメディアなどの影響から，好みにまかせた偏った食品選択をすることが多く，その結果，野菜不足などを招いている．

② やせ・肥満と適正体重

- 児童生徒を対象とした調査によると，やせたいと思っている女子は，中学生では68.9％，高校生では82.5％であったとの報告があり，学年が進むに従って痩身願望が強くなっていくことがわかる（日本学校保健会，2018 年）．しかし，平成 30 年度学校保健統計調査では，実際に痩身傾向にある

女子は 2 〜 4％であったと報告されている．
- このような背景には，社会のやせ賞賛の風潮が関与していると指摘されている．過度の痩身志向によるやせ過ぎは，欠食や極端な減食を行うなど誤ったダイエットにより健康障害を生じる場合もあり注意が必要である．
- 一方，食生活の乱れや食べ過ぎ，運動不足などから肥満も増加している．年代にかかわらず，軽度の肥満から生活習慣病を発症しやすいことは知られており，早期からの生活習慣病の予防が重要である．高校生の生活習慣病に関する診断基準値として，腹囲，血圧，中性脂肪，HDL-C，空腹時血糖が示されている（**表 2-16**）．
- 思春期は将来に向けての基盤づくりの時期であり，自分の適正体重を知り，維持できる食生活管理を実践し，適切な運動習慣を身につけていくことが大切である．

③ 神経性やせ症

- **神経性やせ症**（神経性食欲不振症）は，思春期の心身症として最も重篤な摂食障害で**拒食症**とも呼ばれる．拒食・隠れ食いなど

鉄欠乏性貧血 ▶ 体内の鉄が不足することにより，赤血球中の血色素であるヘモグロビンの合成が障害されて起こる貧血．

神経性やせ症 ▶ 米国精神医学会の精神疾患の分類と診断の手引き（DSM-Ⅴ〈2013〉）では，神経性やせ症（神経性食欲不振症，神経性無食欲症）（anorexia nervosa：AN）と呼ばれるようになった．また，神経性大食症は，神経性過食症（bulimia nervosa：BN）と呼ばれるようになった．

の食行動異常があり，極度のやせをともなうが，原因となる身体疾患が見いだせないものをいう．とくに思春期の子どもは，将来の健康に及ぼす影響が大きいことから，思春期やせ症（小児期発症食欲不振症）とも呼ばれている．男女比1：9で若い女性に多い．表2-17 に神経性やせ症の診断基準を，図2-8 には学校健康診断における思春期やせ症の早期発見方法を示す．

- 極端なやせ願望や，肥満に対する嫌悪，社会や家庭での悩み，生活上のストレスなどが誘因になる．極端な減食，拒食によるやせの結果，栄養不良となり，無月経などの内分泌系の異常が起きてくる．拒食と過食を繰り返す者もいる．
- 思春期に発症すると，身体の発育や第二次性徴の遅延，女子では卵巣・子宮の発育障害などが起こる危険性が高い．そのため，家族や教員など，周囲の人たちの理解・協力のもと，兆候を見落とさず，早期発見，早期治療に努めることが大切である．

表2-17 神経性やせ症の診断基準

A. 体重
必要量と比べてエネルギー摂取を制限し，年齢，性別，成長曲線，身体的健康状態に対する有意に低い体重に至る．有意に低い体重とは，正常の下限を下回る体重で，子どもまたは青年の場合は，期待される最低体重を下回ると定義される．

B. 体重増加恐怖・肥満恐怖
有意に低い体重であるにもかかわらず，体重増加または肥満になることに対する強い恐怖，または体重増加を妨げる持続した行動がある．

C. 体重・体型に関する認知・行動
自分の体重または体型の体験の仕方における障害，自己評価に対する体重や体型の不相応な影響，または現在の低体重の深刻さに対する認識の持続的欠如．

分類
摂食制限型：過去3カ月間，過食または排出行動の反復的エピソードがないこと．
過食・排出型：過去3カ月間，過食または排出行動の反復的なエピソードがあること．

重症度
軽度：BMI ≧ 17 kg/m^2
中等度：16 ≦ BMI ≦ 16.99 kg/m^2
重度：15 ≦ BMI ≦ 15.99 kg/m^2
最重度：BMI < 15 kg/m^2

(American Psychiatric Association（高橋三郎，大野　裕，監訳）：DSM-5 精神疾患の診断・統計マニュアル，医学書院，2014 より)

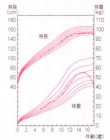

① 標準体重の−15％以下のやせ傾向を呈する生徒
　↓　該当者の成長曲線を作成
② 成長曲線上体重が1チャンネル以上下方シフト
　↓　該当者を保健室へ呼び出す
③ 徐脈（60/分未満）を合併する生徒
　↓　思春期やせ症の疑い
④ 医療機関へ紹介し精密検査を実施

図2-8　学校健康診断における思春期やせ症の早期発見方法
注：「チャンネル」とは基準線の線と線の間のことをいう．
（渡辺久子：思春期やせ症―小児期発症神経性食欲不振症，母子保健情報 55：44，2007 より）

成長曲線 ▶ 成長の度合いについて，年齢を横軸に，身長，体重を縦軸に取ってグラフで表した曲線．「学校保健安全法施行規則の一部を改正する省令（平成26年4月公布）」では，児童・生徒等の健康診断での発育の評価に，身長・体重成長曲線を積極的に活用することとされた．

表2-18 学習指導要領家庭科における食に関する指導内容

中学校（家庭分野）	高等学校（家庭基礎）

食生活と自立
① 中学生の食生活と栄養
  ● 食事が果たす役割
  ● 中学生の栄養の特徴，健康によい食習慣
② 日常食の献立と食品の選び方
  ● 食品の栄養的特質，中学生の1日に必要な食品の種類と概量
  ● 中学生の1日分の献立
  ● 食品の選択
③ 日常食の調理と地域の食文化
  ● 基礎的な日常食の調理，食品や調理用器具などの適切な管理
  ● 地域の食材を生かした調理，地域の食文化
  ● 食生活についての課題と実践 *（*選択事項）
	生活の自立および消費と環境
	① 栄養と食事
	  ● 栄養素の種類と機能
	  ● ライフステージごとの栄養的な特徴
	  ● 食事摂取基準や食品群別摂取量の目安
	  ● 健康に配慮した食生活の管理
	② 食品と調理
	  ● 食品の栄養的特質と調理上の性質
	  ● 調理の基礎技術・調理上の特質を生かした調理法
	  ● 安全に配慮した食生活の管理

（文部科学省：中学校学習指導要領（平成29年告示）解説. 技術・家庭編より）

（文部科学省：高等学校学習指導要領（平成30年告示）解説. 家庭編より）

3 中学生・高校生の栄養教育プランニング

1 問題行動の抽出・要因分析

● 思春期の栄養教育は，思春期の特性に加え，地域や学校，生徒の実態を踏まえたうえで，家庭や地域と相互に連携を図り，学習内容を生活に活用できるよう題材を設定する．健康状態について自覚が乏しく，正しい食生活への関心が低い傾向にあること，また，栄養管理について知識として理解しても，学習した内容が食生活実践に結びつかない生徒の実態から食行動の問題点を抽出し，その要因分析をする．

2 目標の設定

● 学習・行動目標は，この学習を通して生徒につけたい力を，学習指導要領と関連づけて具体的に設定する．生徒自身の主体的・探究的な活動によって達成でき，学習を通して生徒の自信を深め，自己肯定感を高めることができる目標とする．

● 設定した目標について，生徒の学習状況が把握できる評価規準を設定しておく．

3 栄養教育プログラムの概要の計画

● 思春期の栄養教育では，おもに中学・高校の学習指導要領に準じたプログラムを作成する．指導計画を立てる際は，中学校は小学校の学習を，高等学校は中学校での学習をそれぞれ踏まえる（**表2-18**）．調理実習など実践的・体験的な活動を通して，「食」に関して幅広く学び，基礎・基本となる知識や技術を身につけ，問題解決型の学習を通して，課題を解決する能力を育成することが大切である．

● **表2-19**に，高校生を対象とした食生活領域の栄養教育プログラム（指導計画案）を示す．

評価規準 ▶ 学習指導要領を踏まえ，「関心・意欲・態度」「思考・判断・表現」「技能」および「知識・理解」の4つの観点で整理し，学習評価を行う．

思春期の栄養教育　157

表 2-19　指導計画案　（高等学校家庭基礎）

単元名・項目名	配当時数	学習のめあて	備考（学習活動の特記事項，他教科との関連等）
第6章　食生活をつくる			
1. 食生活の課題について考える	3	● よりよい食習慣を身につけ，生涯を健康に過ごすために，食生活の課題や食事の意義，食生活を取り巻く環境の変化などを理解する	● 小・中学校での学習内容と系統立てる ● 食品成分表やアミノ酸成分表の見方を指導し活用する ● 食品の1日の摂取量を実物や見本などで示し，具体的に把握させる ● 実習の計画性・安全性に十分配慮する ● 「化学」「生物」と関連させる ● （SDGs との関連）1～4，9，10，12～17 ● （連携）地域の食生活に関わる産業等，学校，家庭クラブ活動等 ● （章の関連）第1，3～4，10～11章 ● （他教科・科目関連）科学と人間生活，化学，生物基礎
2. 食事と栄養・食品	9	● 自分や家族が健康に過ごす食生活に役立てるために，栄養素の種類と機能や食品の栄養的特質や調理性について，科学的な理解を深める	
3. 食生活の選択と安全	3	● 安全で衛生的な食生活を営むために食品の選び方，保存や加工の方法，食中毒や食物アレルギー，安全を確保するための仕組みに関する知識を身につける	
4. 生涯の健康を見通した食事計画	3	● 自分と家族の食生活を計画・管理できるようになるために，各ライフステージの食生活の特徴や課題を理解し，「健康によい，栄養バランスのよい食事」とはどのようなものかを理解する	
5. 調理の基礎	8	● 食生活の自立に必要な調理の知識と技術を身につけるために，調理や加工によりおいしさが変化することを科学的に捉える ● 配膳やマナーに関心を持つ	
6. 食生活の文化と知恵	2	● 郷土食や行事食などのよいところを継承・創造するために，日本の食文化の特徴を確認する ● 世界の食文化に関心を持ち，私たちの食生活への影響について理解する	
7. これからの食生活	2	● 自分や家族の食生活を持続可能にすることができるようになるために，安全・環境・健康など食生活に関わる情報を適切に判断し，広い視野で食生活について考える	

（東京書籍：令和6（2024）年度用高等学校家庭科シラバス案より）

④ 栄養教育案の作成

● 実際の食生活上の問題解決を図ることを学習目標とする高校家庭科授業案（栄養教育案）を**表2-20**に示す．中学校での栄養素の種類や機能についての学習を踏まえ，中食や外食で不足しがちな栄養素を補う料理の組み合わせ（献立構成）能力を身につけさせる機会とする．

⑤ 教材・教育方法の選択，学習形態の選定

● 限られた時間のなかで指導の効果を上げるためには，食物・食品の実物や調理段階標本（手順見本），調理過程の動画などの教材を準備し，生徒の学習への興味・関心を高めることが大切である．実施にあたっては，一斉学習，グループ学習，個別学習な

158 実践応用編 2章 ライフステージ・ライフスタイルからみた栄養教育の実際

表 2-20 高校家庭科の授業案（栄養教育案）

テーマ：中食や外食の上手な利用の仕方

■**ねらい**：給食のない高校生では，ファストフード店やコンビニエンスストアで手軽に昼食をとったりお弁当を購入したりするなど，とくに昼食において中食・外食の利用率が高い．中食・外食の料理や食事には野菜類が少ないものも多く，野菜不足により思春期に必要な栄養素が不足することが危惧される．そこで，料理の組み合わせ（献立構成）の方法を理解し，栄養バランスに配慮した中食や外食の利用法を身につける

■**授業目標**：①中食・外食で不足しがちな栄養素を知る
②栄養バランスのよい料理の組み合わせについて理解する

■**教育課程への位置づけ**：高校 1 学年　家庭科

■**準備物リスト**：
- 食生活チェック表
- 資料「食品群：栄養素の働きと多く含む食品」
- 食事バランスガイド
- フードモデル（バランスのよい 1 食，野菜摂取目安量）
- ファストフード店（またはコンビニエンスストア）の料理・食品リスト
- 食品カード（料理や食品の含有栄養素量を示したもの）
- ワークシート，目標シート，モニタリングシート

■**栄養教育の概略**

	おもな活動	支援上のポイント	教材・教具
導入	STEP 1 ・食習慣のセルフチェックを行う ・中食・外食の利用状況を確認する	・食生活チェック表をもとに，よく食べる食事（食品）の種類や食べる頻度・量など，自分の食べている内容を認識させる ・各自の食生活の問題点を考えさせる	・食生活チェック表 ・ワークシート
展開	STEP 2 ・中食・外食利用の問題点について考える	・栄養素の働きと多く含まれる食品についての習熟度を確認し，必要な情報を補足説明する ・中食・外食利用による栄養上の問題点について解説する	・資料（食品群：栄養素の働きと多く含む食品） ・ワークシート
展開	STEP 3 ・栄養バランスのよい食事について考える	・栄養バランスのよい（主食・主菜・副菜をそろえた）料理の組み合わせについて説明する ・フードモデルを用い，望ましい野菜の摂取量（1 食 120 ～ 130 g）を実感させる	・食事バランスガイド ・フードモデル（バランスのよい 1 食，野菜摂取目安量）
展開	STEP 4 ・外食（または中食）での料理の選択について考える ・昼食を外食（または中食）とした場合の 1 日の栄養バランスについて考える	・外食や中食での料理選択時に，不足している栄養素やプラスするとよい食品や料理について，どのように考えたらよいか説明する ・1 日の栄養バランスをどのように組み立てるとよいか（たとえば，どんな夕食をとればいいか）を解説する	・ファストフード店（またはコンビニエンスストア）の料理・食品リスト ・食品カード（料理や食品の含有栄養素量を示したもの） ・ワークシート
まとめ	STEP 5 ・中食・外食利用時の目標を決める ・1 週間の食事を記録する	・中食や外食利用時の実行可能な食品選択について，考えさせる ・1 週間の実行記録用紙（食事記録）に目標を書いてもらう	・目標シート
評価	・授業観察による評価 ・モニタリングシートによって目標の達成度を確認する		・モニタリングシート

ど，それぞれの長所を生かして適切に組み合わせた学習形態を選定する．
- 学校においては，家庭科食物分野の授業や総合的な学習の時間，特別活動などと連携した学習が展開されるよう，家庭科およびそのほかの「食に関する指導」にかかわる教諭と栄養教諭が協同し教育活動を行う．生徒が学習した知識および技術を生活に活用できるよう，問題解決的な学習の充実と，家庭・地域や関係機関が連携・協力した食育の推進が望まれる．

4 栄養教育の実施と評価および改善

- 指導計画，指導案（plan）に基づいた栄養教育を実施（do）する．実施時は，生徒の学習状況の評価とともに，指導計画などの評価（check）を行い，それらの評価を踏まえて授業の充実や指導計画の改善（act）を行うとよい．
- 中学校における生徒の学習評価は，観点別に設定した評価規準に従って行うこととされており，評価の観点は，「知識・技能」，「思考・判断・表現」，「主体的に学習に取り組む態度」からなる（平成31年文部科学省初等中学教育局通知，文科初第1845号）．

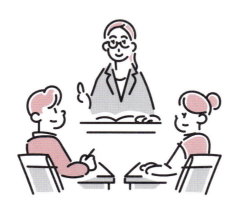

ボディイメージとメディアリテラシー

ダイエットの現状

▶ 若い女性を中心にやせ志向が広まるなか，メディアでは毎日のように「○○ダイエット」と銘打った方法が次々と紹介され，必要のない，不健康なダイエットを誘発している．女性のやせの改善は「健康日本21」にも掲げられる課題となっているものの，「国民健康・栄養調査」によると，ここ10年の20代女性のやせ（BMI＜18.5）の割合は17.4～29.0％と，改善していない．一方で，"メタボリックシンドローム"，"メタボ"という言葉が広く認知され，肥満予防対策が展開されるなか，あたかも「やせていることが美しく，健康である」かのような，やせ賞賛の社会的風潮があることも否めない．

▶ 2018年の調査では，ダイエット経験について「自分で考えた内容で実行した」は，小学生男子2.8～9.7％，中学生男子14.0％，高校生男子16.6％であるのに対し，小学生女子3.2～10.1％，中学生女子33.2％，高校生女子54.0％であり，中学生女子の約3人に1人，高校生女子の約2人に1人が自己流のダイエットを経験していることになる．このやせ志向は子どもの体型の推移にも反映されており，2006（平成18）年以降，11歳，14歳，17歳の男女の肥満傾向児出現率に減少傾向がみられるのに対し，やせ傾向児出現率は微増または横ばいの傾向にある．ただし，令和元年度には肥満の増加傾向がみられており，今後の体型の推移を把握することが重要である（**図2-9，10**）．

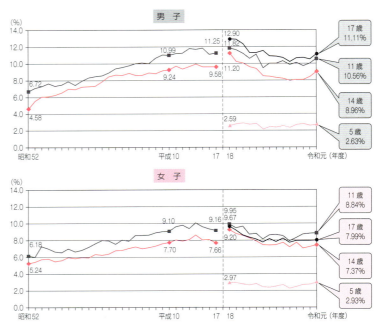

図2-9　肥満傾向児の出現率の推移

注）平成18年度より算出方法が変更されており，平成17年度までの数値との単純な比較はできない．
（文部科学省：学校保健統計調査―令和元年度，確定値，結果の概要より）

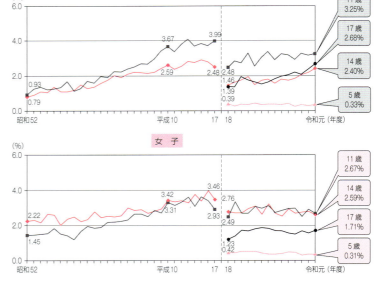

図2-10　痩身傾向児の出現率の推移

注）平成18年度より算出方法が変更されており，平成17年度までの数値との単純な比較はできない．
（文部科学省：学校保健統計調査―令和元年度，確定値，結果の概要より）

ボディイメージ

- やせ傾向，やせ願望の問題を考える場合，対象となる人々のボディイメージを考慮する必要がある．ボディイメージは，「心でつくられる身体のイメージ，すなわち自分自身に見えているイメージ」と定義される．心理学を中心に発展した概念である．平たくいうと，鏡に映って見える自身の身体像のことである．自分に見える身体像は，自身がもつ身体に対する感情を少なからず反映しており，「やせていることが美しい」という考えをもっている人は，実際の体型より自分の体型を大きく認識しやすい．これはボディイメージの歪みと呼ばれ，そのほかにも，自身の体型に不満をもつ「身体不満」，実際の体型にかかわらず細くなりたいと望む「やせ願望」などがあり，これらはダイエットと密接に関連している．

- 若い女性がやせ願望の代名詞となっているが，実際には5歳頃からボディイメージの形成が始まる．この頃から自身の体型を認識しはじめ，感情をもち，徐々に周囲の影響を受けていく．わが国では，小学生から高校生において，自身のボディイメージについて「かなりやせたい，少しやせたい」は，男子全体で27.4%，女子全体で53.1%である．男女ともに身体不満およびやせ願望をもっているが，とくに女子のボディイメージの問題は男子よりも早く表れ，小学5,6年生より増加し，高校生女子全体では「かなりやせたい，少しやせたい」は81.1%にまでのぼる．

- 誤った体型認識またはやせ願望をもつことで，実際の体型は「普通」または「やせ」であるにもかかわらず，必要でないダイエットを行ってしまうことが問題となる．20歳代の女子では「普通」の者のうち62.8%，「やせ」の者のうち28.1%がダイエットによってやせようとしていた．以上の男性においても「普通」の者の30.8%がダイエットをしていると報告されている．また，実際の体型にかかわらず身体不満が高いグループでは，男女ともにダイエット経験者が多いことからも，ボディイメージが思春期のダイエットの大きな要因となっていることがわかる（図2-11）．

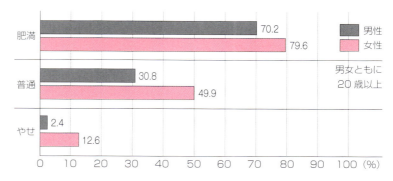

図2-11　実際の体型別にみたダイエットを行う者の割合
（厚生労働省：平成20年国民・健康栄養調査結果の概要より）

重篤な摂食障害

- このように思春期のボディイメージは，食行動さらには精神面への影響が大きく，ちょっとした好奇心からはじめたダイエットのはずが，深刻な場合には摂食障害を発症するという例も少なくない．

- 摂食障害は神経性やせ症（神経性食欲不振症），神経性大食症等の総称であり，一度発症すると完治がむずかしく，とりわけ神経性やせ症では栄養不足により死に至るケースもある．アメリカでは神経性やせ症が思春期女子の死因の上位にのぼるほどである．2009～2010年の厚生労働省研究班の調査報告によると，摂食障害は近年増加しており，女子中学生の100人に2人は治療が必要な摂食障害を抱えているという．さらに，予備軍はその数倍にも及ぶといわれ，ダイエットをよしとする風潮が子どもの健康に与える影響について警鐘を鳴らしている．

- 摂食障害傾向がみられた女子は，①夜遅くまで起きている，②家族との食事が楽しくない，③家族から「もう少しやせたら」といわれる，④気持ちを本当に理解してくれる人はいないと思っている——に当てはまる傾向にあり，その発症要因は非常に複雑である．とくに神経性やせ症の場合は遺伝的要因や家族関係などの影響が大きいといわれ，一概にボディイメージだけに起因するものではない．

- わが国では摂食障害を専門に扱う医療機関数が十分でなく，発見が遅れることも多く，実際には医療機関にかかっていないケースも多いと推測される．治療においては管理栄養士もチームの一員として栄養管理にかかわるカウンセリングを担当するが，患者はボディイメージだけでなく，食べることに対しても歪んだ考え方をもっていることが多く，一度固定された考え方の修正は容易ではない．したがって，ただ一方的な考え方を押しつけるのではなく，患者の気持ちに寄り添うことが重要である．

肥満と摂食障害の共通要因としてのボディイメージ

- 不健康なダイエットは，摂食障害発症のリスクとなるだけではなく，「太っていることはいけない」というストレスや，「やせなければいけ

ない」と思う抑制的な心理状態が，反動的に過食行動を引き起こし，結果的に体重増加を招き肥満発症リスクを上昇させる．つまり，やせるためにはじめたダイエットのせいで，体重が増えてしまうのである．肥満と摂食障害，すなわち「食べ過ぎること」と「食べないようにしようとすること」という一見両極にみえる健康課題において，ボディイメージは健康的な食行動形成に支障をきたし，食行動障害を誘発させるという点において共通の要因となる．よって，思春期のダイエットは，成長に必要な栄養素の摂取を妨げるだけでなく，健康的な食態度・食行動の形成をも妨げるという点で，避けるべき課題となり，とくに女子では月経不順，骨粗鬆症，低出生体重児の増加など生涯にわたる健康に多大な影響を及ぼすことから，健康教育の重要課題として位置づけられる．

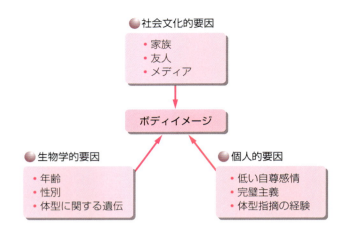

図2-12　ボディイメージに影響を与える3つの要因

メディアにより形成されるボディイメージ

▶ボディイメージに影響を与える要因は，生物学的要因，個人的要因，社会文化的要因の3つに分類される（**図2-12**）．そのうち家族・友人・メディアからなる社会文化的要因は最も大きな影響を与える．なかでも，メディアは近年の急速な発展により量・質ともに大きな変化を遂げており，影響力が増大している．

▶フィジーでは，テレビ視聴が一般に広まる前と広まって3年後では，14～17歳女子のうち摂食障害傾向が認められた者の割合が12.7%から29.2%へ，自己誘発性嘔吐を行う者の割合は0%から11.3%へと増加したことが報告されている．元来，フィジーでは大きくたくましい女性が美しさの象徴であったが，同調査時には自身の体型を太り過ぎと評価する者は74.0%にものぼった．メディアにより欧米のやせ理想が浸透し，それがいかに強い影響力をもっているかということがわかる．

▶とくに若い世代はメディア機器を容易に扱い，やせ理想を流布する膨大なメッセージを浴びている．メディアメッセージは社会でよしとされるステレオタイプを含むことが多く，とくに女性については，スリムなモデルやタレントへの誤ったあこがれを招くメッセージが伝えられている．また，太っていることはだらしないというイメージも強く，太ることへの恐怖心を煽る要因の一つとなっている．

▶メディアで伝えられる不健康なやせを理想的な体型と思い込むと，外見を重視する傾向が強くなり，人の価値を見た目で評価し，心身の内面的な充実による健康よりも外見を着飾ることに優先順位をおくようになる．

メディアリテラシー

▶メディアの影響により，やせ理想への傾倒が始まると，メディアに対して脆弱になり判断力が低下し，より情報に依存するようになる．このようなメディアからの影響を軽減するには，社会的につくられたやせ理想に対して批判的な視点をもち，判断基準をメディアに委ねることなく情報を主体的に読み解く力，“メディアリテラシー”を身につけておくことが必要となる．

▶総務省によると，メディアリテラシーは，①メディアを主体的に読み解く能力，②メディアにアクセスし，活用する能力，③メディアを通じコミュニケーションする能力，とくに情報の読み手との相互作用的コミュニケーション能力を構成要素とする複合的な能力，と位置づけられている．

▶2000年頃より情報の信頼性や個人情報の保護などの観点からメディア教育の必要性が唱えられている．とりわけ物事の価値判断に未熟である子どもたちにとっては，適正なボディイメージ形成に限らず，健康情報や食品選択など，多くの健康課題を考えた場合にも汎用性の高いメディアリテラシー教育の効果が期待できる．近年はインターネットが普及し，SNSサイトやブログといった双方向のやりとりを用いたダイエットや健康情報の共有も多く行われるようになっている．適切な情報の発信・コミュニケーション能力という観点からも，メディアを避けるのではなく，賢く活用するためのスキルであるメディアリテラシーの形成は健康栄養教育に有用となる．

ボディイメージとメディアリテラシー 163

表2-21 "Everybody's different." のプログラム内容

テーマ	項目	ワーク例
●セルフ・エスティームを育てる	●ストレスへの対処 ●健全な自己概念および友人との関係の形成	●ストレスって？ ●人を作るものって何？ ●クラスでビンゴ ●手形にメッセージを！
●ポジティブなボディイメージ形成のためのメディアリテラシー	●メディアメッセージの社会的規範への影響 ●ステレオタイプ ●メディアのテクニック	●私の24時間メディア日記 ●ステレオタイプコラージュ ●広告分析・雑誌分析
●成長，発達，思春期を知る	●成長によるポジティブな側面 ●個人差があって当たり前	●思春期発達の実際 ●ステージマッチングパズル ●友達に聞いてみよう
●食と栄養に対するポジティブな態度形成	●食がもたらすよい点や健康的な食の楽しみ方 ●食行動へのさまざまな影響	●健康的な食品ピラミッドの紹介 ●目隠し食品テイスティング ●食習慣へ影響するものは何？ ●危険なダイエットを見抜こう
●体重にかかわる問題 —子どもの肥満予防—	●健康の多様な側面	●健康って何？ ●"健康度"チェック

（O'Dea〈2007〉Everybody's different. より）

思春期を対象とした包括的な栄養教育の必要性

▶思春期の子どもたちを対象としたメディアリテラシーの形成を含むボディイメージ教育の展開が望まれるが，わが国の学校教育では，保健体育科学習でわずかに取り上げられているのみでほとんど実施されていない.

▶わが国と同様にボディイメージやダイエットの問題を抱える欧米諸国では，ボディイメージ教育を積極的かつ組織的に展開し，おもに保健学習の一部として位置づけている.

▶オーストラリアでは国をあげて，子どものポジティブなボディイメージを育てることを健康施策の目標に掲げ，"Everybody's different."，"Body Think"，"Free to be me" などのプログラムが開発され，評価研究も行われている.

▶**表2-21** に示す "Everybody's different." のプログラムをみると，大きな流れとして，次の①〜③の内容になっており，メディアリテラシーの向上，身体不満およびやせ理想の内面化の減少といった学習効果が報告されている.

①**セルフ・エスティームの向上**（⇒ p.19参照）：個性を受け入れ，自分や友人のよいところをみつける，健全なストレス対処スキルを身につける.

②**メディアリテラシーの強化**：DVD教材を用いてモデルの画像加工プロセスを見て，テクニックを読み解く．ステレオタイプに対する批判的思考を育て，自身の体型の受容を図る.

③**食行動，成長，健康への理解**：「食べてはいけない悪い食べ物」ではなく，「量に気をつける食べ物」という表現を用い，健康的な食べ方を学び，食に対するポジティブな態度形成を図る．健康は単に体重だけで測れるものではなく，心身ともに満たされることが重要であることを理解する.

▶このように思春期以降の栄養教育には，子どもたちが「わかっているけど，やせたいから……」という誤った食態度へ陥らないよう，健康的なボディイメージの形成，メディアリテラシーの強化を含めた包括的な栄養教育が効果的である.

▶そのためには，管理栄養士を含む教育者側が思春期のボディイメージの問題を理解し，正しい体型認識を促すこと，そして，見た目や体重の数字だけにとらわれないポジティブな食態度を形成する柔軟な栄養教育を心がけることにより心身の健全な成長を促すことが可能となる.

▶また，個人だけでなく，社会全体として，メディアの流す情報やイメージに惑わされない適正なボディイメージの形成へ向けた意識，そして多様な体型を受容する態度を形成する健康栄養教育の推進が欠かせない.

* * *

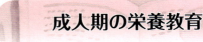

成人期の栄養教育

1 成人期の栄養教育の特性と留意事項

- 成人期とは，一般に20～64歳の45年あまりの期間である．思春期と高齢期の中間にあたる成人期の年齢区分については，青年期（思春期～29歳），壮年期（30～49歳），中年期（50～64歳）の3区分とするほか，成人前期（20～39歳）と成人後期（40～64歳）の2区分とする考え方などがある．この年齢の広がりからもわかるように，成人期には就学者，就業者，未就業者など，さまざまな者を含む．

- したがって，成人期の栄養教育を考える際には，対象者の年齢やライフイベント（卒業，就職，転職，結婚，出産，子育てなど）を考慮し，ライフスタイルに応じた手法を検討する必要がある（図2-13）．たとえば，栄養教育に参加できる時間や時間帯は，ライフスタイルに応じて限定されることが多い．そのため，就学者は在籍する学校にて，就業者は職域にて，このほかの者は地域における栄養教育への参加が現実的手段と考えられる．妊娠期・授乳期に属する者については「妊娠期・授乳期の栄養教育」（⇒ p.126）を参照されたい．

1 成人期の健康に関する現状と課題

■肥満とやせ

- body mass index（BMI）は体格判定の指数であるが，健康を維持し，生活習慣病の発症予防を行うための指標としても用いられる．成人における肥満とやせの割合について，ここ10年間で大きな変化はないが，肥満者（BMI ≧ 25）の割合は，男性では

図2-13 成人期のライフスタイルと健康上の課題

	20歳	30歳	40歳	50歳	60歳
①就労形態・労働条件による影響 長時間労働，夜間勤務，交代勤務，裁量労働，単身赴任	ストレス，過労，不規則な生活，付き合いによる飲食機会の増加，運動不足，睡眠不足，睡眠の質の低下 社会的責任とそれにともなうストレス				
②家庭の形態・環境による影響 共働き，専業主婦・主夫，ひとり親（シングルマザー，シングルファーザー），核家族，多世代家族	（とくに単身者）欠食・外食・中食の多用・不規則な生活 睡眠不足・睡眠の質の低下・運動不足 育児ストレス・子育ての疲れ　　　　　　　　　　　　介護ストレス・疲れ				
①，②，加齢，その他要因による，健康に対する信念や健康上の変化	自身の健康を過信 　　　　　　　　　　　　　　　　　肥満（とくに男性30歳以降） やせ（とくに女性20歳代） 　　　　　　　　　　　　　加齢による身体諸器官の働きや代謝機能の減退 　　　　　　　　　　　特定健診・保健指導開始→ 　　　　　　　　　　　　　　　　健診による検査値異常の発現 　　　　　　　　　　　　　　　更年期症状				

成人期の年齢区分▶日本人の食事摂取基準（2020年版）では，18歳以上を成人とし65歳以上を高齢者としている．年齢区分は18～29歳，30～49歳，50～64歳の3区分としている．

地域における栄養教育▶行政，民間によるさまざまな取り組みがある．行政における取り組みの一例として，適正体重の維持を目的とした減量教室，野菜摂取量の増加を目的とした調理実習等がある．

40〜60歳代が3割以上，女性では50歳以上が2割以上となっている．やせの者（BMI＜18.5）の割合は，男性では1割未満，女性では30〜50歳代では1割程度であるが，20歳代の女性については，2割ほどであることが問題視されている（令和元年国民健康・栄養調査報告）．

■運動習慣と身体活動

- 20〜64歳の成人において，1回30分以上の運動を週2回以上実施し，1年以上継続している（運動習慣のある）者の割合は，男性で3割，女性で2割である．このうち，40歳代の男性では2割未満，30歳代女性では1割未満となっている．歩数の状況では，ここ10年間で大きな変化はないが（平均値は男性で6,793歩，女性で5,832歩），1990年代と比べると1,000歩程度減少している（令和元年国民健康・栄養調査報告）．こうした背景などから，また，身体活動が多い者は，少ない者と比較して，糖尿病，循環器疾患，がん，ロコモティブシンドローム，そして認知症の発症・罹患リスクが低いことから，厚生労働省は「健康づくりのための身体活動・運動ガイド2023」を策定した．

■睡眠

- 20歳以上の成人において，睡眠時間が足りない，夜中に目が覚める等がなかった者は男女ともに3割であった．1日の平均睡眠時間が6時間未満の者は男性で3割，女性で4割を占める（令和元年国民健康・栄養調査報告）．
- 生活習慣に着目して健康づくりを進めてい

くためには，自分の睡眠に関心をもち，自ら対処していくことが重要であることから，厚生労働省は「健康づくりのための睡眠指針〜快適な睡眠のための7箇条〜」（2003年）を再改訂し，「健康づくりのための睡眠ガイド2023」を策定した．全体の方向性として個人差を踏まえるとし，成人では1日6時間以上を推奨する睡眠時間としている．

- 2019年4月より，働く人の健康確保とワーク・ライフ・バランスの推進を目的に勤務間インターバル制度が努力義務として施行された．この制度は，勤務終了後，一定時間以上の休息期間を設けることで，労働者の生活時間や睡眠時間を確保することをねらいとしている．

■更年期と更年期障害について

- 日本産科婦人科学会では，月経が永久に停止した状態を閉経とし，日本人の平均閉経年齢は約50歳と報告している．閉経前の5年間と閉経後の5年間をあわせた10年間のことを更年期といい，その間に現れる，①血管の拡張と放熱に関連する症状（ホットフラッシュ，発汗など），②そのほかのさまざまな身体症状（めまい，動悸，頭痛，疲れやすさなど），③精神症状（気分の落ち込み，イライラなど）を更年期症状という．そのなかでも症状が重いものを更年期障害という．
- 更年期障害は，加齢にともなうホルモンの低下以外にも社会的要因，心理的要因なども関与しており，男性にもみられる症状である．ホルモン療法，薬物療法だけでなく，認知行動療法などの心理療法のほか，

目標とするBMIの範囲 ▶ 日本人の食事摂取基準（2020年版）では，観察疫学研究において報告された総死亡率が最も低かったBMIの範囲は18〜49歳でBMI 18.5〜24.9，50〜64歳でBMI 20.0〜24.9とされている．
　国民健康・栄養調査（令和元年）の結果をあてはめて考えると，目標とするBMIの範囲内にある成人の割合は，20歳代の男性および20歳代・40歳代の女性では7割，30歳代の男性および女性では6割，40〜50歳代の男性では5割となる．

運動や食事などの生活習慣の改善も対処法の一つである.

■特定健康診査・特定保健指導（特定健診・特定保健指導）

- 第5次国民健康づくり対策にあたる「21世紀における第三次国民健康づくり運動（健康日本21（第三次））」では，すべての国民が健やかで心豊かに生活できる持続可能な社会の実現をビジョンとしている．そのためには，誰一人取り残さない健康づくりを展開することを推進し，また，より実効性をもつ取り組みを推進することに重点を置いている．さらには新しい視点として，「女性の健康を明記」，「自然に健康になれる環境づくり」等，5つを取り入れている．健康日本21（第三次）は令和6年度から令和17年度までの12年間を取り組みの期間としている.

- 対象は40〜74歳の医療保険加入者であり，この制度では，健診結果から対象者を「情報提供」，「動機付け支援」，「積極的支援」の3つの支援レベルに階層化（図2-14）し，特定保健指導実施者（管理栄養士，医師，保健師）が，行動科学理論に基づき，それぞれのレベルに応じた特定保健指導を実施する．特定保健指導実施者は決められた時間の面接，電話や電子メールなどによる指導により，対象者の健康への関心を高め，行動変容に導く役割が求められている（図2-15，表2-22，表2-23，表2-24）.

- 特定健診を受ける人の割合（実施率）は徐々に上がり（2008年38.9％→2021年56.5％），特定保健指導が必要とされた人の割合は下がっている（2008年19.9％→2021年17.3％）．この特定保健指導が必要とされた人のなかで実際に特定保健指導を最後まで受けた人は2008年の7.7％から2021年の24.6％と増えてはいるが，多いとはいえないのが現状である．また，積極的支援を途中で放棄してしまう対象者もいる．その要因はいろいろあるが，保健指導者のスキルの問題も一つとしてあげられ，指導者のスキルの向上が望まれる.

❷ 成人期の栄養状態の現状と課題

- 男女ともに，成人後期に比べて成人前期において摂取量が少ない栄養素および食品群はカルシウム，鉄，野菜類である．食塩摂取量は，年齢階級が上がるとともに摂取量も増加する傾向にある．成人の朝食の欠食率について年齢階級別にみると，男性では20歳代と40歳代で3割弱，女性では20歳代で2割弱，30歳代で2割である．成人において，昼食について調理されてきたものを買う，出前をとって家で食べる，または外食する者の割合は男性の20〜30歳代で半数，女性の20〜30歳代で4割である（令和元年国民健康・栄養調査報告）.

- 外食・中食いずれかを週2回以上，定期的に利用している人は，そうでない人に比べて主食・主菜・副菜を組み合わせた食事をする割合が低いこともあり，外食・中食中心の食事では栄養バランスをよくするのはむずかしいことがわかる（平成27年国民健康・栄養調査報告）.

- エネルギーおよび栄養素の摂取量に関しては，日本人の食事摂取基準を参考にするほか，食生活指針や食事バランスガイドを栄養教育に用いる（⇒ p.115参照）.

勤務間インターバル制度（→ p.165）▶ 2018年6月29日に成立した「働き方改革関連法」に基づき「労働時間等設定改善法」が改正された．ワーク・ライフ・バランスを保ちながら働くことができ，健康保持や過重労働の防止を図る意図がある.

ステップ1 内臓脂肪蓄積のリスク判定	（1）腹囲 男性 ≧ 85 cm 女性 ≧ 90 cm	（2）BMI 男性 < 85 cm 女性 < 90 cm かつ BMI ≧ 25			
ステップ2 追加リスクの数の判定と特定保健指導の対象者の選定	①血圧高値 a 収縮期血圧 ≧ 130 mmHg または b 拡張期血圧 ≧ 85 mmHg	②脂質異常 a 中性脂肪 ≧ 150 mg/dL または b HDL コレステロール < 40 mg/dL	③血糖高値 a 空腹時血糖 ≧ 100 mg/dL または b HbA1c(NGSP) ≧ 5.6%	④質問票 喫煙歴あり	⑤質問票 ①，②または③の治療にかかる薬剤を服用している
	メタボリックシンドロームの判定項目			関連リスク	
ステップ3 保健指導レベルの分類	ステップ1で（1）に該当した場合 ステップ2で①〜④のリスクのうち 追加リスクが2個以上／積極的支援　追加リスクが1個／動機付け支援　追加リスクが0個／情報提供		ステップ1で（2）に該当した場合 ステップ2で①〜④のリスクのうち 追加リスクが3個以上／積極的支援　追加リスクが1，2個／動機付け支援　追加リスクが0個／情報提供		ステップ2で⑤に該当 特定保健指導の対象外
ステップ4 特定保健指導における例外的対応等	● 65歳以上75歳未満の者については，日常生活動作能力，運動機能等を踏まえ，QOLの低下予防に配慮した生活習慣の改善が重要であること等から，「積極的支援」の対象となった場合でも「動機付け支援」とする. ● 降圧薬等を服薬中の者については，継続的に医療機関を受診しているはずなので，生活習慣の改善支援については，医療機関において継続的な医学的管理の一環として行われることが適当である. そのため，保険者による特定保健指導を義務とはしない. しかしながら，きめ細かな生活習慣改善支援や治療中断防止の観点から，かかりつけ医と連携したうえで保健指導を行うことも可能である. また，健診結果において，医療管理されている疾病以外の項目が保健指導判定値を超えている場合は，本人を通じてかかりつけ医に情報提供することが望ましい.				

図 2-14　特定保健指導対象者の階層化

（厚生労働省：標準的な健診・保健指導プログラム（令和 6 年度版），2023 をもとに作成）

- 厚生労働省は 2011 年より「健康寿命をのばしましょう」をスローガンに国民運動「スマート・ライフ・プロジェクト〈Smart Life Project〉」を開始した（⇒ p.121 脚注参照）.

③ 就業者に関する課題と取り組み

- 厚生労働省は 1988 年より，健康保持増進措置として，働く人の「心とからだの健康づくり」をスローガンに，トータルヘルスプロモーションプラン〈total health promotion plan：THP〉を展開している.
- 労働安全衛生法第 70 条の 2 に基づき，「事業場における労働者の健康保持増進のための指針」（THP 指針）が公表されている.
- 健康保持増進措置を実施するスタッフは産

特定保健指導実施者（→ p.166）▶ 2023 年度末までの経過措置として，保健指導に関する一定の実務の経験を有する看護師が動機付け支援や積極的支援を実施してもよいとされている. ただし，看護師は保健指導事業の統括者にはなれない.

トータルヘルスプロモーションプラン ▶ 労働安全衛生法第 69 条では，労働者の健康保持増進を図るために必要な措置を継続的かつ計画的に実施することが事業者の努力義務として定められ，労働者は，事業者が講ずる措置を利用して，健康保持増進に努めることと定められている.

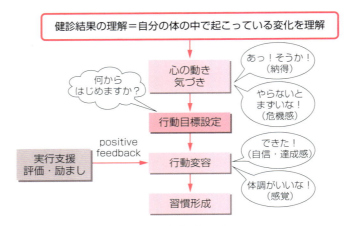

図 2-15　保健指導のプロセス
(厚生労働省：健診・保健指導の研修ガイドライン（令和6年度版），2023，p3 より作成)

表 2-22　情報提供・保健指導の実施形態

	対象者	支援期間・頻度	支援形態
情報提供	健診受診者全員	年1回（健診結果の通知と同時に実施）以上	対象者の特性に合わせ，支援手段を選択
動機付け支援	健診結果・質問票から，生活習慣の改善が必要と判断された者．かつ，生活習慣の変容を促すに当たって，行動目標の設定やその評価に支援が必要な者	原則1回の支援．3カ月以上経過後に評価を行う ※状況等に応じ，6カ月経過後の評価実施や，3カ月経過後の実績評価終了後に独自のフォローアップ実施も可能．	面接による支援 ● 1人20分以上の個別支援（情報通信技術を活用した遠隔面接は30分以上） ● 1グループ（8名以下）あたり80分以上のグループ支援
積極的支援	健診結果・質問票から，生活習慣の改善が必要と判断された者．かつ，そのために保健指導実施者によるきめ細やかな継続的支援が必要な者	3カ月以上の継続的な支援．当該3カ月以上の継続的な支援後に評価を行う ※状況に応じ，6カ月経過後に評価実施や，3カ月経過後の実績評価終了後に独自のフォローアップも可能	■ 初回時の面接による支援 動機付け支援と同様 ■ 3カ月以上の継続的な支援 ①支援A（積極的関与タイプ）： ● 特定保健指導支援計画や実施報告書，支援計画の実施状況を確認するため，対象者の行動計画への取り組みとその評価等について記載したものの提出を求め，記載に基づいた支援を行う ● 個別支援A，グループ支援A，電話支援A，電子メール支援Aから選択 ②支援B（励ましタイプ） ● 個別支援B，電話支援B，電子メール支援Bから選択 ● 支援計画の実施状況の確認と励ましや賞賛をする支援

(厚生労働省：標準的な健診・保健指導プログラム（令和6年度版），2023/厚生労働省：特定健康診査・特定保健指導の円滑な実施に向けた手引き（第3.2版），2021 をもとに作成)

成人期の栄養教育　169

表 2-23 望ましい積極的支援の例

■ パターン A：腹囲 2 cm 以上かつ体重 2 kg 以上減の目標達成によるアウトカム評価で 180 p に到達した例

（概要）腹囲 2 cm・体重 2 kg 減を達成目標に設定し，生活習慣改善の行動計画を立案．
　　　　継続的支援の際に進捗を確認し，3 カ月以降経過後に 2 cm・2 kg 減の達成を確認．

支援の種類	時期	支援形態	支援内容
初回面接	健診当日	個別支援	健診結果と生活習慣の問診票を活用し，生活習慣それぞれの特徴と対象者の行動変容ステージを捉える． 生活習慣についての気づきを促し，改善の可能性を探る． 3 カ月後の腹囲 2 cm かつ体重 2 kg 減を達成目標に，腹囲と体重のセルフモニタリングの方法を確認する． 3 カ月以降の継続的支援の内容と方法を一緒に確認する．
継続的支援	1 カ月後	電子メール	現在の腹囲と体重を確認するとともに，自己効力感の向上につながる支援を実施．
	3 カ月以降	電子メール	一体的に実施．電子メールにて腹囲 2 cm かつ体重 2 kg 減以上となっていることを確認． 目標を達成したことを賞賛し，支援を終了する． 次年度に向けた行動目標の継続と次年度の健診を勧奨する．

● 達成プロセスのイメージ

目標		初回面接	継続的支援と実績評価	
2 cm・2 kg 減を目標に設定し，生活習慣改善の計画を立案．	支援計画	▷ 健診当日	▷ 電子メール	実績評価 ▷ 電子メール
	プロセス評価	20 p	30 p	30 p
	アウトカム評価			2 cm・2 kg 減 180 p

初回面接から 3 カ月経過

■ パターン B：腹囲 2 cm 以上かつ体重 2 kg 以上減の目標は達成できなかったものの，継続的支援と行動変容のアウトカム評価を合わせて 180 p に到達した例

（概要）腹囲 2 cm・体重 2 kg 減を達成目標に設定し，生活習慣改善の行動計画を立案．
　　　　3 カ月以降経過後に腹囲と体重に変化なく，運動習慣の行動変容の目標を修正．
　　　　その 2 カ月以降経過後，運動習慣の行動変容を確認．

支援の種類	時期	支援形態	支援内容
初回面接	健診1 週間以降	個別支援（遠隔）	健診結果と生活習慣の問診票を事前に送付し，ビデオ通話システムを用いて生活習慣についての気づきを促し，改善の可能性を探る． 3 カ月後の腹囲 2 cm かつ体重 2 kg 減を達成目標に設定する． セルフモニタリングの方法を確認するとともに，継続的支援の内容と方法を一緒に確認する．
継続的支援	1 カ月後	個別支援	現在の腹囲，体重を確認． 腹囲と体重の変化は確認できなかったため，引き続き腹囲 2 cm・体重 2 kg 減を目指して，行動変容の意識を高める支援を実施．
	3 カ月以降	個別支援	現在の腹囲，体重が変化していなかったため，中間評価として実施． 運動習慣の行動変容目標について，話合いながら修正を実施．
	5 カ月以降	電話	実績評価と一体的に実施．体重と腹囲は変化なかったが，2 カ月以上継続できた新たな運動習慣の改善を確認し，支援を終了とする． 継続的な取組と次年度の健診を勧奨する．

● 達成プロセスのイメージ

目標		初回面接	継続的支援と実績評価		
2 cm・2 kg 減を目標に設定し，生活習慣改善の計画を立案．	支援計画	▷ 健診1 週間以降 ▷ 個別支援	中間評価 ▷ 個別支援　アウトカム達成に至らず，180 p 到達しなかったため中間評価として実施		実績評価 ▷ 電話
	プロセス評価	70 p	70 p		30 p
	アウトカム評価				運動習慣改善 20 p

初回面接から 3 カ月経過

保健指導はポイント制となっており，アウトカム評価とプロセス評価を合計し，180 p 以上の支援を実施することを保健指導終了の条件としている．腹囲 2 cm 以上かつ体重 2 kg 以上減少または体重が当該年度の特定健康診査の体重の値に 0.024 を乗じて得た値（kg）以上かつ腹囲が当該値（cm）以上減少したと認められた場合は 180 p と設定する．腹囲 2 cm 以上かつ体重 2 kg 以上減に達していない場合においても，生活習慣病予防につながる行動変容や腹囲 2 cm 以上かつ体重 2 kg 以上減の過程である腹囲 1 cm かつ体重 1 kg 減についても 20 p として評価する．

（厚生労働省：標準的な健診・保健指導プログラム（令和 6 年度版），2023，p.250-251 より作成）

表 2-24　積極的支援における評価方法と各支援のポイント構成

アウトカム評価	2 cm・2 kg	180 p
	1 cm・1 kg	20 p
	食習慣の改善	20 p
	運動習慣の改善	20 p
	喫煙習慣の改善（禁煙）	30 p
	休養習慣の改善	20 p
	その他の生活習慣の改善	20 p
プロセス評価	個別支援*	● 支援 1 回当たり 70 p ● 支援 1 回当たり最低 10 分間以上
	グループ支援*	● 支援 1 回当たり 70 p ● 支援 1 回当たり最低 40 分間以上
	電話支援	● 支援 1 回当たり 30 p ● 支援 1 回当たり最低 5 分間以上
	電子メール・チャット等支援	● 1 往復当たり 30 p
	健診当日の初回面接	20 p
	健診後 1 週間以内の初回面接	10 p

*情報通信技術を活用した面接を含む.

（厚生労働省：標準的な健診・保健指導プログラム（令和 6 年版），2023，p.249 より）

業医，運動指導担当者，運動実践担当者，心理相談担当者，産業栄養指導担当者，産業保健指導担当者であり，健康保持増進措置の内容は，健康測定，運動指導，メンタルヘルスケア，栄養指導，保健指導である．産業栄養指導担当者は栄養指導を担当し，食生活上問題が認められた労働者に食習慣や食生活の評価と改善の指導を行う（図 2-16）.

● 2015 年にストレスチェック制度が施行された．これは，労働者のストレスの程度を把握し，労働者自身のストレスへの気づきを促すとともに，職場改善につなげ，働きやすい職場づくりを進めることによって，労働者がメンタルヘルス不調となることを未然に防止することを目的としている．

● 2007 年 12 月，政府は関係閣僚，経済界，労働界，地方公共団体の代表等からなる「官民トップ会議」において，「仕事と生活の調和（ワーク・ライフ・バランス）憲章」，「仕事と生活の調和推進のための行動指針」を策定した．本憲章では，仕事と生活の調和が実現した社会の姿として，①就労による経済的自立が可能な社会，②健康で豊かな生活のための時間が確保できる社会，③多様な働き方・生き方が選択できる社会を提唱している．

● 上記ではディーセント・ワーク〈decent work〉の実現に取り組み，国民一人ひとりが，仕事だけでなく家庭や地域社会などにおいても，ライフステージに応じた自らの望む生き方を手にすることができる社会

仕事と生活の調和推進のための行動指針 ▶ 14 の指標および目標値が策定されている．内閣府男女共同参画局.
ディーセント・ワーク ▶ 働きがいのある人間らしい仕事.

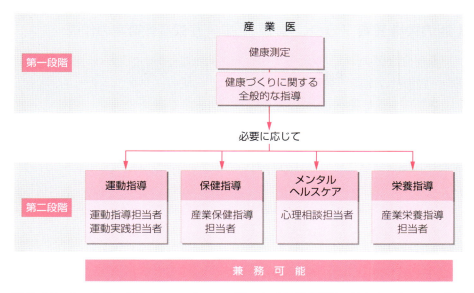

図2-16 トータルヘルスプロモーションプランによる健康増進の流れとスタッフの役割
〔中央労働災害防止協会：THP（心とからだの健康づくり）とは．中災防より〕
https://www.jisha.or.jp/health/thp/index.html（参照 2020-2-28）

をめざすものである．
- このほか，健康や栄養の問題にかかわる就業者の課題として，約2割の企業において有配偶者が単身赴任をしていること（厚生労働省：就労条件総合調査，2004年）などがある．
- 事業所などでの給食提供（社員食堂など）は，利用者が正しい食習慣を身につけ，より健康的な生活を送るために必要な知識を習得するよい機会となる．今後，事業所などの給食においてスマートミールの取り組みが進めば，就業者にとって，より望ましい食環境が整うことになるだろう．

2 成人期の栄養教育のためのアセスメント

- 成人期の栄養教育のためのアセスメントにおいても，臨床診査，身体計測，生理・生化学的検査，食事調査などの4項目より情報を得る．
- 食行動の変容につながる栄養教育を行うためには，対象者が成人になるまでに獲得した食習慣や食スキルを把握しておくことも必要である．このほか，アセスメント項目として，「標準的な健診・保健指導プログラム」（厚生労働省，2023年）を参考にするとよい．
- 具体的には，対象者の年齢，性格，現在までの生活習慣，家庭環境，職場環境，行動変容のステージ（準備状態），健康に対する価値観や意識などである．

3 成人期の栄養教育プランニング

- 成人期の栄養教育のプランニングについても，前述の「標準的な健診・保健指導プログラム」を参考にするとよい．

1 問題行動の抽出・要因分析

- 特性と留意点にあげたように，30代以降の男性の肥満，20代女性のやせ，単身世帯の若い世代での高い外食率など，性別，年代，ライフスタイルにより問題点は異なる．栄養教育のためのアセスメント項目で得られた内容について分析し，健康や栄養に関する特徴を把握し，課題を明確にする．その際，課題に関連する個人要因と環境要因も分析する．
- 次に，課題に優先順位をつけ，最も効果が期待でき，重要である課題について取り組むようにする．

2 目標の設定

- 優先課題に取り組むための結果目標，行動目標，学習目標，環境目標，実施目標を設定する．一例を**表2-24**に示す．

3 栄養教育プログラムの概要の計画

- 設定した目標を達成するための栄養教育プログラムを編成する（**表2-25**）．その際，個別カウンセリングまたは集団教育，あるいはその併用などを検討する．また，対象者に合わせた行動科学の理論やモデルを活用する．

4 栄養教育案の作成

- 調理経験の乏しい単身赴任者のための3回構成のプログラムのうち，1回目の栄養教育案を**表2-26**に示す

5 教材・教育方法の選択，学習形態の選定

- 対象者の知識や関心，また学習に対する準備段階を見極め，個々に合う適切な栄養教育の方法を選択する．使用する教材についても，対象者のライフスタイルに合わせたものを用いる．
- とくにカウンセリングにおいては，対象者と信頼関係を築くことが大切である．そのためには，コーチングやティーチングの技量も求められることもある．ほかに，対象者を取り巻く地域や職域などの社会的・経済的背景にも目を向け，利用可能な資源（保健活動や関連するサービス）がある場合，それらを活用するなど関連する行政や医療機関などとの連携を試みることも必要である．

4 栄養教育の実施と評価

- 栄養教育プログラムの実施途中で経過評価を行い，必要であれば結果をフィードバックし，栄養教育プログラムを改善する（形成的評価）．
- 栄養教育プログラムの結果に対する評価を企画評価，経過評価，影響評価，結果評価により行う．これらの評価を多面的，総合的に評価し，総合的評価とする．

成人期の栄養教育　173

表 2-25　成人を対象とした栄養教育プログラムの例（全 3 回）

プログラム名：調理経験の乏しい単身赴任者を対象とした健康・栄養教育

■**課題**：A 事業所において，単身赴任者に BMI の増加や，体調不良などの不定愁訴を訴える者の増加がみられる．
■**対象者**：A 事業所の単身赴任者 10 名
■**実施者**：A 事業所の給食施設（社員食堂）の管理栄養士 1 名
■**目標**

実施目標	集団での栄養教育（3 回，講義およびグループ学習 60 分 / 回，実習 90 分 / 回）
環境目標	社員食堂において毎日野菜たっぷりヘルシーメニューの提供回数を増やす
学習目標	野菜の摂取が循環器疾患やがんの予防によいこと（野菜などに含まれるカリウム，食物繊維，抗酸化ビタミンなどの摂取が上記の疾病の予防に効果的に働くこと）を知る
行動目標	毎食（1 日 3 食）野菜を摂取する 社員食堂において，野菜を使用したメニューを選択する
結果目標	不定愁訴が軽減し仕事の効率が上がる

■**学習形態**：講義（一斉学習）およびグループ学習（料理カードを用いた体験学習）
■**行動科学理論，モデル**：個人的要因と環境，行動の 3 つの要因は互いに関連し合っているという相互決定主義に基づく社会的認知理論．グループのなかでお互いの言動から，自分以外の人も自分と同じ問題をもっていることを知る，自分自身を振り返るなどからグループダイナミクスの効果を期待できる．
個人：認知（野菜の摂取が循環器疾患やがんの予防によいことを知る）
環境：事業所の給食で野菜を使用したメニューを提供
行動：毎食，野菜を摂取する．社員食堂において，野菜を使用したメニューを選択するなどの行動

■**プログラム**

	テーマ	学習形態	内容
5 月 （第 1 回）	野菜の働きについて知ろう	講義	1 日の食事量，野菜に含まれる成分や働きについて理解を深める．
		グループ学習	外食や中食で利用する店などについて意見交換（どのような店を利用しているか，どのようなメニューを選択しているかなど）を行う．
6 月 （第 2 回）	野菜が含まれる料理について知り，選べるようになろう	グループ学習	野菜が含まれる料理について学習する．外食などにおけるメニューの選択の仕方について料理カードを用いた体験学習を行う．どのような店でどのようなメニューを選択すればよいのかを考える．
7 月 （第 3 回）	野菜料理をつくって食べてみよう	実習	野菜の洗い方や切り方を学び野菜料理をつくり，試食する．

企画評価：目標設定が適切であったかなど，参加者からのアンケートや実施者，スタッフとのディスカッションにより評価する．次回の計画の見直し作業などを行う．
経過評価：栄養教育プログラムのとおりに実行できたか，参加者の出席状況などについて評価する．1 回目終了時に野菜の摂取に関する重要性を理解することができたか評価する．
影響評価：野菜を使用したメニューを選択したかなどについて評価する．
結果評価：不定愁訴に改善がみられたかを評価する．
総合的評価：企画評価から結果評価までを総合的に評価する．実施した栄養教育プログラムにより行動変容が促されたかどうか，可能であれば経済評価も併せて行う．

174　実践応用編　2章　ライフステージ・ライフスタイルからみた栄養教育の実際

表 2-26　野菜摂取の増加を目的とした栄養教育案

プログラム名：調理経験の乏しい単身赴任者を対象とした健康・栄養教育

■**テーマ**：第 1 回　野菜の働きについて知ろう

■**栄養教育テーマ設定の理由**：対象者の毎日の食生活を調査すると外食，中食が多く，野菜料理をほとんど選択していないことが明らかとなった．そこで野菜の働きを知り，不定愁訴の一因になっているビタミン，ミネラルなどの不足が野菜摂取で補えることや，野菜の摂取が血糖値の上昇を緩やかにすること，野菜のカリウムが食塩（ナトリウム）の摂り過ぎによる血圧上昇を緩和してくれるなどの利点があることを学び，野菜を食べるきっかけとする．

■**対象者**：A 事業所の単身赴任者 10 名

■**栄養教育目標**：
　学習目標
　　　1 日の食事量を理解する．
　　　そのなかで，目標とする野菜の摂取量を理解する．
　　　野菜に含まれる成分や働きを理解する．

■**評価方法**：
　①企画評価
　　　参加者からのアンケート，スタッフディスカッションにより評価する．
　②経過評価
　　　栄養教育プログラムのとおりに実行できたか．
　　　グループ学習に積極的に参加することができたか．
　　　一日の食事量，目標とする野菜の摂取量，野菜に含まれる成分や働きに関する知識を習得できたか．

■**栄養教育の方法**：保健センターの多目的室にて，講義とグループ学習 60 分 / 回.
　　　　　　　　管理栄養士　1 名，保健師　1 名

■**栄養教育の概略**

	おもな活動	支援上のポイント	教材・教具
導入 （5 分）	● 食生活調査の結果から現状の野菜摂取量を知る	● 座席への誘導	● 配付資料（プレゼンテーションの抜粋）
展開 （45 分）	● 1 日の食事量を理解する ● 目標とする野菜の摂取量を理解する ● 野菜に含まれる成分や働きを理解する		● 1 日の食事量，目標とする野菜の摂取量，野菜の成分やその働きについて講義する
	● 外食や中食で利用する店などについて意見交換し，ワークシートにまとめる ● ワークシートにまとめた意見を発表し，情報を共有する	● グループ学習のなかで，対象者が発言できるよう促す ● 巡回し，活発に意見交換が行われるようサポートする ● グループの意見交換を終え，情報共有に集中できるような環境を整える	● ワークシート
まとめ （10 分）	● セルフモニタリングシートの使用方法を学ぶ ● 野菜摂取について取り組む行動目標を設定し，セルフモニタリングシートに記入する ● 講座を振り返る	● 巡回し，目標を決めることができない対象者をサポートする	● セルフモニタリングシート

プレゼンテーション機材：パソコン，プロジェクター，ケーブル，スクリーン，ポインター

高齢期の栄養教育

1 高齢期の栄養教育の特性と留意事項

- 高齢者では，加齢にともなう機能低下，いわゆる生理的老化に加え，疾病やけが，環境や生活習慣などの影響による病的老化が認められる．そのため高齢患者では，症状が非定型的である，複数の慢性疾患に罹患している，個人差が非常に大きい，多疾患により服用薬剤数が増加するため相互作用や薬物有害事象が起こりやすい，などの特性を示すことが多い．したがって，高齢者特有の医療や介護・支援が必要となる．

- 高齢者の身体面，精神・心理面，社会・環境面等から多面的に評価するために，総合的機能評価〈comprehensive geriatric assessment：CGA〉が用いられる．スクリーニングとして代表的なものに，介護予防事業で使用される基本チェックリスト(⇒ p.185，表 2-30 参照)や，最も簡易な CGA7 がある．これらで問題ありと判断されれば，ADL，認知機能，老年期うつ尺度，栄養状態等をより詳細に評価して，適切な治療・ケアや生活機能の改善策等が講じられる．

- 2022 年 10 月 1 日現在，総人口に占める 65 歳以上人口の割合は 29.0％，75 歳以上人口の割合は 15.5％を占めている．65 歳以上で一人暮らしの者の割合は，男性 15.0％，女性 22.1％，また就業率は，65 〜 69 歳では 50.8％，75 歳以上では 11.0％である（令和 5 年版高齢社会白書）．

- 現在の健康状態についての回答割合は，「普通」（41.7 ％）が最も高く，「良い」（11.8％）と「まあ良い」（19.2％）を合わせると，30.9％であった．そして健康状態を「良い」と回答した人では，健康に「心がけている」と回答する割合，この 1 年間に社会活動（健康・スポーツ・地域行事など）に「参加した」と回答する割合，そして生きがいを「感じている」と回答する割合等が高く，健康状態が良いことと社会活動参加との好循環の可能性が考えられる（令和 5 年版高齢社会白書）．

- 高齢期の栄養管理が重要となる課題には，低栄養および過栄養がある．高齢者の低栄養にはさまざまな要因があり，とくに 75 歳以上のいわゆる後期高齢者が陥りやすい．「日本人の食事摂取基準（2020 年版）」における BMI の目標範囲（65 歳以上 21.5 〜 24.9）未満の者の割合は，男性では 65 歳以上の 22.5％から 75 歳以上の 29.0％へ，女子では 65 歳以上の 31.5％から 75 歳以上の 39.0％へと，男女ともに後期高齢者で割合が大きく増加している（令和元年国民健康・栄養調査報告）．

- 目標とする BMI の範囲そして低栄養は要介護状態の要因となるフレイルやサルコペニアときわめて関連が強い．一方で，高齢者，とくに後期高齢者の過栄養は，生命予後に及ぼす影響については若齢成人と同様には著しいものではないことを示す複数の報告がある．

2 高齢者の食事摂取基準

- 「日本人の食事摂取基準（2020 年版）」で

低栄養 ▶ 2018 年に世界規模の静脈経腸栄養関連学会の代表チームから示された，低栄養診断の国際基準〈GLIM criteria：GLIM 基準〉では，スクリーニングでリスクありと判定したのち，①体重減少，② BMI 低値，③筋肉量減少のうちいずれか 1 つ以上に該当し，かつ①食事摂取量減少 / 消化機能低下，②疾患による負荷 / 炎症の関与のうち 1 つ以上が該当する場合を低栄養と診断するとしている．

は，高齢者を 65 〜 74 歳，75 歳以上の 2 つに区分している．ただし高齢者は個人差が大きいため，年齢だけでなく，個人の特徴に十分に注意を払うことが必要である．

- 推定エネルギー必要量は示されているが，身長・体重が参照体位に比べて小さい者や，加齢にともない身体活動量が大きく低下した者では，必要エネルギー摂取量が低い場合もある．その場合，たんぱく質目標量の下限値が推奨量を下回る場合がありうるが，下限は推奨量以上とすることが望ましい．

- 栄養評価の方法は，種々提案されてはいるが，今のところ絶対的な評価法はない．BMI は栄養アセスメントの項目としては最重要項目であるが，高齢者では身長と体重の測定に問題があるケースも多い．また，死亡率や疾患別の発症率が低い BMI の範囲は，若齢成人と高齢者では異なるという報告もある．高齢者では，フレイルの予防および生活習慣病の発症予防の両者に配慮する必要があることも踏まえ，当面目標とする BMI の範囲を 21.5 〜 24.9 としている．

- フレイルおよびサルコペニアと栄養の関連，認知機能低下および認知症と栄養との関連，その他留意すべき栄養素，今後の課題についても記載されている．発症予防や重症化予防への栄養素の効果については報告が蓄積しつつあるが，量的な知見や介入効果については今後さらなる科学的根拠の蓄積が必要であるとされている．

- 「食事摂取基準を活用した高齢者のフレイル予防事業」（厚生労働省）では，フレイル予防に役立てることができる普及啓発ツールが作成されているので，上手く活用されたい．

3 高齢期の栄養教育のためのアセスメント

- 高齢者では残存する生理機能，疾病の進行程度，合併症の種類や程度などの身体状況や，健康状態に対する意識などの個人差が大きい．また，社会的，経済的など，環境面から食物や情報へのアクセスが若齢時よりも困難になる場合も多い．したがって，高齢者に対する栄養教育は，健康施策や介護予防施策などの社会資源を適切に活用し，多職種と連携することが必要となる場合が多い．

- 介護予防事業では，個別サービス計画に必要な「低栄養状態等に係わる食生活上の課題」を見つけ出すために，事前アセスメントとして，具体的状況や背景を聞き取るとともに，身長，体重等の計測を行う．とくに把握すべき項目として，①体重，②食事の内容，③食事の準備，④食事の状況，⑤リスク要因があげられている．

- 高齢期の低栄養の予防においては，主食・主菜・副菜のそろった食事を意識するとともに，食事の内容として食品摂取の多様性がどの程度確保されているかを把握するとよい．食品摂取多様性が高い食事は栄養素密度が高く，たんぱく質の摂取量が多い傾向にある．熊谷らによる食品摂取の多様性得点評価票は，10 食品群からなるチェック表である（**表 2-27**）．「ほとんど毎日」食べるものを 1 点として加算するだけで把握できる．比較的簡便であり，高齢者自身

フレイル（→ p.175）▶「加齢にともなう予備能力低下のため，ストレスに対する回復力が低下した状態」を表す"frailty"の日本語訳として日本老年医学会が提唱した用語である．フレイルは，要介護状態に至る前段階として位置づけられるが，身体的のみならず精神・心理的や社会的に，不健康に陥りやすいハイリスク状態である．フレイルに対しては，栄養介入や運動介入が有効である可能性が認められている．

高齢期の栄養教育　177

表 2-27　食品摂取の多様性評価票

【設問】ふだんの食事についてお伺いします．あなたは次にあげる 10 食品群を週に何日ぐらい食べますか．ここ一週間ぐらいの様子についてお伺いします

- 魚介類（生鮮，加工品を問わずすべての魚介類です）
- 肉類（生鮮，加工品を問わずすべての肉類です）
- 卵（鶏卵，うずらなどの卵で，魚の卵は含みません）
- 牛乳（コーヒー牛乳，フルーツ牛乳は除きます）
- 大豆・大豆製品（豆腐，納豆などの大豆を使った食品です）
- 緑黄色野菜類（にんじん，ほうれん草，かぼちゃ，トマトなどの色の濃い野菜です）
- 海草類（生，乾物を問いません）
- いも類
- 果物類（生鮮，缶詰を問いません．トマトは含みません．トマトは緑黄色野菜とします）
- 油脂類（油炒め，天ぷら，フライ，パンに塗るバターやマーガリンなど油を使う料理です）

【回答】次の 4 つから選択
　　　　（ほとんど毎日，2 日に 1 回，一週間に 1 〜 2 回，ほとんど食べない）

「ほとんど毎日」を 1 点，その他の回答を 0 点として，その合計点を 10 点満点で算出し，食品摂取の多様性を評価する．
（熊谷　修ほか．地域在宅高齢者における食品摂取の多様性と高次生活機能低下の関連．日本公衛誌　2003：50(12)，1117-1124 より）

で確認することができるため，栄養教育で用いやすい．

- 「標準的な健診・保健指導プログラム（令和 6 年度版）」では，高齢者への健診・保健指導について，メタボリックシンドローム対策に重点を置いた生活習慣病対策から，体重や筋肉量の減少，低栄養等によるロコモティブシンドロームやフレイル等の予防・改善に着目した対策に徐々に転換することの必要性が示されている．したがって，食生活状況に加えて体重，易疲労感，握力，歩行速度，身体活動量の変化を確認することが望ましい．

4 高齢期の栄養教育プランニング

- 事前アセスメントの結果と利用者の意向を踏まえて，個別サービス計画を作成する．

その際，プログラムの目標，家庭や地域での自発的な取組の内容等を考慮して，実施期間，実施回数等を設定する．

- 運動と栄養摂取を組み合わせたプログラムは，サルコペニアやフレイルの高齢者の筋肉量や筋力，身体パフォーマンスを改善させる効果が示されているため，必要に応じ運動も組み合わせた計画作成を行うとよい．
- 特定保健指導として実施する場合も，高齢者においては，内臓脂肪の蓄積が考えられる場合においても，食事制限による低栄養，筋肉量低下を防ぐため，急激な減量を避けるように注意する．食事内容については，全体量だけでなく栄養のバランスに留意し，嗜好や入手方法，咀嚼状態にも配慮する．
- 高齢者の低栄養・過栄養等，栄養学的課題の改善をめざすには，食事の内容だけでな

サルコペニア（→ p.175）　高齢期にみられる骨格筋量の低下と筋力もしくは身体機能の低下により定義される．サルコペニアの予防には，適切な栄養および運動が有効である可能性が認められている．

く，おいしく食べることや食事の準備など
を含む日常生活における「食べること」の
自立に向けて，高齢者の嗜好，身体状況，
生活習慣や食環境を考慮して，総合的に支
えられるように計画する．

① 問題行動の抽出・要因分析

- 事前アセスメントで把握された内容から，
問題行動を抽出する．高齢期のエネル
ギー・栄養素摂取の不足または過剰という
問題行動の要因には，加齢による摂食機能
の低下以外に，身体活動量や認知機能の低
下，食材料の入手困難や調理技術の不足，
食事介助の有無などもあげられる．その要
因には，生理的老化や病的老化だけでな
く，個人のこだわりや意欲，経済的負担な
ど，背景に社会的孤立や喪失経験等がある
場合もある．したがって，心理・社会・経
済的要因をも考慮した要因分析が必要とな
る．

② 目標の設定

- 対象者自身が目標を設定することを支援す
る．目標としては，適切な栄養素等摂取と
いうだけでなく，食事に興味・関心をも
ち，規則正しく，おいしく楽しく食べるな
ど，生活を豊かにするものとして認識して
習慣化する，ということも重要である（図
2-17）．

③ 栄養教育プログラムの概要の計画

- 目標達成に向けて高齢者および家族自らが
無理なく行動できるよう支援するプログラ
ムでは，個人や家庭でできることを増やす
とともに，身近な地域にある食に関連する

資源の活用の視点を盛り込む．介護予防の
通所型サービスや訪問型サービス，必要に
応じて地域包括支援センターを通じた医師
への相談，配食サービスの活用等の情報提
供を行う．

- 対象者の苦痛となるような食習慣の大きな
変更は QOL を損なう．厳しい制限食を強
要するのではなく，無理なく，できるだけ
楽しく食べられるよう栄養教育を進めるこ
とが望ましい．プログラム例を**表 2-28** に
示す．

④ 栄養教育案の作成

- 高齢期の低栄養予防のための栄養教育案を
表 2-29 に示す．

⑤ 教材・教育方法の選択，学習形態の選定，スタッフの選定

- 日常の食生活すべてが教材となる．高齢者
の身体的状況により，介護予防サービスや
特定保健指導，地域高齢者等の健康・食生
活支援が行われている．スタッフの中心と
なるのは管理栄養士であるが，地域高齢者
を支えるためには，地域包括支援センター
の保健師（看護師）・社会福祉士・ケアマ
ネジャー等との連携が大切である．

- 食事づくりは食材を選び，購入することか
ら始まり，手先を使う調理作業（洗う，切
る，煮る，炒めるなど），とりわけ，火加
減を調節するなどの作業は，脳を活性化す
るという説もある．すべて外食や配食サー
ビスに頼るのではなく，基礎的な調理技術
に加え，食品の選び方や購入，缶詰や冷凍
食品などを上手に活用する方法や適切な保
存方法などを含む調理実習は，自立支援に

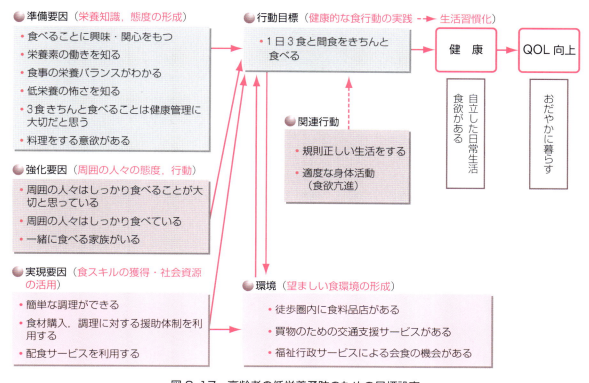

図2-17 高齢者の低栄養予防のための目標設定

つながる楽しい栄養教育となる.

5 栄養教育の実施

- 高齢者では有病率が高く,残存する生理機能や食事に関する知識や興味の個人差が大きい.そのうえ生活環境や経済力もさまざまで,栄養教育の方法や期待される成果は多様となる.そこで高齢者への栄養教育の実施は,個別指導あるいは属性の似通った少人数グループで行うのが望ましい.
- 実施期間はおおむね3～6カ月程度とし,栄養相談を最初の1カ月間は2週間ごとに,その後は1カ月に1回程度とする.プログラムは,家族を含めた個別指導,小グループでの栄養相談,集団的プログラムを適宜,組み合わせて実施する.
- モニタリングは,可能な限り2回目以降の栄養相談の際に実施し,事後アセスメントでは,計画の実践状況及び目標の達成状況,ならびに低栄養状態の改善の程度を評価する.

6 栄養教育の評価

- 事前・事後アセスメント結果を比較して,アウトカム指標を中心に評価を行う.
- 評価としては,行動記録,簡易な食事記録を継続して行い,行動修正の状況および摂取エネルギー,栄養素量を確認する.定期

高齢者への栄養教育の実施 ▶ 「介護予防マニュアル(第4版)」(2022年)第3章栄養改善マニュアルのプログラム実施の章に示されている例が参考になる.

180 実践応用編 2章 ライフステージ・ライフスタイルからみた栄養教育の実際

表2-28 高齢者の低栄養改善プログラム例

テーマ：しっかり食べて元気に暮らそう！

- ■ 課　題：高齢者は，咀嚼・嚥下機能の低下により食事摂取量が減少する．また，食事制限をともなう慢性疾患をもつ者が多く，食事のバリエーションも少なくなってくる．そこで，料理を楽しみながらつくり，会食できるように工夫する．
- ■ 実施者：管理栄養士，医師，保健師，事務職，健康運動指導士など
- ■ 対象者：地域在住高齢者 約10〜20名
- ■ 会　場：コミュニティーセンター

	テーマ	栄養教育の概要	スタッフ
第1回	毎日の食生活を振り返ろう	● 高齢期の食事と運動の重要性について話を聞く ● 食生活チェックを行う ● 身体活動チェックを行う ● 自身で気づいたことを共有する	医師，保健師，管理栄養士，事務職
第2回	何をどれくらい食べればよいのかな？	● 食事評価の方法を理解する ● モデル献立を使って自身の食べるべき量と内容を理解する ● 自分で献立を考えて発表をする ● 食生活に関する目標を設定する	管理栄養士，保健師
第3回	つくって食べよう！	● モデル献立を実際につくる（調理実習） ● 1食分を食べる ● 気づいたこと，自分でできそうなことを発表する ● 手作りパーティーのメニュー案を考える	管理栄養士，保健師
第4回	運動の重要性を知り，実際に運動してみよう！	● 高齢期にとって運動が重要な理由を理解する ● 安全に実施するための留意点を知る ● 実際に運動を体験する ● 毎日できる運動について目標設定をする	健康運動指導士，管理栄養士，保健師
第5回	手作りパーティーをしよう！	● 高齢期が食べやすいおすすめ料理をグループで考え，調理をする（簡単・美味・経済的） ● グループでバイキング形式での会食を行う ● これまでの目標の実施状況と振り返りを行う	管理栄養士

地域において保健センター等が主催する全5回の集団栄養教育．

的な健康診断結果から，身体状況を把握する．

- ● ただし，行動目標の達成度や健診結果の変化などのアウトカムだけでなく，対象者の満足度や心理的負担感など学習プロセスについても丁寧な評価を行い，プログラム終了後も，本人が適切な食習慣を継続できるように配慮する．
- ● 栄養状態の改善がみられない場合や目標達成状況が十分ではない場合には，再度，対象者および連携するスタッフ等の関係者等と話し合って食事に関する計画の修正を行う．

表 2-29　低栄養予防のための栄養教育案（集団栄養食事指導）

テーマ：運動の重要性を知り，実際に運動してみよう！

■ 栄養教育の概略

	おもな活動	支援上のポイント	教材・教具
導　入 （10分）	**STEP 1** ● 1日の生活メモを書き，身体活動不足に気づく	● 書き方の例を示し，把握しやすい方法で書くように巡視する	● 生活メモ
展　開 （40分）	**STEP 2** ● 身体活動を確認する	● 寝ている時間，座っている時間，立っている時間，歩いている時間をおおまかに計算できるよう支援する ● 結果をみて，気づいたことや感想を話してもらう	● 生活メモ
	STEP 3 ● 食事がおいしいと思うときはどんなときか考える	● グループで意見を出し合う際に，意見が出やすいように進める ● 体を動かすとお腹がすき，食事をおいしく食べられることを確認する	
	STEP 4 ● 身体活動を増やす方法を知る	● 室内で安全に実施できる運動実習をする ● 対象者の年齢やこれまでの参加状況から判断し，無理のない強度の運動を紹介する	● 椅子・テーブルなど
まとめ （10分）	**STEP 5** ● 毎日できる運動を決めて目標設定をする	● 具体的な目標設定ができるよう支援する ● 本日の教育内容を振り返り，今後の実施に向けて不安な点があれば対応する ● 次回の日程を確認する	● モニタリングシート

7　介護保険制度と栄養教育

● 高齢化の進展にともない，高齢者夫婦のみの世帯や独居高齢者の増加により，家庭における介護はさらに困難な状況となることが今後も考えられる．そのためにも，できるだけ「活動的な状況」を継続し，「虚弱な状態」から「要介護状態」への移行を遅延させる介護予防が重要である．

● 要介護高齢者の増加ならびに介護期間の長期化など，介護ニーズはますます増大してきた．社会全体で高齢者の介護を支え合い，かつ社会的支援を行う施策としての介護保険制度は，高齢者の自立支援，利用者本位，社会保険方式という基本的考え方の

もとに 2000 年 4 月より始まった．その後，できる限り要支援・要介護の状態にならないよう，さらには介護の重度化を防ぐよう，予防重視型システム確立に向け，改正施行された介護保険制度として，新予防給付と地域支援事業が新たに創設された．この予防給付には，「栄養改善」および「口腔機能の向上」，「運動器の機能向上」というサービスが加わった．

● 2012 年 4 月には改正介護保険制度実施により，地域包括ケアシステム構築に向け，地域支援事業の一つとして介護予防・日常生活支援総合事業が創設された．2018 年 4月には，全市町村が自立支援・重度化防止に向けて取り組む仕組みの制度化，医療・

介護の連携推進など，地域包括ケアシステムのさらなる推進のための改正が実施された．

- 「介護」，「医療」，「予防」という専門的なサービスと，その前提となる「生活支援・福祉サービス」，「住まい」が相互に関連し，連携しながら在宅の生活を支えていく．地域包括ケアシステムを推進する主体は市町村である．これらの推進において，高齢者自身が地域社会で助け合い，社会参加・健康づくりなどの活動を社会全体の取り組みとして進めることが求められている．

- 「健康日本21（第二次）」では，2013年度からの10年間において，国民の健康増進の推進に関する基本的な方向の一つとして，健康寿命の延伸と健康格差の縮小をあげた．今後，平均寿命の延伸にともない，健康寿命との差がさらに拡大すれば，医療費は莫大なものとなり，介護給付費用を必要とする期間の長期化は必至である．

- 健康寿命の延伸には，栄養管理が大きく関与する．高齢者の栄養管理は，おもに過剰な栄養摂取状況に対する指導を必要とする成人後期から低栄養予防を考慮する高齢期への移行の際に，栄養および健康状態や身体変化にあわせて調整する必要がある．

- 「栄養改善マニュアル（改訂版）」（厚生労働省，2009年）では，栄養改善サービスは「介護予防」の観点から取り組まれるものであり，「食べること」そのものが楽しみや生きがいとして重要であると位置づけられている．「食べること」が低栄養状態を予防・改善し，高齢者の身体機能・**生活機能**・免疫能を維持・向上させ，自立した生活を継続させ，QOLの維持・向上につ

ながるとしている．

- 「介護予防マニュアル（第4版）」（厚生労働省，2022年）では，生活機能が低下した高齢者を支援するため，介護予防ケアマネジメントに基づき，短期集中予防サービスの活用を想定したプログラムを中心に構成されている．

- 介護および介護予防の支援としては，①一般介護予防事業（全高齢者），②介護予防・生活支援サービス事業（介護予防スクリーニングにより，低栄養状態など要支援・要介護になるおそれのある高齢者と，要介護認定で要支援1または2に該当する高齢者），③予防給付（要介護認定で要支援1または2に該当する高齢者），④介護給付（要介護認定で要介護1～5に該当する高齢者）という4つに分けられる．上記の①と②をあわせて介護予防・日常生活総合事業（総合事業）としている（**図2-18**）．

❶ 一般介護予防事業

- **一般介護予防事業**は**全高齢者**を対象とし，生活機能の維持または向上を図るためのもので，ポピュレーションアプローチに位置づけられる．**介護予防普及啓発事業**では，栄養改善や低栄養を防ぐための介護予防の基本的な知識の普及，介護予防教室の開催，基本チェックリストや「食べること」の意義の普及などを行う．**地域介護予防活動支援事業**は，地域における住民主体の介護予防活動の育成・支援を行うものである．栄養改善活動を支援する人材資源の開発とその質の向上を図ることもこれに該当し，地域の高齢者が集う居場所づくりを推進するためにボランティアや食生活改善委

地域包括ケアシステム ▶ 厚生労働省においては，2025年を目途に，高齢者の尊厳保持と自立生活の支援の目的のもと，可能な限り住み慣れた地域で，自分らしい暮らしを人生の最期まで続けることができるよう，地域の包括的な支援・サービス提供体制（地域包括ケアシステム）の構築を推進

している．

高齢期の栄養教育　183

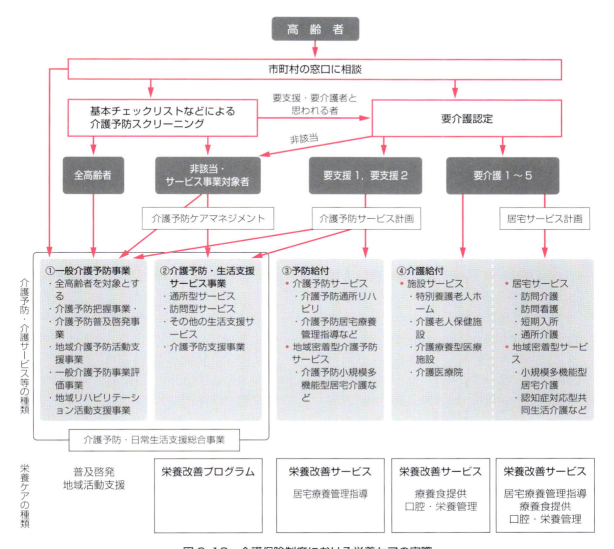

図2-18　介護保険制度における栄養ケアの実際
（厚生労働省：介護予防・日常生活支援総合事業のサービス利用の流れ．https://www.kaigokensaku.mhlw.go.jp/commentary/flow_synthesis.html（参照2020-2-28）をもとに作成）

員・民生委員が行う活動を支援している．
- 高齢者自身が介護予防に関する活動を自発的に取り組み，地域のシステムづくりを構築するためには，地域の保健・福祉・医療機関で働く管理栄養士・栄養士のネットワーク化による切れ目のないサービス提供

や情報提供，介護予防普及啓発や人材育成を推進する地域ネットワークづくりが必要である．

2 介護予防・生活支援サービス事業

- 介護予防・生活支援サービス事業の対象者

生活機能（→p.182）▶国際生活機能分類（ICF）では，人が生きていくための機能全体を「生活機能」としてとらえ，①体の働きや精神の働きである「心身機能」，②日常生活動作（ADL）・家事・職業能力や屋外歩行といった生活行為全般である「活動」，③家庭や社会生活で役割を果たすことである「参加」の3つの要素から構成される．

は，基本チェックリスト（**表2-30**）の No.11，No.12の２つに該当することなどを目安としつつ，生活機能の低下がみられる者として，介護予防ケアマネジメントによりサービスの提供が適当とされる高齢者が対象となる．一般介護予防事業等において，生活機能の低下がみられる者を対象として，「介護予防マニュアル（第4版)」を活用することもできる．

- **事前アセスメント**は，個別サービス計画に必要な「低栄養状態等にかかわる食生活上の課題」を見つけ出すために行う．把握すべき項目は，体重の変化（身長測定も実施)，１日の食事回数とその内容，食事の準備状況，食欲や食事への意欲である（また Mini Nutritional Assessment® （MNA®) などの指標を用いる)．その具体的状況や背景を聞き取るとともに，疾患や食事療法の実施やアレルギーの有無，服薬の状況等について確認し，管理栄養士への個別相談，医師への相談の必要性を把握する．

- **個別サービス計画の作成**は，事前アセスメントの結果および利用者の意向を踏まえて，個別サービス計画を作成する．その際，「何を」，「いつ」，「どこで」，「どのくらい食べるようにする」などの具体的なプログラムの目標と行動計画を作成する．対象者および家族が主体的に取り組めるように配慮し，実施期間，実施回数など，本人による計画づくりを支援する．

- **プログラムの実施**においては，高齢者の低栄養状態の改善をめざした食事の内容だけでなく，おいしく食べることや食事の準備などを含む日常生活における「食べること」の自立に向け，高齢者の嗜好，身体状況，生活習慣や食環境を考慮し，運動も組み合わせた総合的な支援を行う．

- 管理栄養士は，栄養ケア・マネジメント体制のもとで，ほかの職種や地域資源と連携し，家族を含めた個別指導，小グループでの栄養相談，集団的プログラムを適宜組み合わせる．実施期間はおおむね３～６カ月程度である．

- プログラムの実施方法としては二つある．一つめの**通所型サービス**では，管理栄養士が看護職員，介護職員などと協働し，栄養状態を改善するための個別の計画を作成し，それに基づき個別的な栄養相談や集団的な栄養教育等を実施する．集団的なプログラムでは，運動器の機能向上，口腔機能向上を併せた複合プログラムとして提供することでより高い効果が期待できる．

- 二つめの**訪問型サービス**では，保健師などが居宅を訪問してプログラムを行うが，低栄養状態，またはそのおそれのある者への対応については，管理栄養士による相談の実施が望ましい．その際には双方の連携が重要であり，地域包括支援センターが作成した課題分析，目標設定などを踏まえて訪問栄養相談を実施し，必要に応じて地域包括支援センターを通じて医師に相談する．低栄養状態を改善するためにとくに必要と認められる場合，配食の支援を実施することができる．

- 事業開始３～６カ月後に**事後アセスメント**を行い，事前・事後の状況を比較し，アウトカム指標を中心に評価を行う．栄養改善では，参加者の体重の変化，事前アセスメント指標の変化，身体機能が改善しているかなどを評価する．これらの評価結果は，

高齢期の栄養教育　185

表2-30　基本チェックリスト

No.	質問項目	回答（いずれかに○をお付け下さい）		
1	バスや電車で1人で外出していますか	0.はい	1.いいえ	10項目以上に該当
2	日用品の買物をしていますか	0.はい	1.いいえ	
3	預貯金の出し入れをしていますか	0.はい	1.いいえ	
4	友人の家を訪ねていますか	0.はい	1.いいえ	
5	家族や友人の相談にのっていますか	0.はい	1.いいえ	
6	階段を手すりや壁をつたわらずに昇っていますか	0.はい	1.いいえ	運動 3項目以上に該当
7	椅子に座った状態から何もつかまらずに立ち上がっていますか	0.はい	1.いいえ	
8	15分位続けて歩いていますか	0.はい	1.いいえ	
9	この1年間に転んだことがありますか	1.はい	0.いいえ	
10	転倒に対する不安は大きいですか	1.はい	0.いいえ	
11	6カ月間で2～3kg以上の体重減少がありましたか	1.はい	0.いいえ	栄養 2項目に該当
12	身長　　cm　体重　　kg　（BMI＝　　　）注			
13	半年前に比べて固いものが食べにくくなりましたか	1.はい	0.いいえ	口腔 2項目以上に該当
14	お茶や汁物などでむせることがありますか	1.はい	0.いいえ	
15	口の渇きが気になりますか	1.はい	0.いいえ	
16	週に1回以上は外出していますか	0.はい	1.いいえ	閉じこもり
17	昨年と比べて外出の回数が減っていますか	1.はい	0.いいえ	
18	周りの人から「いつも同じことを聞く」などの物忘れがあると言われますか	1.はい	0.いいえ	認知機能 1項目以上に該当
19	自分で電話番号を調べて，電話をかけることをしていますか	0.はい	1.いいえ	
20	今日が何月何日かわからない時がありますか	1.はい	0.いいえ	
21	（ここ2週間）毎日の生活に充実感がない	1.はい	0.いいえ	うつ 2項目以上に該当
22	（ここ2週間）これまで楽しんでやれていたことが楽しめなくなった	1.はい	0.いいえ	
23	（ここ2週間）以前は楽にできていたことが，今ではおっくうに感じられる	1.はい	0.いいえ	
24	（ここ2週間）自分が役に立つ人間だと思えない	1.はい	0.いいえ	
25	（ここ2週間）わけもなく疲れたような感じがする	1.はい	0.いいえ	

（注）BMI＝体重（kg）÷身長（m）÷身長（m）が18.5未満の場合に該当とする

（厚生労働省：介護予防マニュアル（第4版），p.9，2022より）

地域包括支援センターに報告する．そして，地域包括支援センターの判断に基づき，低栄養状態が改善された場合には事業を終了する．一方，本サービスを実施しているなかで，改善・維持が見込めない場合や，参加者の状態が大きく変わった場合などは，地域包括支援センターと相談し，必要であればセンターを通じて医師に相談する．

3　予防給付によるサービス

● 予防給付の栄養改善サービス（図2-19）は要介護認定で要支援1または2と判定された者のうち以下の①～⑤のいずれかに該

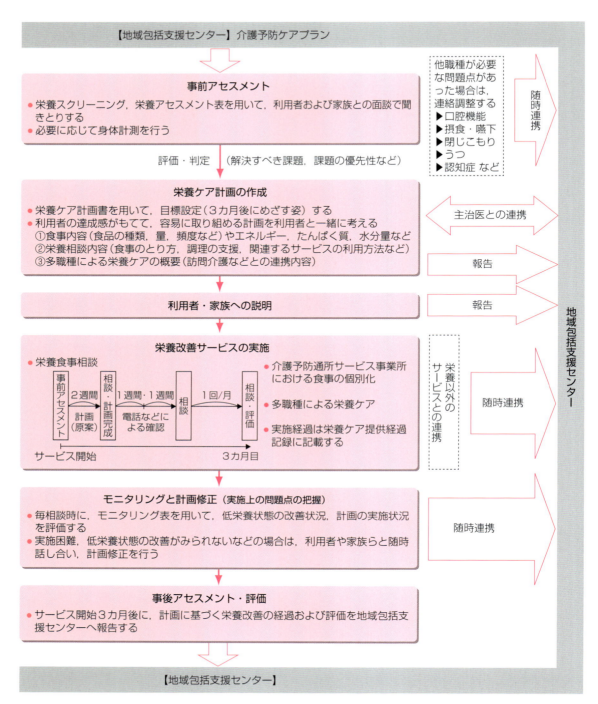

図2-19 予防給付における栄養改善サービス（例）
（厚生労働省「介護予防マニュアル」分担研究班（研究班長：杉山みち子）：栄養改善マニュアル（改訂版）．p.31，2009より）

当する者を対象に低栄養状態の改善を目的として実施される．

① BMI が 18.5 未満
② 1〜6 カ月間に 3% 以上の体重の減少が認められる，または 6 カ月間に 2〜3 kg の体重減少がある
③ 血清アルブミン値が 3.5 g/dL 以下
④ 食事摂取量が不良（75% 以下）
⑤ そのほか低栄養状態にある，またはそのおそれがある者

- なお，口腔および摂食・嚥下機能，生活機能の低下，褥瘡，食欲の低下，閉じこもり，認知症，うつなどの問題がある者については，上記①〜⑤のいずれかの項目に該当するかどうかを適宜確認する．

❹ 介護給付によるサービス

- **介護給付**における栄養ケア・マネジメント，栄養改善サービスなどは，要介護 1〜5 と判定され低栄養状態にある者を対象に，要介護状態の重度化防止をめざして実施される．居宅介護支援事業者によるケア・マネジメントにおいては，予防給付と同様の要件によって課題分析（アセスメント）され，栄養改善サービス参加に同意を得られた在宅の者を対象とする．
- 通所サービス事業所において，管理栄養士による栄養ケア・マネジメントが提供された場合に，事前アセスメント，栄養ケア計画の作成，事後アセスメント，介護支援専門員への報告などの流れは，予防給付と同様である．
- 施設入所者に対しては，低栄養状態のリスクの有無にかかわらず，全員を対象として，栄養ケア・マネジメントが行われる．

傷病者の栄養教育

1 傷病者の栄養教育の特性と留意事項

- 傷病者とは，外傷もしくは疾病（傷病）によって，身体の諸器官・組織の健康な状態が損なわれた人をさす．傷病者は，医療機関や福祉施設，在宅で治療を受けている．
- 傷病者の栄養教育の目的は，疾病の治療，重症化予防あるいは再発予防と，傷病者や家族が QOL を損なうことなく自立した食事療法が行えるように支援することである．
- 傷病者は，薬物療法を行うことが多く，薬剤と栄養・食事との相互作用を理解する必要がある．また，疾病や加齢により，身体活動の低下や経口からの摂取が十分にできない場合があるため，傷病者に対して栄養教育を行う際には，身体活動レベルや咀嚼・嚥下機能を把握しておく必要がある．
- 医師の指示に基づき，治療目標の達成に向けた栄養教育を行う．疾病によっては，治療の一環としてその食事療法を生涯継続しなければならない場合（糖尿病食など）や，直ちに実施しなければならない場合（アレルゲン除去食など）がある．
- 管理栄養士は医師から発行される栄養食事指導箋により指示を受け，栄養食事指導を実施する．医療機関では，**クリニカルパス**（診療計画表）に栄養食事指導が組み込まれることがある．

傷病者の栄養教育をする管理栄養士の役割 ▶ 厚生労働省において医療機能情報提供制度の報告事項の見直しがなされ，2023 年 5 月より「人員配置について報告することとされる，医療従事者の職種として厚生労働大臣が定めるもの」に，新たに管理栄養士・栄養士が追加された．

2 傷病者の栄養教育のためのアセスメント

- 傷病者の栄養アセスメントにおいて重要なことは、疾病や対象者の食習慣等を理解したうえで、栄養状態の問題を明らかにすることである.

- 各種情報から対象者それぞれの栄養状態の問題を明らかにするためには時間を要する. そのため、対象者から個別に聞き取りを行う前に電子カルテ（医師の診療録）や身体組成（体重・BMI など）、血液生化学検査結果などの栄養アセスメントに必要な情報を収集し、整理しておくことが重要である. 必要に応じて医師、薬剤師、看護師などから、その他の情報を収集する.

3 傷病者の栄養教育プランニング

1 問題行動の抽出・要因分析

- 管理栄養士は、傷病者の既往歴、身体組成、臨床検査などの結果をあらかじめ把握したうえで、栄養素等摂取状況に関する事項として、普段の食生活、生活習慣などについて聞き取りを行う. 調理や食品購入をするのが傷病者本人でない場合は、家族などからも聞き取りを行うとよい.

- 対象者が新たに食事療法を実践したり、食習慣を改善したりすることには、食に対する知識や信念、調理スキル、食習慣改善に向けた行動変容の準備性（トランスセオレティカルモデル⇒ p.21 参照）が関与しているため、これらについても聞き取りのな

かで確認する.

- 傷病者への聞き取りを含めた栄養アセスメントの結果から、食習慣をはじめとする生活習慣や生活環境に関する課題を整理する. そのうえで、対象者の病態に関与している栄養摂取上（エネルギーおよび各栄養素摂取量、食品群別摂取量など）の課題を明らかにする. これにより、栄養教育の方向性を定める.

- 食事調査を実施するにあたって留意すべきことは、エネルギー摂取量の過小申告である. エネルギー摂取量については、日本人でも集団平均値として男性 11 ％程度、女性 15 ％程度の過小申告が存在することが報告されている. 過小申告の程度は、肥満度の影響を強く受け、BMI が高い者ほど過小申告の傾向が顕著である.

- 図 2-20 に慢性腎臓病（ステージ 3 a）外来患者へのアセスメント例を示す.

2 目標の設定

- いくつか課題を抽出した後、優先的に取り組む課題を選定する. 優先的に取り組む課題は、重要性と実施可能性（改善可能性）を考慮して決める. 重要性は、身体状態に与えるインパクトの大きさから判断する. 実施可能性は、対象者本人がどれだけ目標行動を実施する（または止める）ことができそうかについて、自己効力感や家族等のサポートを含めて考慮する.

- 優先課題を踏まえたうえで、結果目標、行動目標、学習目標、環境目標、実施目標を設定する. 結果目標には、医師の指示に基づいた各種臨床データ（検査値等）の改善や QOL に関する目標などが想定される.

医療機関における対面での栄養教育 ▶ 傷病者は、病態や主治医の治療方針などにより、医療機関の外来や入院（短期・中期・長期）で栄養教育（栄養食事指導）を受けている. 管理栄養士は医師の指示に基づき、個人または集団の栄養食事指導を対面（外来・入院）で実施する.

医療チームの一員である管理栄養士・栄養士 ▶ 日本の医療における代表的な医療チームとして NST (nutrition support team) がある. NST は、医師、歯科医師、（管理）栄養士、看護師、薬剤師など、多職種が協力して、安全かつ有効な栄養管理を行うための医療チームである.

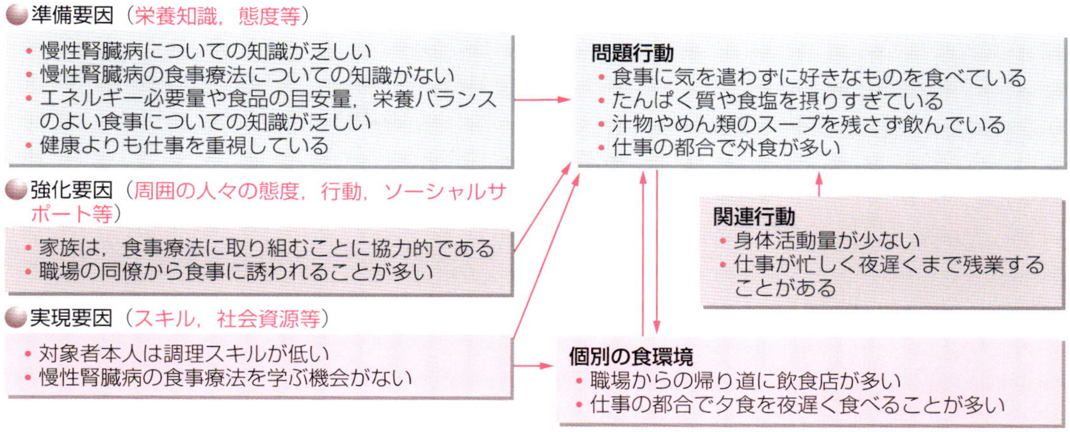

準備要因（栄養知識，態度等）
- 慢性腎臓病についての知識が乏しい
- 慢性腎臓病の食事療法についての知識がない
- エネルギー必要量や食品の目安量，栄養バランスのよい食事についての知識が乏しい
- 健康よりも仕事を重視している

問題行動
- 食事に気を遣わずに好きなものを食べている
- たんぱく質や食塩を摂りすぎている
- 汁物やめん類のスープを残さず飲んでいる
- 仕事の都合で外食が多い

強化要因（周囲の人々の態度，行動，ソーシャルサポート等）
- 家族は，食事療法に取り組むことに協力的である
- 職場の同僚から食事に誘われることが多い

関連行動
- 身体活動量が少ない
- 仕事が忙しく夜遅くまで残業することがある

実現要因（スキル，社会資源等）
- 対象者本人は調理スキルが低い
- 慢性腎臓病の食事療法を学ぶ機会がない

個別の食環境
- 職場からの帰り道に飲食店が多い
- 仕事の都合で夕食を夜遅く食べることが多い

図2-20　慢性腎臓病（ステージ3a）外来患者へのアセスメント（例）

結果目標の達成につながる行動目標であるか，行動目標の達成の支えとなる学習目標と環境目標であるか，各目標の関連を確認する．

- 特定の食事療法の実施に加えて，具体的な行動目標を設定する場合は，傷病者本人の意向を尊重し設定することが望ましい．対象者本人が決めることが難しい場合は，管理栄養士が結果目標の達成に役立つ行動目標を設定できるように適宜サポートする．
- 傷病者によって，その食環境や調理技術は様々である．傷病者の食物へのアクセス（本人の移動能力，居住地周辺の食料品店の有無，宅配食の利用可能性など）や調理に関する事項（調理機器の保有状況，本人または家族の料理スキルなど）を踏まえたうえで，傷病者およびその家族が実行可能な目標を設定する．
- 目標設定の一例を**表2-31**に示す．

❸ 栄養教育プログラムの概要の計画

- 設定した目標を達成するための栄養教育プログラムの概要を計画する．
- 医療機関で行う栄養教育は，診療報酬の算定上，実施時間が定められている．
- 実施形態は，個別栄養教育または集団栄養教育，あるいはその併用がある．傷病者に向けた栄養教育は，病態や合併症などの状況がそれぞれ異なるため，個別に行うことが多くなる．個人を対象とした栄養教育は，対象者個人の特性やニーズに配慮して行うことができるため，個別の課題や悩みにも寄り添うことができる．一例として，**表2-32**を示す．
- 一方で，集団を対象とした栄養教育は，対象者に共通して必要な事項を協力しながら学習することによってグループダイナミクスが形成される．傷病者が抱える食に関する悩みやストレスなどをグループで共有できるといった特徴もある．一連の教育のなかに，体験による学び（調理体験，食塩濃度の計測など）を取り入れると理解が深まりやすい．

190 実践応用編 2章 ライフステージ・ライフスタイルからみた栄養教育の実際

表2-31 慢性腎臓病（ステージ3a）外来患者へのアセスメント結果を踏まえた目標設定例

■ 対象者：初めて慢性腎臓病と診断され，食事療法の知識がない55歳男性

	目標（抜粋）	アセスメント時	目標（6カ月後）	評価基準
結果目標	● 慢性腎臓病の進行の抑制：推算糸球体濾過量（eGFR）*	eGFR 50 mL/min/1.73 m²	eGFRの低下速度の抑制	1）維持，2）悪化
	● 趣味のゴルフを今まで通り継続する	できている	できている	1）できている，2）できていない
行動目標	● 毎食，食事記録を実施する	実施していない	週5日以上	1）実施していない，2）週1〜3日実施，3）週5日以上実施
	● 汁物やめん類のスープを残す	毎回ほとんど飲んでいる	ほぼ毎回残す	1）ほぼ毎回すべて飲んでいる，2）残すときもある，3）ほぼ毎回残す
学習目標	● 腎臓病の食事療法の概要（たんぱく質，食塩等の制限の必要性）を理解する【知識】	わからない	よくわかる	1）わからない，2）少しわかる，3）よくわかる
	● 腎臓病の食事療法を継続する意欲をもつ【態度】	－	意欲あり	1）意欲なし，2）少し意欲あり，3）意欲あり
環境目標	● 調理担当者（妻）は，低たんぱく・適正エネルギーの食事を準備する	－	ほぼ毎日	1）週0日，2）週1〜3日，3）週4〜5日，4）ほぼ毎日
実施目標	● 外来指導を6カ月間に合計4回実施する	－	4回実施	1）達成（4回実施），2）未達成（4回未満の実施）

*結果目標にある検査結果の値については，医師の指示に従って設定する．

❹ 栄養教育案の作成

● 栄養教育案を作成するにあたっては，対象者の病態や身体活動レベル，日常生活動作（ADL）に配慮する．また，糖尿病や腎臓病などの食事療法は，長期にわたって継続することが必要である．本人以外の家族のサポートや同じ疾患をもつグループとのつながりを活用することも有効である．

● 食事療法の継続や特定の行動目標の達成をサポートするうえで，①食品選択のポイント，②中食や外食時のポイント，③調理のポイント，④食べ方のポイント（量，時間，速さ，順番など）などは，多くの疾病

で共通する重要な学習項目となる．対象者の理解を促し，学習後も役立つ教材や資料を活用する．

● また，行動目標の達成状況をセルフモニタリングするシート（表2-33）も有用である．セルフモニタリングにより，日々の食事内容を記録し，視覚化することで，これまで意識していなかった食行動を俯瞰することになる．これにより，対象者は気づきを得ることができ，食行動の修正につなげることができる．記録方法は，紙媒体やスマートフォンなどを活用するなど，対象者が実施しやすい方法を選択するとよい．

● 傷病者が入院している場合は，病院食その

セルフモニタリングのポイント① ▶ 「正確に記載すること」である．傷病者は，行動変容がうまくいかなかった際に医療者に対し，「申し訳ない・恥ずかしい」などの気持ちから事実と異なる記録をする可能性がある．これを防ぐために，治療の初期段階において，セルフモニタリングは傷病者自

身のためにしているものであり，結果について医療者に罪悪感を抱く必要はないことを伝えることが大切である．

傷病者の栄養教育　191

表 2-32　慢性腎臓病（ステージ 3 a）外来患者への個人栄養教育の概要例

■ 課　題：初めて慢性腎臓病と診断され，食事療法の知識がない
■ 実施者：管理栄養士 A
■ 対象者：55 歳男性，慢性腎臓病（ステージ 3 a），外来患者（妻同伴）

	栄養教育の概要
第 1 回 （40 分）	● 対象者の病態や普段の生活習慣，食事内容や食習慣を確認し，優先課題を抽出する ● 慢性腎臓病の食事療法の必要性や食品構成と献立例を説明する ● 目標（学習目標，行動目標，環境目標，結果目標）を設定する ● 食事記録について指導する
第 2 回 2 週間後 （40 分）	● 食事療法に取り組んでみた気持ちや，前回以降の体調等を振り返る ● 前回（第 1 回）学習した項目の理解状況を確認する ● 行動目標の実施状況を把握する ● 食事記録から自分の食事について振り返る ● 食事療法の実施状況から，結果目標の達成状況を評価する ● 食事の改善点と方法について指導する
第 3 回 1 カ月後 （40 分）	● 食事療法を継続してみた気持ちを振り返る ● 行動目標の継続状況を把握する ● 食事療法の実施状況から，結果目標の達成状況を評価する ● 食事の改善点と方法について指導する
第 4 回 6 カ月後 （40 分）	● 行動目標の継続状況を把握する ● 食事療法の実施状況から，結果目標の達成状況を評価する ● 食事の改善点と方法について指導する

ものが栄養教育の教材となる.
● 4 回構成の慢性腎臓病患者の栄養教育（個人）のうち，第 3 回の栄養教育案を**表 2-34**に示す.

4　栄養教育の実施

1　プログラムの実施

● 集団指導での実施者が複数の管理栄養士であったり，多職種に及んだりする場合には，事前の打ち合わせ・情報の共有を十分行う.
● 対象者の考えや価値観などを受け入れたうえ，信頼関係を築きながら栄養教育を進め

る必要がある. とくに糖尿病や腎臓病などの食事療法は継続が必要であるため，体調や検査結果と向き合い，実施可能な内容から着実に実施できるように支援したい.
● 傷病者の栄養教育の実施中においては，栄養評価指標や兆候・症状が改善しているか，不変か，悪化しているかを経過観察していくことが重要なポイントとなる.
● 検査値や体重などに望ましい変化が実感できると，食事療法や新たな食習慣を継続するモチベーションが高まる. 検査結果などに望ましい変化がなかったとしても，好ましい変化（体調，周りからの反応など）に着目して，行動目標とした行動を継続できるように支援する. 行動を継続すること

セルフモニタリングのポイント②▶「なるべくその場で書くこと」である. セルフモニタリングでは，いわゆる「まとめ書き」の問題が起こりやすい. まとめ書きにより，記載内容の正確性が損なわれるだけでなく，行動変容に取り組んだ際の患者の認知面の情報が欠損し，行動変容の方法

を探る手がかりが得られなくなる. その場で書くためには，持ち歩きやすい形のセルフモニタリング用紙を用意したり，スマートフォンなど携帯しやすい形で記録したりするなど，患者それぞれに合ったやり方で行うことが望ましい.

表2-33　セルフモニタリングシートの例

月　日	○／○（月）			○／○（火）			○／○（水）			○／○（木）			○／○（金）			○／○（土）			○／○（日）		
食　事	朝	昼	夕	朝	昼	夕	朝	昼	夕	朝	昼	夕	朝	昼	夕	朝	昼	夕	朝	昼	夕
毎食，食事記録を実施する																					
汁物やめん類のスープを残す（喫食時のみ）																					
理　由																					

※食事記録をもとに，エネルギー，たんぱく質，食塩の摂取量に関する助言を行う．
※目標を達成した食事には○をつける．達成できなかった場合は，その理由や気づいたことを書く．

で，その行動の負担感が軽減し，自己効力感が高まる．

② 栄養教育のモニタリング

- 医療機関における診療録（カルテ）の記載形式として，問題志向型システム〈problem oriented system：POS〉の概念を取り入れた問題志向型診療録〈problem oriented medical record：POMR〉がよく使用されている．
- 管理栄養士の栄養食事指導記録は，SOAP形式（主観的情報（S：subjective data），客観的情報（O：objective data），評価（A：assessment），計画（P：plan））にて記載する．
- 栄養モニタリング項目は，栄養アセスメント時に評価した栄養指標で，各疾患に重要な指標をモニタリングする．エネルギー摂取量や各栄養素の摂取量，栄養充足率は必須である．例えば，糖尿病患者の場合であ

れば，体重やBMI，血糖値，HbA1c，合併症の発症の有無などである．
- 栄養モニタリングと評価を実施し，改善をしていない場合は，栄養アセスメントに戻り，栄養教育介入の目標が達成できるまで，また栄養教育内容が習慣化するまで，栄養管理プロセスの手順を繰り返し，継続して実施する．

⑤ 栄養教育の評価

- 栄養教育実施後には，その評価を行う．評価は，設定した目標の達成状況を確認する作業である．表2-35に慢性腎臓病（ステージ3a）外来患者への栄養教育実施後の評価（例）を示す．
- 主要なアウトカムについては，栄養教育実施前後のデータの比較，基準となるデータ（検査値の基準値）との比較などがある．検査結果などの結果評価だけではなく，影

問題志向型診療録（POMR）▶①基礎データ（data base），②問題リスト（problem list），③初期計画（initial plan），④経過記録（progress note）の4段階で構成される．

傷病者の栄養教育　　193

表 2-34　慢性腎臓病（ステージ 3 a）外来患者の個別栄養教育案

■ 栄養教育の概略（第 3 回）

	おもな活動	支援上のポイント	教材・教具
導　入 （5 分）	STEP 1 ● 食事療法を継続してみた気持ちを振り返る	● 初回，第 2 回の栄養教育以降，行動修正に伴い，生じた気持ちの変化について，開かれた質問で導き出し，行動変容ステージを把握する ● 食事療法に取り組んだ，対象者や家族の気持ちや考え方を受け止める ● 対象者や家族（妻）の表情等から心理状態を読み取る	
展　開 （30 分）	STEP 2 ● 自身の食事を振り返る	● 食事の聞き取り調査にて食事状況を確認する ● 振り返ってみて，気づいたことや感想を話してもらい（開かれた質問），継続意欲を高めるように支援する	● 食事聞き取り調査票 ● セルフモニタリングシート
	STEP 3 ● これまでの栄養教育（第 1 ～ 2 回）の内容を振り返る 　①腎臓病食品交換表の活用法 　②たんぱく質コントロール 　③減塩 　④エネルギー不足にならないための調理方法（揚げ物など） 　⑤食品構成と献立例	● これまでの栄養教育の理解状況を開かれた質問で傾聴しながら導き出し，理解が十分でない点を把握する ● ワークシートなどを活用し，各学習項目の理解状況を確認する ● 低たんぱく質食の必要性について説明し，継続するように指導する ● 減塩を継続するためにコツとして，かけしょうゆをしたくなったらお酢をかける（行動置換）について説明する ● 理解が十分でない点は，その理由について傾聴して明確化し，受容的態度で再度指導する	● セルフモニタリングシート ● フードモデル ● 腎臓病食品交換表 ● 食品成分表
	STEP 4 ● 今後の目標を設定する 　①たんぱく質を含むおもな食品（魚・肉・卵・大豆食品など）は目安量を守る 　②めん類のスープは残す 　③エネルギー源となる食品（油脂やでんぷんなど）を使用する	● これまでできていることや，あらたに取り組むことを整理する．少しずつ段階的にできるように支援する（スモールステップ法）．達成できていない場合は，少しずつできるようになると励ましの言葉をかけ，自己効力感の向上を図る ● 新たな目標を設定する場合は，優先順位を付けたうえで実施可能性を考慮して，対象者自身が自ら目標を設定できるよう支援する ● 継続実施に向けて，家族（妻）のサポート（ソーシャルサポート）を確認する	● セルフモニタリングシート
まとめ （5 分）	STEP 5 ● 本日の内容を振り返る	● 本日の教育内容を振り返り，今後の実施に向けて不安な点があれば対応する	

管理栄養士による栄養食事指導（個人） ▶外来および入院
栄養食事指導料（個人）は，管理栄養士が医師の指示に基づき，厚生労働大臣が定める特別食を必要とする患者，がん患者，摂食・嚥下機能が低下した患者，低栄養状態にある患者に対して食事計画案などを交付し，初回はおおむね 30

分以上，2 回目はおおむね 20 分以上指導を実施した場合に算定される．

表2-35 慢性腎臓病（ステージ3a）外来患者への栄養教育実施後の評価例

	目標（抜粋）	アセスメント時	目標	結果
結果目標	・慢性腎臓病の進行の抑制：推算糸球体濾過量（eGFR）の低下速度の抑制*	eGFR 50 mL/min/1.73 m²	eGFR の低下速度の抑制	eGFR 50 mL/min/1.73 m²（維持）
	・趣味のゴルフを今まで通り継続する	できている	できている	できている
行動目標	・毎食，食事記録を実施する	実施していない	週5日以上	週5日以上実施
	・汁物やめん類のスープを残す	毎回ほとんど飲んでいる	ほぼ毎回残す	喫食時は毎回残した
学習目標	・腎臓病の食事療法の概要（たんぱく質，食塩等の制限の必要性）を理解する【知識】	わからない	よくわかる	とても良くわかる
	・腎臓病の食事療法を継続する意欲をもつ【態度】	できない	意欲あり	意欲あり
環境目標	・調理担当者（妻）は，低たんぱく・適正エネルギーの食事を準備する	−	ほぼ毎日	ほぼ毎日
実施目標	・外来指導を6カ月間に合計4回実施する	−	4回実施	4回実施した

*結果目標にある検査結果の値については，医師の指示に従って設定する．

響評価として，傷病者の行動目標の達成状況や学習目標としての知識や態度などの習得状況についても評価を行う．
- 目標が達成できなかった場合は，達成の妨げとなっている要因がどのようなことであるかを，傷病者やその家族とともに改めて話し合う．また，目標が達成できなかった場合でも，できなかったことだけではなく，できている点にも着目し，前向きなフォローを心がける．

障害者の栄養教育

1 障害者の栄養教育プログラムの検討

1 障害者の定義と現状

- 障害者基本法（2011 年 8 月改正）では，障害者を「身体障害，知的障害，精神障害（発達障害を含む）その他の心身の機能の障害（以下「障害」と総称）がある者であって，障害及び社会的障壁により継続的に日常生活又は社会生活に相当な制限を受ける状態にあるものをいう」と定義している．ここで，社会的障壁とは「障害がある者にとって日常生活又は社会生活を営む上で障壁となるような社会における事物，制度，慣行，観念その他一切のものをいう」とされている．

■身体障害

- 身体障害とは，先天的あるいは後天的な理由で，身体機能の一部に障害を生じている状態をいう．身体上の障害の区分には，①視覚障害，②聴覚または平衡機能障害，③音声機能，言語機能または咀嚼機能の障害，④肢体不自由，⑤内部障害（心臓・腎臓・呼吸器・膀胱または直腸・小腸・免疫等の機能障害）の 5 種類がある．

■知的障害

- 知的障害とは，知的機能の障害が発達期（おおむね 18 歳まで）に現れ，日常生活に支障をきたし，社会適応に困難がある状態をいう．知的障害は，知能指数（IQ）で測られる「知的能力」の発達と，社会生活に適応する能力である「適応能力」の両方の状態から判断される．原因としては，染色体異常・自閉症などの先天性疾患，出産時の酸素不足や脳への圧迫などの事故，生後の高熱による後遺症などがある．

■精神障害

- 精神保健及び精神障害者福祉に関する法律（精神保健福祉法）によると，「精神障害者」とは，「統合失調症，精神作用物質による急性中毒又はその依存症，知的障害，精神病質その他の精神疾患を有する者」と定義されている．

2 障害者の栄養教育の留意事項

- わが国の障害者総数は約 964 万人と推計されている（内閣府：令和 2 年度版 障害者白書）．その内訳は，身体障害児・者が約 436 万人，知的障害児・者が約 109 万人，精神障害者が約 419 万人と 3 区分のなかでは身体障害児・者数が最も多い．全体として障害者数は増加傾向にあり，とくに身体障害者の高齢化が進んでいる．

- 2006 年に「障害者及び障害児がその有する能力及び適性に応じ，自立した日常生活又は社会生活を営むことができる」ようにすることを目的とした障害者自立支援法が施行された．

- 2013 年には，地域社会における障害者との共生の実現をめざして，障害者の日常生活及び社会生活を総合的に支援するための法律（障害者総合支援法）と改正された．この法律では，「日常生活・社会生活の支

援が，共生社会を実現するため，社会参加の機会の確保及び地域社会における共生，社会障壁の除去に資するよう，総合的かつ計画的に行われること」を理念に掲げている．

- さらに2018年には改正障害者総合支援法が施行され，障害がある人が望む地域生活の支援や，障害のある子どものニーズの多様化への対応などの内容が加えられた．障害者の栄養教育は，この理念の実現をめざして進めることが求められている．
- すなわち，障害者にとって，生活の自立や社会での共生には，食生活の自立は欠かせないため，ノーマリゼーションの理念のもと，障害者の特性などに配慮したきめ細かい支援が必要となる．

■ 視覚障害

- 視覚障害者は，嗅覚・触覚・聴覚など，視覚以外の感覚を活用した栄養教育が必要となる．
- 触覚教材，拡大教材，音声教材，視覚補助具やコンピュータなどの情報機材を活用して，食に関する情報収集・処理ができるようにする．
- 先天的または幼少時に障害をきたした場合は，視覚経験がないため，言葉から食べ物をイメージすることがむずかしい．そのため，食生活に関する知識や食事に関する日常動作の習得が困難なことが多い．
- 説明する際には，できる限り実物に触ってもらうよう工夫することで，正確な情報が伝わりやすくなる．目の前の状況を説明する有効な方法として，クロックポジションがある．これは，物の配置を時計の短針に

たとえて説明する方法で，食事の際の食器の配置を説明するときに効果的である．
- 食材に触れ，においを嗅ぎ，口に入れて味わうことで，食品に対する知識や理解を深めることができる．
- 話しかけるときは声の大きさにも配慮し，やさしいトーンなど配慮する．
- 味付け，調理法，盛り付け，食べ物の温度（熱すぎないようにする），配膳（料理や食器，調味料の置き場所は一定にする），食器・補助具など，教育の際には全体への配慮が必要である．
- 視覚障害者が料理をする際に便利な道具として，音声ガイド付きの電磁調理器，点字のキッチンタイマー，押すと大さじ1だけ出てくるしょうゆ差しなどの活用を勧める．
- 献立や料理内容などに関する説明は，食の楽しみの支援として重要であるため，工夫する．
- 中途失明者の場合，調理技術などは訓練により失明前のレベルに到達する可能性もある．

■ 聴覚障害

- 聴覚障害は，訓練により聴力の獲得や言語の習得が可能な場合があるが，その程度により，食生活に関する知識や技術の習得に大きな差が生じる．
- 事前に聴覚障害者の聴力を把握し，手話などの個々人に合うコミュニケーション手段をとることが必要である．口話法・読唇法を身に付けている場合には正面から，片側が難聴の場合には健側の耳から，補聴器を使用している場合には補聴器を意識しなが

ノーマリゼーション（normalization）▶ 「障害がある人もない人も，互いに支え合い，地域で生き生きと明るく豊かに暮らしていける社会をめざす」という福祉の考え方である．

障害者の栄養教育　197

- ら話しかけるようにする.
- 食品や食品模型，写真などの視覚教材を活用する.
- 食材から完成までの料理の手順や過程の学習のためには，パソコンやタブレットなどの活用が効果的である.

■肢体不自由

- 障害部位と程度により食事の自立度が異なる．いずれの場合も理学療法士（PT）や作業療法士（OT）などと相談のうえ，可能な限り残存機能を生かし，食の自立を促すための支援を行う．その際，個々の障害の程度に合わせた自助具や食器を用いる.
- 摂食能力に合わせて，咀嚼・嚥下がしやすい食品や調理形態（一口大に切る，粗刻み，ペーストなど）を段階的に準備するとともに摂食訓練ができるように配慮する.
- 農林水産省が中心となって整備した新しい介護食品の枠組みであるスマイルケア食では，健康維持上，栄養補給が必要な人向けの食品に「青」マーク，噛むことがむずかしい人向けの食品に「黄」マーク，飲み込むことがむずかしい人向けの食品に「赤」マークを表示している．個々人の状態に応じた活用が効果的である.
- 嚥下障害を有する場合には，誤嚥を原因とする誤嚥性肺炎を生じやすい．食べやすく，消化・吸収のよい食材および食形態を工夫するほか，食事介助者への教育も必要となる.
- 咀嚼や嚥下障害をもつ障害者にとって，口に入る食物は誤嚥や窒息などの危険因子となりうる．しかし，口から食べる行為は，本人の満足度を高め，栄養状態の改善にも

つながる．したがって，わずかでも経口摂取の可能性があれば，適切なアセスメントのもとに経管栄養から経口栄養への移行を計画する．また，現在の咀嚼・嚥下機能を維持するためのアプローチも重要となる.
- エネルギー消費量は障害部位と程度により個人差が大きい．そのため，供給エネルギー量については，個々人の日常生活動作を把握したうえで，算出することが望ましい．不随意運動や筋緊張がある場合には，エネルギー消費量が高まることに留意する.
- 生活習慣病などの疾患により内部障害をもつ場合には，起因する疾病の悪化を防ぐための栄養教育が基本となる.
- 喫食時間が長時間になり，疲労感で必要量を摂取できない場合には，高エネルギー・高たんぱく質食品を適宜活用したり，食事回数を増やすなどの配慮が必要である．ただし，自力摂取できない場合は，栄養補助食品や経腸栄養剤を併用する.

■知的障害

- 発達の遅延による低身長，低体重が多い．また，肥満が多いことも特徴であり，とくに男性よりも女性で顕著な傾向がある.
- 知的発達，身体発育，運動発達，生活経験などをアセスメントしたうえで，個々人の実態に応じた栄養教育を行う.
- 知的障害の程度や生活状況に合わせ，言葉かけや模倣させる行為などを繰り返しながら，食事や栄養に対する興味・関心を引き出すよう工夫する.
- 摂食中枢の働きが障害されている場合は，過食・拒食・偏食など食行動に問題のある

理学療法士（PT）▶寝返る，起き上がる，立ち上がる，歩くなど，日常生活で必要な基本動作ができるように身体の基本的な機能回復をサポートする動作の専門家である.

作業療法士（OT）▶入浴や食事など日常生活の動作や，手工芸，園芸，レクリエーションまであらゆる作動活動を通して，身体と心のリハビリテーションを行う専門家である.

者が多い．家族や関係者と連携し，情報を共有をしながら，問題解決に取り組み，食行動の改善を図るようにする．

● 摂食機能に障害をもっている場合は，咀嚼・嚥下を十分にできないことが多い．

■精神障害

● 不安状態の場合には，過食または少食，決まりきった食事パターンの堅持などが，抑うつ状態の場合には，過食，少食，食べることの価値を見出せないなど，特徴として症状にともなう特有の食行動がみられる．

● 精神疾患に用いられる薬物治療によって，栄養に関係する副作用を呈することがある．たとえば，向精神薬では食欲低下，味覚の変化，口渇をもたらし，活動性が低下して消費エネルギー量が減少する．ほかに，食欲亢進作用のため過食になり，肥満を生じることもある．

● 精神障害者は生活能力が低下していることも多いため，適切な食事摂取はむずかしいことを理解し，支援する食環境を整備する．心地よい，安定した精神状態で食事をすることができるよう，食事をする場所に花を飾る，明るい話題を交わすなど，楽しい雰囲気づくりが大切である．

2 障害者の栄養教育のためのアセスメント

● 身体障害者の場合，障害の種類，部位や程度により，留意事項は異なるが，いずれの場合も残存機能を引き出し，食事の自立を支援する栄養教育を行う必要がある．また，栄養状態の課題として，やせ，肥満，

抵抗力の低下などがあり，個々人の差異が大きいことから，栄養状態を十分にアセスメントしたうえで栄養教育を行うことが大切である．

● 障害者の栄養状態や心身状態には，主障害（知的障害，身体障害），有している障害の原因となっている疾患（ダウン症候群，脳性麻痺，脳血管疾患など），併存症（糖尿病，高血圧など），身体的・精神的問題，食行動，問題行動，口腔ケア，摂食嚥下機能，服薬内容などが大きくかかわる．既存資料や関連する担当者からこれらの情報を収集し，詳細なアセスメントを行い，どのような支援を必要としているのかを把握する．

● 「障害支援区分認定調査」では，2014年4月の認定調査項目の見直しにおいて知的障害，精神障害や発達障害の特性をより反映させるため，「健康・栄養管理」（体調を良好な状態に保つために必要な健康面や栄養面の支援を評価）などの6項目が追加されている．

● この認定調査から移動や動作に関連する項目（座位保持，移動，褥瘡，嚥下など），身の回りの世話や日常生活等に関する項目（食事，口腔清潔，栄養管理，調理，買い物など），意思疎通等に関連する項目（視力，聴力，コミュニケーション，説明の理解，読み書き，感覚過敏・感覚麻痺），行動障害に関連する項目（感情が不安定，昼夜逆転，異食行動，過食・反すうなど，多飲水・過飲水など），特別な医療に関連する項目（栄養補給，透析など）からの情報を把握する．

障害者の栄養教育　199

表 2-36　知的障害児を対象とした肥満改善プログラム例

テーマ：自分の生活習慣について考えよう

■ ね ら い：自身の身体の状態（高度肥満）に気づかせ，進んで肥満を解消しようとする意欲を高め，実践につなげる

■ 対 象 者：知的障害（軽度）があり，肥満度 60％以上の中学 3 年生

■ プログラム案

	テーマ	内容	スタッフ
第 1 回	肥満について知ろう	肥満について学習する	担任教諭，養護教諭，栄養教諭
第 2 回	生活リズムの問題点を考えよう	1 日の生活リズムについての記録から，問題点を考える	担任教諭，養護教諭
第 3 回	肥満改善のための食生活について考えよう	週末の食事記録から，問題点を考える	担任教諭，栄養教諭
第 4 回	規則正しい食生活や食事内容の改善について自分ができることを考えよう	改善点について家庭で実践後，その状況を確認しながら方向を修正する	担任教諭，養護教諭，栄養教諭
第 5 回	適切な体重管理のためにからだを動かそう	クラス全体でポールウォーキング等の指導を受けて，楽しく運動する	担任教諭，健康運動指導士

（文部科学省：食に関する指導の手引－第二次改訂版－．p.212-214, 2019 をもとに作成）

3　障害者の栄養教育プランニング

- 文部科学省では，障害のあるすべての幼児児童生徒の教育の一層の充実を図るため，学校における特別支援教育を推進している．

- 特別支援教育とは，「障害のある幼児児童生徒の自立や社会参加に向けた主体的な取り組みを支援するという視点に立ち，幼児児童生徒一人ひとりの教育的ニーズを把握し，そのもてる力を高め，生活や学習上の困難を改善または克服するため，適切な指導および必要な支援を行うもの」である．

- 「食に関する指導の手引（第二次改訂版)」（文部科学省）の中の「特別支援学校における食に関する指導の展開」では，視覚障害者，聴覚障害者，肢体不自由者または病弱者である児童または生徒において，障害の種類ごとに指導上の配慮の例を記載している．

- ここでは知的障害児を対象に，「肥満を改善し，生活習慣病を予防する」という目標を立て，栄養教諭，担任，養護教諭，家庭で連携を図りながら取り組んだ食育の事例を取りあげる．

1　問題行動の抽出・要因分析

- 問題行動の要因分析では，知的障害児の特性に応じて，食行動（過食，偏食など）や食生活状況，環境因子の影響を整理し，実践に向けた課題を検討する．

2　目標の設定

- 要因分析により抽出された内容から，学習・行動目標を設定する．本事例では，学

『食に関する指導の手引（第二次改訂版)』（平成 31 年 3 月）
▶ 学習指導要領等の改訂を踏まえて，9 年ぶりに改定された．評価指標には，成果指標と活動指標の両方が設定されるなど，記載が充実した．

表 2-37　肥満改善のための栄養教育案

テーマ：肥満改善のための食生活について考えよう

- ■ 対 象 者：知的障害（軽度）があり，肥満度 60% 以上の中学 3 年生
- ■ 目　　標：自分の食事を見直すことを通して，自分の食生活の問題点に気づく
- ■ 時　　間：60 分
- ■ スタッフ：担任教諭，栄養教諭
- ■ 栄養教育の概略（5 回シリーズ，第 3 回目）

	おもな活動	支援上のポイント	教材・教具
導入	● 前回の栄養教育後，生活リズムが改善できたことを書き出し参加者内で共有する．他者を介して自分の改善点を再確認する ● 本時のテーマを理解する	● 生活リズムを改善できたことを確認しあうことで，前回から今回のつながりを意識させ，またテーマに対する自己効力感を上げる	● 紙と筆記具
展開	● 食事記録をチェックする　例示された 1 日の食事記録を見て，問題点を探す ・おやつが多い ・寝る前に食べている ・野菜が少ない　など	● 食べたもの（料理・食材カード）を「主食」，「主菜」，「副菜」，「飲み物」，「お菓子」などにグループ分けして，食べた時間も考慮して食生活の問題点に自ら気づくように作業を促す ● 視覚媒体を使うことで，対象者にわかりやすくする	● 料理カードを使った食事記録表 ● 「主食」，「主菜」などグループ分けの枠組みを書いた用紙
	● 上記の教材を使って間食・夜食の問題点について考える ・このおやつの量は食べて大丈夫？ ・いつなら食べてもいいの？	● 間食の内容やその量，食べる時間について一緒に考える．寝る前に食べているものの種類や量を抽出し，自分は食べていないかなど考えさせる	● 裏にエネルギー量を貼付したお菓子の料理カード
まとめ	● 自分の問題点を考え，目標設定する	● 自分の目標を「がんばりたいこと」としてカードに書き出す．この時，がんばりたい項目は少なめに，難易度をやや低めに設定して，達成感を感じられるようにする	● 行動目標が達成できた日にシールを貼ることができるようなカード

習目標として，「生活上の問題点や食生活の問題点を理解する」などがあげられる．行動目標では，「1 日 3 食決まった時間に食事をする」，「夜食を控える」など対象者とともに実態に応じて目標を設定する．

❸ 栄養教育プログラムの概要の計画

- 表 2-36 に栄養教育プログラムの例を示す．
- 対象者は知的障害児であるが，食事記録や家庭での食生活改善については保護者の協力が欠かせない．栄養教育を進める際には，家庭との連携を十分とることが重要である．

❹ 栄養教育案の作成

- 栄養教育案の作成にあたっては，指導内容が知的障害児の発達段階や理解力に適合しているかについても配慮が必要である．
- 表 2-37 に栄養教育案の例を示す．

5 教材・教育方法の選択，学習形態の選定，スタッフの選定

- 知的障害児が関心をもち，楽しい雰囲気で学習できる雰囲気づくりが大切である．
- 教育媒体（教材）や教育方法は，対象者の障害の状況および特性・発達段階に適合するよう配慮する．
- 担任教諭，養護教諭のほか，知的障害児の発達状態や心理状態を判断可能な医師（学校医），臨床心理士などと協力することでプログラムの進行がスムーズになる．

4 栄養教育の実施と評価

- 質問紙調査を用いる場合には，自記式か代理回答か，障害者の意思の表出が困難な場合にはどのような方法で評価するのかなど，計画の段階で検討しておく必要がある．
- 栄養教育実施前後の行動記録，食事記録，身体計測値などを比較し，影響評価，結果評価を行う．

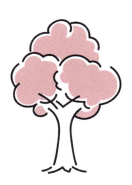

アスリートの栄養教育

1 アスリートの特性と栄養教育

- アスリートの栄養教育は**スポーツ栄養マネジメント**に沿って行われる．スポーツ栄養マネジメントとは，「運動やスポーツによって身体活動量が多い人に対し，スポーツ栄養学を活用し，栄養補給や食生活など食にかかわるすべてについてマネジメントすること」をいう．スポーツ活動現場における栄養・食事に関する専門的なサポートを実践する資格として，**公認スポーツ栄養士**がある．
- スポーツ栄養マネジメントの目的には，体調管理や貧血などの疾病予防に加え，競技力向上などがある．そのため，アスリートの栄養教育では，性別，年齢，身体組成や栄養状態，食環境などの栄養アセスメントだけでなく，競技種目，トレーニング状況，試合スケジュールなどを考慮して栄養教育のプログラムを立てることが必要となる．
- 栄養教育の対象者には，保護者や家族も含まれる場合がある．栄養教育の目的については，保護者・家族のほか，アスリートを取り巻く指導者とも共通した認識をもっておきたい．
- アスリートは，一般の人より除脂肪体重，いわゆる筋量が多いため，**基礎代謝量**も高くなる．アスリートの基礎代謝量は，除脂肪量を用いて算出される．アスリートの基礎代謝量（kcal／日）の推定式は，基礎代謝基準値 28.5（kcal/kg 除脂肪量／日）× 除脂

公認スポーツ栄養士 ▶ 日本栄養士会と日本スポーツ協会の共同認定による資格．アスリートに対する栄養教育，食環境の整備などの栄養サポートを担う．チームにおいては，各専門分野のスタッフと連携をとり，栄養面からの専門的なサポートを行う．

肪量（kg）（JISS 式），もしくは，女性アスリートの場合には，基礎代謝基準値 29.6（kcal/kg 除脂肪量／日）×除脂肪量（kg）＋36 が用いられる．

- スポーツ活動時は，運動によるエネルギー消費量が高まる．基本的には，消費した分だけエネルギーを摂取することが必要である．しかし，どれくらいのエネルギー量を日々消費し，また摂取しているかは，日によって異なるため正確には把握しがたい．このため，喫食調査による食事調査や要因加算法を用いたエネルギー消費量の算出などを行い，目安となるエネルギー摂取量と消費量を知っておくと，アスリートは日々の体重変動をモニタリングすることで自己管理しやすくなる．

- アスリートは，1 年間を 1 シーズンととらえ，トレーニング期（準備期），調整期（試合期），休養期（移行期）などに期分けして，トレーニング計画を立てていることが多い．それぞれに身体づくりの目的が異なるため，栄養管理はこれらの期分けを考慮して計画や目標を組み立てる必要がある．

■ トレーニング期（準備期）

- この時期は，おもに競技力向上をめざし，身体に大きな負荷をかける場合が多く，増量，減量やコンディショニングづくりが目的となる．増量の場合は，エネルギー出納はプラスでなければならない．エネルギー源である炭水化物量を十分に摂取することはもちろん，身体づくりに必要なたんぱく質とたんぱく質合成にかかわるビタミン B_6，B_{12}，葉酸，ビタミン C などを十分に摂取する．

- また，除脂肪量の増加，つまり筋量の増加が望まれるため，とくにトレーニング後の栄養補給のタイミング，リカバリーをいかに早く行うかが重要となる．

- 現在，推奨されているトレーニングに合わせた炭水化物摂取量は，通常，トレーニング期（運動時間約 1 時間／日）では 5 ～ 7 g/kg 体重／日，激しいトレーニング期（運動時間 1 ～ 3 時間／日）では 6 ～ 10 g/kg 体重／日，強化練習などとくに激しいトレーニング期（運動時間 4 ～ 5 時間／日）では，8 ～ 12 g/kg 体重／日が示されている．加えて，良質のたんぱく質の摂取も必要となる．アスリートのたんぱく質摂取は，筋量を増やし，筋たんぱく質のバランスを維持するために 1.2 ～ 2.0 g/kg 体重／日が推奨される．

- 対象者であるアスリートに向けて，どれくらいの栄養量をどのタイミングで摂取すべきかといった具体的な栄養教育が必要となる．

- 減量時には，エネルギー量の制限が必要となる．"減量＝食べない"ととらえているアスリートは少なくないが，あくまでも，エネルギー出納をマイナスに保持するために摂取エネルギーを減少させることが目的であることを理解させる．最低限必要な基礎代謝量以上のエネルギーの摂取と十分なビタミンやミネラルを摂取し，栄養素密度を高く保持しておくことが重要である．そのためには，低エネルギー食品を選択するための栄養教育は必須といえよう．

■調整期（試合期）

- 試合前の調整では，あらかじめエネルギー源である炭水化物の貯蔵量を高めておくことが持久力向上につながる．そのために用いられる手法がグリコーゲン・ローディングである．
- グリコーゲン・ローディングは，普通食（炭水化物＜5 g/kg 体重）を基準に，試合の7〜4日前にグリコーゲン蓄積量を運動によって枯渇（炭水化物＜2 g/kg 体重/日）させてから試合3日前から増加（炭水化物＝8〜12 g/kg 体重/日）させる「古典法」と，炭水化物を枯渇させることなしに試合3日前から炭水化物を増加（炭水化物＝8〜12 g/kg 体重/日）させる「改良法」が利用されてきた．
- 「古典法」と「改良法」によるグリコーゲン蓄積量に差はなく，実際には「改良法」がよく利用されている．「古典法」では，急な炭水化物摂取による体重増加もみられるため，対象のアスリートに適した方法か十分に考慮する必要がある．
- 高い競技力をもつ持久性アスリートでは，高炭水化物食の摂取後24時間で筋へのグリコーゲン蓄積量がピークとなる．このため，試合2日前から高炭水化物食（炭水化物＝8〜12 g/kg 体重/日）を摂取する「最新法」に切り替えれば十分であるとしている．
- また，試合でトレーニングの成果を発揮するためには，体調のコントロールが重要である．コンディショニング維持のためにもビタミン，ミネラル，水分摂取は十分に心がけたい．

■休養期（移行期）

- 休養期は，次シーズンへの移行期であり，身体や精神の回復が目的となる．
- この時期にトレーニングの質や量が低下する場合は，エネルギー必要量を低く設定する必要がある．アスリート自身が体重や体脂肪を自己管理し，ビタミンやミネラル類が不足しないよう，野菜や果物，牛乳・乳製品などを十分に摂取し，栄養バランスを保つことを意識づけることが重要である．

2 成長期のスポーツ栄養

- スポーツ栄養において，成長期の栄養管理はとても重要である．小学生から高校生までは，著しく身体が変化していく．この時期は個人の成長状態に合わせた栄養補給量の決定が必要である．
- とくに身体的変化にともないエネルギー，たんぱく質，カルシウムの需要は成人よりも高くなる．栄養素として，骨形成のためのカルシウムや造血のための鉄の摂取と，それにかかわるビタミン類の摂取は，十分に意識したい．
- 前述のとおり，エネルギー必要量は消費した分だけ摂取することが基本となり，成長期には，成長にともなうエネルギー蓄積量に加えて，運動によるエネルギー消費量の摂取が必要となる．この時期にエネルギーが不足した場合，貧血や骨折，月経障害などのスポーツ障害が引き起こされること（スポーツにおける相対的エネルギー不足，RED-S）が危惧されている．
- 体重によるモニタリングは，エネルギー不足の評価指標としても重要となる．

相対的エネルギー不足▶総エネルギー消費量に対して，総エネルギー摂取量が不足している状態．エネルギー不足が起因となり，内分泌，代謝，免疫，骨，血液，成長・発達，メンタルなどに悪影響が及ぶ．

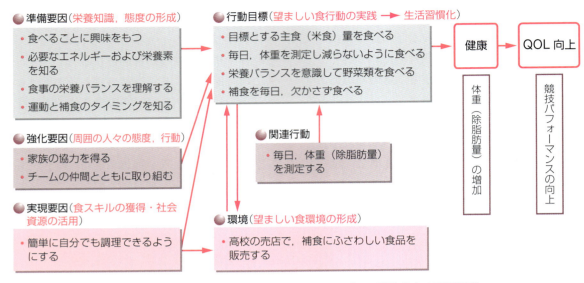

図 2-21　高校ラグビー部員の体重増加をめざした栄養教育の目標設定

3 アスリートの栄養教育プランニング

- 競技タイプ（チームか個人）や競技の目的によってアスリートの栄養教育計画が立てられる．また，1年間を目安に計画的に立てられる場合などがある．そのため，それぞれに応じた栄養教育プログラム作成が必要となる．
- スポーツ栄養マネジメントの目的は，①リスクマネジメント（貧血の改善，骨折からの回復など），②健康状態の維持と疾病予防（コンディションの維持，熱中症の予防など），③体力・競技力向上（増量，減量など）に大別される．マネジメントの目的に合わせて，アセスメントの項目や調査内容を検討する．例として，体力・競技力向上のための増量を目的とした集団栄養教育をあげる．

① 問題行動の抽出・要因分析

- 栄養アセスメントの結果から，目的達成のために必要な課題を明らかにする．目的が体重（除脂肪量）の増加であれば，現在の体重（除脂肪量）と目標値の差をどれくらいのエネルギーおよび栄養素量で補うべきか，それが可能な食知識や食態度，スキルの状態はどうであるか，十分に把握したうえで，個々の要因分析を行う．
- ただし，アスリートをめぐる状況は，日々変化するので，定期的なモニタリングを行い，当初の計画が実施可能な状態であるか確認する必要がある．

② 目標の設定

- 目的達成につなげるための目標を設定する（図 2-21）．

学習目標：栄養の基本や体重増加に向けて，どれくらいの栄養補給量が必要である

アスリートの栄養教育　205

表2-38　アスリートの栄養教育プログラム例（全5回）

テーマ：パフォーマンス向上のための体重（除脂肪量）の増加

- ■ **ね ら い**：アスリートとして，必要なエネルギーや栄養素の知識を得るとともに，1日の食生活で食すべき量と栄養バランスについて学ぶ．また，体重（除脂肪量）を増加させるための補食を習慣化する
- ■ **対 象 者**：高校ラグビー選手　40人
- ■ **実施期間**：4～6月（3カ月）
- ■ **実施回数**：5回
- ■ **栄養教育の内容**

	テーマ	内　容	スタッフ
第1回	体重（除脂肪量）と自分の食事量を知る	身体組成の測定，目標の決定　FFQや記録法による食事調査	管理栄養士・トレーナー
第2回	食事・栄養の基本	必要エネルギーにあわせた食事量と栄養バランスの良い組み合わせ	管理栄養士
第3回	補食のタイミングと必要性	補食と除脂肪量増加の関係と摂食タイミング	管理栄養士
第4回	コンビニエンスストアの利用	コンビニエンスストアを利用したエネルギーや補食のとり方（種類や量）	管理栄養士
第5回	エネルギー確保のための補食づくり	おにぎりの具などを利用した望ましい補食のレシピ	管理栄養士

かを学ぶ．筋量増加のための栄養補給タイミングと摂取すべき補食量を知る．

行動目標：継続してエネルギー増加ができるよう，具体的に食事の目安を決めて摂取する量とタイミングを守る．

環境目標：食事バランスを整えられるよう，家族や周囲への食の情報提供や食品が準備できる食環境をつくる．

結果（アウトカム）目標：目標とした体重に到達する．

③ 栄養教育プログラムの概要の計画

- 目標設定で設定した行動目標が実施できるように食知識やスキルを身につけるための栄養教育を計画する．
- この場合，対象者はアスリート本人のみならず，支えている家族なども栄養教育の対象となることも考慮し，その対象や食環境に応じた栄養教育プログラムを組み立て対象のアスリートが目標を達成できるようにする（表2-38）．

④ 栄養教育案の作成

- 栄養教育案の作成にあたっては，その単元の教育目的を明確にすることと自己効力感を高められる内容にすることが望ましい．「体重を増加させる」という目的に対して，教育対象がアスリート本人であれば，体重を計測する意義や食品の選択方法，摂取タイミングなどを示す内容に，また対象が保護者や家族であれば，具体的な食事量や家庭で準備できる食品，体重変動の確認な

ど，日常の行動変容につなげられるものを示すのが望ましい．

5 教材・教育方法の選択，学習形態の選定

- 対象者がアスリートなのか保護者（または家族）なのか，食生活環境などを考慮したうえで目標達成に望ましい形態を選定する．
- また，日常で活用しやすい教材を提示することで実施率を高められる．たとえば，スーパーマーケットやコンビニエンスストアで手軽に手に入るものを補食の選択肢に加えるなどである．
- スポーツ栄養教育は，あくまでもアスリートの日常生活や練習・トレーニングに合わせて課題解決の対策や戦略を考えるためのものであり，効果的かつ実行可能な内容を提案することが大切である．

4 栄養教育の評価

- 計画した栄養教育案が対象のアスリートの目標達成につながるものであったかを確認するため，事後アセスメントを行い，その変化や知識・行動の定着を評価する．その結果から，新たな課題を見つけ，よりよい身体づくりや競技力向上につながる目標を見出すことができる．

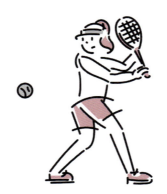

文 献

基礎理論編

■1章　栄養教育の概念

「栄養教育の目的・目標」

1) ローレンス・W. グリーン，マーシャル・W. クロイター（神馬征峰訳）：実践ヘルスプロモーション Precede-Proceed モデルによる企画と評価，p.92-93，医学書院，2005.
2) 福田吉治：ポピュレーションアプローチは健康格差を拡大させる？ vulnerable population approach の提言．日本衛生学雑誌，**63**(4)：735-738，2008.
3) 中村正和：健康づくりにおけるポピュレーション戦略の重要性と国際的動向．月刊地域医学，**30**：187，2016.
4) 日本看護協会健康政策部保健師課編：平成29年度厚生労働省保健指導支援事業保健指導技術開発事業「わかる，できる 保健師のためのポピュレーションアプローチ必携」，日本看護協会，2018.

「栄養教育の対象と機会」

1) 厚生労働省：平成29年版厚生労働白書，2017.
2) 厚生労働省：介護予防マニュアル改訂版，2012.
3) 和光市：高齢者等の現状—第1回和光市長寿あんしんプラン策定会議資料—，2008.
4) 和光市：高齢者等の現状—第1回和光市長寿あんしんプラン策定会議資料—，2017.

■3章　栄養カウンセリング

1) 保坂　亨，中澤　潤，大野木裕明編著：心理学マニュアル，面接法，北大路書房，2000.
2) カーシェンバウム・H，ヘンダーソン・VL：ロジャーズ選集—カウンセラーなら一度は読んでおきたい厳選33論文（上・下）（伊東　博，村山正治監訳），誠信書房，2001.
3) 佐治守夫，岡村達也，保坂　亨：カウンセリングを学ぶ，東京大学出版会，1996.
4) 氏原　寛：カウンセリングの枠組み，ミネルヴァ書房，2000.
5) 河合隼雄：心理療法論考，新曜社，1986.
6) 小松啓子，大谷貴美子編：栄養カウンセリング論（栄養科学シリーズNEXT），講談社サイエンティフィク，2004.
7) 福原眞知子，アレン・E・アイビイ，メアリ・B・アイビイ：マイクロカウンセリングの理論と実践，風間書房，2004.
8) アイヴィ・AE：マイクロカウンセリング（福原真知子，椙山喜代子，國分久子，楡木満生訳編），川島書店，1985.
9) 足達淑子編：栄養指導のための行動療法入門．臨床栄養別冊，医歯薬出版，1998.

10) 石川俊男，鈴木健二，鈴木裕也，中井義勝，西園　文編：摂食障害の診断と治療—ガイドライン2005，マイライフ社，2005.
11) 生野照子，新野三四子：拒食症・過食症とは，芽ばえ社，1993.
12) 國分康孝編：カウンセリング辞典，誠信書房，1990.
13) ロルニック・S，メイソン・H，バトラー・C（地域医療振興協会公衆衛生委員会PMPC研究グループ監訳）：健康のための行動変容，法研，2001.
14) ウイリアム・R. ミラー，ステファン・ロルニック（松島義博，後藤　恵訳）：動機付け面接法—基礎・実践編，星和書店，2007.

■4章　食環境づくりと栄養教育

「食環境づくり」

1) 厚生労働省：健康づくりのための食環境整備に関する検討会報告書，2004.
2) 厚生労働省：保健医療2035提言書，2015.
3) 日本経済団体連合会：Society 5.0—ともに創造する未来—，2018.
4) 総務省：令和元年版情報通信白書，2019.
5) World Health Organization：Health promotion glossary, 1998.
6) 北泉　武，幸　裕弘：IoTを活用した調理家電の動向—調理家電の進化が日常生活を変える，日本栄養士会雑誌，**61**(11)：1-9，2018.
7) 武見ゆかり：健康日本21（第2次）は「介入のはしご」を上れるか 「社会環境の質の向上」を具体化するための議論を！，日本健康教育学会誌，**21**(2)：113-114，2013.
8) 渡邊晶子，福田吉治：ビュッフェ方式において料理の順番が食の選択・摂取量に与える影響．日本健康教育学会誌，**24**(1)：3-11，2016.
9) Althoff T, Sosic R, Hicks JL, et al.：Large-scale physical activity data reveal worldwide activity inequality. *Nature*, **547**(7663)：336-339, 2017.

「組織づくり・地域づくりへの展開」

1) 畑　栄一，土井由利子編：行動科学—健康づくりのための理論と応用，南江堂，2003.
2) ローレンス・W. グリーン，マーシャル・W. クロイター（神馬征峰訳）：実践ヘルスプロモーション Precede-Proceed モデルによる企画と評価，医学書院，2005.

■5章　栄養教育マネジメントⅠ

「栄養教育マネジメントの枠組み」

1) ローレンス・W. グリーン，マーシャル・W. クロイター（神馬征峰ほか訳）：ヘルスプロモーション Precede-Proceed モデルによる企画と評価，医学書院，2005.

2) 松本千明：保健スタッフのためのソーシャル・マーケティングの基礎, 医歯薬出版, 2007.
3) 日本健康教育学会編：健康行動理論による研究と実践, 医学書院, 2019.

「健康・食物摂取状況のアセスメント」
1) 安梅勅江：ヒューマン・サービスにおけるグループインタビュー法　科学的根拠に基づく質的研究法の展開, 医歯薬出版, 2003.
2) 安梅勅江編著：ヒューマン・サービスにおけるグループインタビュー法Ⅱ／活用事例編　科学的根拠に基づく質的研究法の展開, p.7, 医歯薬出版, 2007.
3) 池上直己, 福原俊一, 下妻晃二郎, 池田俊也編：臨床のためのQOL評価ハンドブック, 医学書院, 2011.
4) 井上文夫, 井上和子, 小野能文, 西垣悦代：よりよい社会調査をめざして, 創元社, 1996.
5) 竹上未紗, 福原俊一：SF-36活用編　誰も教えてくれなかったQOL活用法—測定結果を研究・診療・政策につなげる, 第2版, 健康医療評価研究機構, 2012.
6) 中山玲子, 宮崎由子編：栄養教育論（新 食品・栄養科学シリーズ）, 第4版, 化学同人, 2012.
7) 日本栄養改善学会監：栄養教育論—多様な場での展開と実践（管理栄養士養成のための栄養学教育モデル・コア・カリキュラム準拠第9巻）, 医歯薬出版, 2022.
8) 丸山千寿子, 足達淑子, 武見ゆかり編：栄養教育論（健康・栄養科学シリーズ）, 改訂第3版, 南江堂, 2013.

■6章　栄養教育マネジメントⅡ
「栄養教育プログラムの作成 ⅰ—目標設定の意義と方法」
1) 赤松利恵, 稲山貴代編：栄養教育論, 東京化学同人, 2016.
2) 木戸康博編：栄養学実践用語集（管理栄養士養成課程におけるモデルコアカリキュラム準拠）, 医歯薬出版, 2014.

「栄養教育プログラムの作成 ⅱ—実際の流れ」「栄養教育プログラムの実施に必要なスキル」
1) 東京都生活文化局：健康と保健医療に関する世論調査結果, 2017, https://www.metro.tokyo.lg.jp/tosei/hodohappyo/press/2017/03/07/01.html
2) 丸山千寿子, 足達淑子, 武見ゆかり編：栄養教育論（健康・栄養科学シリーズ）, 改訂第4版, 南江堂, 2016.
3) 日本栄養改善学会監：栄養教育論—多様な場での展開と実践（管理栄養士養成のための栄養学教育モデル・コア・カリキュラム準拠第9巻）, 医歯薬出版, 2022.
4) 笠原賀子, 斎藤トシ子編：栄養教育論（栄養科学シリーズNEXT）, 第4版, 講談社サイエンティフィク, 2018.
5) 平木典子：自己カウンセリングとアサーションのすすめ, 金子書房, 2000.
6) 菅沼憲治：セルフ・アサーション・トレーニング, 東京図書, 2002.

■7章　栄養教育マネジメントⅢ
1) Lions Quest：Strategies and Tools for Assessing Your Positive Youth Development Program, 1985.
2) Green LW, Kreuter MW：Health Promotion Planning, An Educational and Environmental Approach, 2nd ed., Mayfield Publishing, 1991.
3) 武藤孝司, 福渡　靖：健康教育・ヘルスプロモーションの評価, 篠原出版, 1996.
4) 西岡伸紀ほか：ライフスキル教育の評価に関する研究（1）—中学校におけるプロセス評価—. 学校保健研究, 44, Supple., 248-249, 2002.
5) 高橋順一ほか：人間科学研究法ハンドブック, ナカニシヤ出版, 1998.
6) 小笠原克彦：臨床経済学の基礎—臨床経済学のフレームワーク, 日本放射線技術学会雑誌, 63(4)：375-379, 2007.
7) 小笠原克彦：臨床経済学の基礎（2）費用最小化分析・費用効果分析・費用便益分析, 日本放射線技術学会雑誌, 63(5)：516-520, 2007.
8) 小笠原克彦：臨床経済学の基礎（3）費用効用分析とQOL, 日本放射線技術学会雑誌, 63(7)：791-795, 2007.
9) 小笠原克彦：臨床経済学の基礎（4）EBMと臨床経済学, 日本放射線技術学会雑誌, 63(8)：910-914, 2007.
10) Clarke, P., Gray A., Adler, A. et al. Cost-effectiveness analysis of intensive blood-glucose control with metformin in overweight patients with Type Ⅱ diabetes (UKPDS No.51), Diabetologia, 44, 298-304, 2001.
11) 足立香代子, 出川敏行：高脂血症における治療法別費用効果分析—栄養指導における医療費削減効果, 栄養学雑誌, 58(1)：15-22, 2000.
12) 第4回 厚生科学審議会感染症分科会予防接種部会ワクチン評価に関する小委員会：資料4. ワクチン接種の費用対効果推計法改定版（案）, 2011.
13) 福田　敬：医療技術の費用対効果の評価と活用, 厚生労働省HP　中央社会保険医療協議会費用対効果評価専門部会　第1回資料, 2012.
14) 日本栄養改善学会監：栄養教育論—多様な場での展開と実践（管理栄養士養成のための栄養学教育モデル・コア・カリキュラム準拠第9巻）, 医歯薬出版, 2022.

実践応用編

■1章　栄養教育に活用する基礎知識と教材
1) 厚生労働省「日本人の食事摂取基準」策定検討会：日本人の食事摂取基準（2020年版）, 2019.
2) 足立己幸, 武見ゆかり：食材料選択型栄養教育の主教材としての"食品群"の国際的動向, その2：日本における展開, 栄養学雑誌, 54(6)：331-340, 1996.
3) 厚生省：栄養教育としての「6つの基礎食品」の普及について（昭和56年3月2日衛発第157号, 厚生省公衆衛生局通知）, 1981.

4) 文部科学省，厚生労働省，農林水産省：食生活指針の解説要領，2016.
5) 厚生労働省：食事バランスガイドについて，2005. http://www.mhlw.go.jp/bunya/kenkou/eiyou-syokuji.html（参照 2020-2-28）
6) 厚生労働省：妊産婦のための食生活指針―「健やか親子21」推進検討会報告書，2006, http://www.mhlw.go.jp/houdou/2006/02/h0201-3a.html（参照 2020-2-28）
7) 厚生労働省：健康づくりのための身体活動・運動ガイド 2023，2023.
8) 消費者庁：健康や栄養に関する表示の制度について，2013.
9) 厚生労働省：「健康食品」のホームページ，http://www.mhlw.go.jp/seisakunitsuite/bunya/kenkou_iryou/shokuhin/hokenkinou/（参照 2020-2-28）
10) 消費者庁：新しい食品表示制度，2015.
11) 厚生労働省：健康寿命をのばそう！Smart Life Project，2013, http://www.smartlife.go.jp/（参照 2020-2-28）

■2章　ライフステージ・ライフスタイルからみた栄養教育の実際

「妊娠期・授乳期の栄養教育」

1) 厚生労働省：妊産婦のための食事バランスガイド，2006.
2) 厚生労働省「授乳・離乳の支援ガイド」改定に関する研究会：授乳・離乳の支援ガイド 2019 年改定版，2019.

「乳幼児期の栄養教育」

1) 厚生省：成長期のための食生活指針，1990.
2) 「健やか親子21」推進検討会（食を通じた妊産婦の健康支援方策研究会）：妊産婦のための食生活指針，p.32，2006.
3) 厚生労働省：授乳・離乳の支援ガイド，2019.
4) 厚生労働省：平成 22 年乳幼児身体発育調査の概況について，2011.
5) 厚生労働省：平成 27 年度「乳幼児栄養調査」の結果（概要版），2016.
6) 高野　陽ほか：小児栄養 子どもの栄養と食生活，第4 版，p.114，医歯薬出版，2005.
7) 厚生労働省雇用均等・児童家庭局：楽しく食べる子どもに～食から始まる健やかガイド～「食を通じた子どもの健全育成（―いわゆる「食育」の視点から―）のあり方に関する検討会」報告書，2004.
8) 厚生労働省：告示第 117 号，保育所保育指針，2017.
9) 文部科学省：告示第 62 号，幼稚園教育要領，2017.
10) 内閣府，文部科学省，厚生労働省：告示第 1 号，幼保連携型認定こども園教育・保育要領，2017.
11) 保育所における食育のあり方に関する研究班：楽しく食べる子どもに―保育所における食育に関する指針，2004.
12) 子ども未来財団：保育所における食育の計画づくりガイド―子どもが「食を営む力」の基礎を培うために，2007.

13) 厚生労働省：保育所における食事の提供ガイドライン，2011.
14) 農林水産省：第 4 次食育推進基本計画，2021.
15) 小川雄二：子どもに「おいしさ」をどう伝えるか「おいしさ」とは何か―おいしさを評価するしくみとその発達，学校給食，58（630）：26-29，2007.
16) 山本　隆：脳と体とおいしさ④おいしく味わう能力を身に付ける，おいしさの科学シリーズ Vol.4　だしと日本人，p.113-120，エヌ・ティー・エス，2012.

「学童期の栄養教育」

1) 文部科学省：学校保健統計調査，2022.
2) 日本スポーツ振興センター：平成 22 年度児童生徒の食事状況等調査報告書「食生活実態調査編」，http://www.jpnsport.go.jp/anzen/anzen_school/tyosakekka/tabid/1490/Default.aspx（参照 2020-2-28）
3) 日本スポーツ振興センター：平成 22 年度児童生徒の食事状況等調査報告書「食事状況調査編」，http://www.jpnsport.go.jp/anzen/school_lunch//tabid/1491/Default.aspx（参照 2020-2-28）
4) 文部科学省：学校生活における健康管理に関する調査中間報告，https://www.mext.go.jp/b_menu/houdou/25/12/_icsFiles/afieldfi.e/2013/12/19/1342460_1_1.pdf（参照 2020-2-28）
5) 文部科学省：平成 17 ～ 30 年度の栄養教諭の配置状況（平成 30 年 5 月 1 日現在）.
6) 文部科学省：小学校学習指導要領解説　総則編，2018.
7) 文部科学省：小学校学習指導要領解説　体育編，2018
8) 文部科学省：小学校学習指導要領解説　家庭編，2018.
9) 文部科学省：食に関する指導の手引，第二次改訂版，2020.
10) 坂本達昭，八竹美輝，春木　敏：担任教諭が主体となる社会科および総合的な学習の時間における食に関する指導の実施可能性と学習成果の検討―給食を残さず食べる行動形成をめざして，栄養学雑誌，71：76-85，2013.
11) JKYB 研究会編：新刊・ライフスキルを育む食生活教育，東山書房，2006.
12) JKYB ライフスキル教育研究会編：第 21 回 JKYB 健康教育ワークショップ報告書，2012.

「思春期の栄養教育」

1) 公益財団法人日本学校保健会：平成 28 ～ 29 年度児童生徒の健康状態サーベイランス事業報告書，2018.
2) 文部科学省：平成 30 年度学校保健統計調査報告書，2019.
3) American Psychiatric Association（高橋三郎，大野裕監訳）：DSM-5 精神疾患の診断・統計マニュアル，医学書院，2014.
4) 渡辺久子：思春期やせ症（小児期発症神経性食欲不振症），母子保健情報，55：41-45，2007.
5) 筒井恭子編著：中学校技術・家庭科 家庭分野の授業づくりと評価，明治図書出版，2012.
6) 中間美砂子・多々納道子編著：中学校高等学校家庭科指導法，建帛社，2011.

7) 文部科学省：中学校学習指導要領解説—技術・家庭編，2017.
8) 文部科学省：高等学校学習指導要領解説—家庭編，2018.

「ボディイメージとメディアリテラシー」
1) 厚生労働省：令和5年国民健康・栄養調査報告．
2) 公益財団法人日本学校保健会：平成28〜29年度児童生徒の健康状態サーベイランス事業報告書，2018.
3) 文部科学省：学校保健統計調査—平成30年度（確定値）結果の概要，2019, http://www.mext.go.jp/component/b_menu/other/__icsFiles/afieldfile/2019/03/25/1411703_03.pdf
4) 厚生労働省：平成14年国民栄養調査結果の概要，2003.
5) 総務省：放送分野におけるメディアリテラシー，2005.
6) O'Dea. J.：Everybody's different, ACER Press, 2007.

「成人期の栄養教育」
1) 厚生労働省「日本人の食事摂取基準」策定検討会：日本人の食事摂取基準（2020年版），2019.
2) 厚生労働省：標準的な健診・保健指導プログラム（令和6年度版），2023.
3) 厚生労働省：健診・保健指導の研修ガイドライン（令和6年版），2023.
4) 厚生労働省：令和5年国民健康・栄養調査報告．

「高齢期の栄養教育」
1) 内閣府：令和5年版高齢社会白書．
2) 厚生労働省：令和元年国民健康・栄養調査報告．
3) 厚生労働省：介護予防マニュアル（第4版），2022.
4) 厚生労働省：標準的な健診・保健指導プログラム（令和6年度版），2023.
5) 「介護予防マニュアル」分担研究班：栄養改善マニュアル改訂版，2009.

「傷病者の栄養教育」
1) Murakami K, Sasaki S, Takahashi Y, et al. Misreporting of dietary energy, protein, potassium and sodium in relation to body mass index in young Japanese women. *Eur J Clin Nutr*, 62(1)：111-118. 2008.
2) 吉内一浩編：医学のあゆみ BOOKS 今日から実践！日常診療に役立つ行動医学・心身医学アプローチ，p52-57，医歯薬出版，2018.

3) 佐々木雅也，田中雅彰，小松龍史編：エッセンシャル臨床栄養学（第10版），p429，医歯薬出版，2024.
4) 日本栄養士会：【厚生労働省】医療機能情報提供制度における医療従事者の人員配置の報告職種に管理栄養士・栄養士を追加. https://www.dietitian.or.jp/trends/2023/287.html（参照2023-9-18）
5) 日本静脈経腸栄養学会編：静脈経腸栄養ガイドライン第3版，p133，照林社，2013.
6) 日本栄養改善学会監：臨床栄養学 Nutrition Care Process に沿った傷病者の栄養管理（管理栄養士養成のための栄養学教育モデル・コア・カリキュラム準拠第7巻），医歯薬出版，2022.
7) 黒川 清：腎臓病食品交換表（第9版），医歯薬出版，2016.

「障害者の栄養教育」
1) 内閣府：令和2年度版障害者白書，2020.
2) 大和田浩子，中山健夫：知的・身体障害者のための栄養ケア・マネジメントマニュアル，建帛社，2009.
3) 文部科学省：食に関する指導の手引（第2次改訂版），2019.

「アスリートの栄養教育」
1) 鈴木志保子：スポーツ栄養マネジメントとは，健康づくりと競技力向上のためのスポーツ栄養マネジメント，p11-22, 日本医療企画，2011.
2) 小清水孝子，柳沢香絵，樋口 満：スポーツ選手の推定エネルギー必要量，トレーニング科学，17：245-250，2005.
3) Thomas DT, Erdman KA, Burke LM：American College of Sports Medicine Joint Position Statement. Nutrition and Athletic Performance, *Med Sci Sports Exerc*, 48(3)：543-568，2016.
4) Jäger R, Kerksick CM, Campbell BI, et al.：International Society of Sports Nutrition Position Stand: protein and exercise. *J Int Soc Sports Nutr*, 14：20，2017.
5) Burke LM, van Loon LJC, Hawley JA：Postexercise muscle glycogen resynthesis in humans. *J Appl Physiol*, 122(5)：1055-1067，2017.
6) Taguchi M, et al：Resting energy expenditure can be assessed by fat-free mass in female athletes regardless of body size. *J Nutr Sci Vitaminol*, 57：22-29，2011.

索引 Index

●あ

愛着形成 129
アサーティブコミュニケーション 92
アスリート 201
アセスメント 67
遊び食い 138
アタッチメント 129
アドボカシー 55
アルマ・アタ宣言 4
アレルギー 118
アンビバレンス 41, 46

●い

いいかえ 44
育児相談 138, 142
育児用調製粉乳 134
維持期 23
意思決定スキル 149
一次データ 71
一汁三菜 116
一次予防 14
一斉学習 85
一般介護予防事業 182
イノベーション 56
イノベーション普及理論 25
イノベーター 25
医療機関における対面での栄養教育 188
医療チームの一員である管理栄養士・栄養士 188
インターネット調査法 67
インタビュー 35, 38, 90

●う

ウェルビーイング 3
運営・政策診断と介入調整 27
運動 8
運動指針 116
運動習慣 165

●え

影響評価 27, 101
栄養カウンセリング 35, 42
栄養機能食品 120
栄養教育 55, 163

栄養教育案 80
栄養教育の概念 3
栄養教育の評価 95
栄養教育プランニング 48
栄養教育プログラム 77
栄養教育マネジメント 65
栄養教育マネジメントサイクル 99
栄養教育目標 81
栄養教諭 144
栄養教諭制度 144
栄養成分表示 119
栄養成分表示のためのガイドライン 119
栄養相談 48
疫学・行動・環境アセスメント 26
演示媒体 85
援助者 38
エンパワメント 25, 63

●お

オープンセッション 54
オタワ憲章 4
オペラント学習理論 17
オペラント強化 17
オンラインツール 125

●か

介護給付によるサービス 187
介護保険制度 15, 181
介護保険制度における栄養ケアの実際 183
介護予防事業 176
介護予防・生活支援サービス事業 183
介護予防普及啓発事業 182
介護予防マニュアル 182
外食料理栄養成分表示 121
ガイダンス 36, 38
外的妥当性 105, 106
介入群 96
介入のはしご 6
外発的強化 21
カウンセラー 38
カウンセリング 35, 36, 37, 38
カウンセリングマインド 37
カウンセリング理論 48
香川式四群点数法 114

かかわり行動 49
可観測性 25
学習 17
学習形態 85
学習指導案 79, 80
学習者の決定 77
学習目標 75, 76, 81
革新者 25
学童期 124, 142
加工食品の食品表示 118
家族の援助 52
家族の役割 52
家族面接 47, 48
課題学習 90
課題選択 25
偏り 104
学校給食法 144
過度の一般化 30
カルテ 192
環境目標 75, 81
環境要因 11, 72
観察学習 20
観察法 71
関心期 22
感度分析 110
管理栄養士による栄養食事指導 193

●き

企画評価 100
基礎代謝量 201
喫煙 8
拮抗法 29
機能性表示食品 120
機能的ヘルスリテラシー 26
基本属性 68
基本チェックリスト 185
基本的傾聴の連鎖 45
基本的ヘルスリテラシー 26
給食 144
休養期（移行期） 203
休養指針 116
教育・エコロジカルアセスメント 26
脅威の認知 18
強化 17, 21
強化要因 27, 69

212　索引

共感························39，49
共感的理解·················39
教材·······················85
共食······················143
共生社会··················196
共通理解···················49
拒食症····················154
勤務間インターバル制度····165，166

●く

偶然·····················105
クライアント············38，39
クライアント観察技法·······45
クライアント中心療法·······36
グリコーゲン・ローディング····203
クリニカルパス············187
グループ学習···············85
グループダイナミクス
···············53，62，63，70
グループ面接···············47
グループワーク·············53
クローズドセッション·······54

●け

計画的行動理論·············19
経過評価···············27，100
経済評価··················107
形成的評価·················99
傾聴······················42
ケーススタディ·············90
ケーススタディデザイン·····98
結果······················17
結果期待···················21
結果評価···············27，103
結果目標···················75
決断のバランス·············46
ゲノム編集食品·············56
健康支援···················33
健康寿命····················3
健康信念モデル·············18
健康増進法················117
健康づくりのための休養指針····116
健康づくりのための身体活動・運
　動ガイド2023···········116
健康づくりのための睡眠ガイド·117
健康な食事················115
健康日本21
··········7，8，67，116，166，182
健康の決定要因·············5
言語的説得·················21

●こ

効果的な話し方·············93
講義形式···············85，87
構造化面接法···············36

行動·····················17，19
行動意図···················19
行動カウンセリング·········46
行動科学···················17
行動科学理論···············48
行動記録···················71
行動契約···················31
行動コントロール感·······19，20
行動置換法·················28
行動的方略·················24
行動に関する障害の認知·····18
行動に関する有益性の認知·····18
行動に対する態度·······19，20
行動分析···················71
行動変容技法···············28
行動変容段階モデル·······21，22
行動変容のスキル···········54
行動目標···············75，81
公認スポーツ栄養士·········201
更年期····················165
効用値····················108
交絡バイアス··············105
合理的行動理論·············19
効力期待···················21
高齢期················124，175
高齢社会···················15
コーディネーター···········54
孤食······················143
個人間要因·················11
個人内要因·················11
個人面接···················47
個人面接法·················69
個人要因···················71
子ども食堂·················14
個別教育···················85
コミットメント·············24
コミュニケーション·········91
コミュニケーションスキル···91
コミュニティ···············25
コミュニティオーガニゼーション
·······················25
コミュニティキャパシティ···25
コンクール·················89
混合栄養··················134
コンサルテーション·········38

●さ

サービング（SV）数·········115
再発予防訓練···············32
作業療法士（OT）··········197
サルコペニア··············175
参加······················25
参加型学習···············53，89
参加型形式·················85
参加体験型学習·············80

産業栄養··················124
三項随伴性·················17
産後うつ··················127
産後うつに対する支援······128
三色食品群················114
三次予防···················14
サンプリングバイアス······104

●し

視覚障害··················196
自記式····················67
刺激コントロール法·········28
刺激統制法·················28
刺激-反応理論·············17
自己一致···············41，42
試行可能性·················25
自己開示···············43，45
自己概念···············40，41
自己学習···················91
自己強化···················21
自己効力感······20，21，31，101
仕事と生活の調和推進のための行
　動指針··················170
自己の成功体験·············21
思春期·········124，153，161，163
思春期やせ症··············155
自助グループ············47，48
自助集団···················61
肢体不自由················197
視聴覚教材·················85
実験······················90
実験デザイン···············96
実現要因···················27
実行期····················23
実施目標···················77
実習······················89
実地調査···················90
質問紙調査·················35
質問紙法···················67
社会アセスメント···········26
社会的学習理論·············20
社会的条件づけ·············10
社会的認知理論·············20
弱化······················17
順位づけ法·················68
自由記述法·················68
就業者····················124
純粋性····················39
重大性の認知···············18
集団···················52，53
集団教育···················85
集団面接法·················70
主観的規範·············19，20
熟考期····················23
授乳期················123，126

授乳・離乳の支援ガイド····128，134
守秘義務の確認····················49
受容························40，49
主要死因·························7
準実験デザイン·············96，98
純粋さ·························41
準備期·························22
準備性·························22
準備要因·······················27
障害支援区分認定調査·········199
障害者·························195
障害者基本法··················195
障害者自立支援法··············195
障害者総合支援法··············195
焦点づけ·······················50
情動焦点コーピング·············32
情動的サポート·················23
小児期発症食欲不振症··········155
傷病者·························187
傷病者の栄養教育をする管理栄養
　士の役割···················187
情報収集·······················50
情報的サポート·················23
情報へのアクセス···············58
職域···························124
食育·····················136，144
食育の視点····················145
食環境·························55
食環境整備····················55
食環境づくり··················55
食行動·····················9，71
食行動形成····················73
食行動の発達··················134
食事摂取基準を活用した高齢者の
　フレイル予防事業············176
食事バランスガイド············115
食生活指針················115，116
食生活の多様性·················9
食体験·························10
食にかかわる資質・能力の３つの
　柱·······················145
食に関する指導の実施··········145
食に関する指導の手引··········199
食に関する指導の評価··········148
食品群·························114
食品摂取の多様性評価票········177
食品表示基準··················117
食品表示法····················117
食品ピラミッド················152
食物アレルギー············138，143
食物摂取状況調査···············67
食物選択・食行動に影響する要因
···························9
食物の階層·····················9
食物へのアクセス···············56

白黒思考·······················30
神経性過食症··················154
神経性食欲不振症··············154
神経性大食症··················154
神経性やせ症··················154
神経性やせ症の診断基準········155
人工栄養······················134
身体活動···················8，165
身体障害······················195
信念··························18
シンポジウム···················88
信頼性························104
心理社会的要因················148
心理社会能力··················148
心理測定·······················36
心理的サポート·················52
心理テスト·····················36
診療録························192
心理療法·······················38

●す

睡眠······················8，165
健やか親子21·················134
ストレスコーピング·············31
ストレス対処行動···············31
ストレスチェック制度··········170
ストレス反応···················31
ストレスマネジメント···········31
スポーツ栄養マネジメント·······201
スポーツにおける相対的エネル
　ギー不足···················203
スマート家電···················59
スマートミール·················60
スマート・ライフ・プロジェクト
·······················121，167
スマイルケア食················197

●せ

生活機能·················182，183
生活の質·······················5
成人期···················124，164
成人期の年齢区分··············164
成人期のライフスタイル········164
精神障害·················195，198
生態学的モデル·················28
成長曲線······················155
生物学的に決定された行動の準備
　要因······················10
生理的条件づけ·················10
生理的・情動的状態·············21
世界保健機関····················4
積極的支援····················170
摂食障害·················47，161
セッティング···············3，123
セルフ・エスティーム··········163

セルフ・エフィカシー···20，21，31
セルフヘルプグループ···········61
セルフモニタリング
···················29，71，104，190
先行刺激·······················17
前後比較デザイン···············98
前熟考期·······················22
全体計画·······················79
選択バイアス··················105
前提要因·······················27

●そ

総括的評価·····················99
総合的機能評価················175
総合的評価····················103
相互決定主義···················20
相互作用的ヘルスリテラシー······26
痩身··························143
痩身傾向児···············143，160
創造社会·······················58
相対的エネルギー不足··········203
相対的貧困率···················13
相対的優位性···················25
相談の面接法················35，36
増分費用効果比················109
ソーシャルキャピタル···········63
ソーシャルサポート·············23
ソーシャルスキル···············32
ソーシャルスキルトレーニング···32
ソーシャルネットワーク·········23
ソーシャルマーケティング·······27
ソーシャルマーケティングホイー
　ル·······················28
測定バイアス··················105
組織づくり················61，62

●た

第３種の過誤··················101
第４次食育推進基本計画··········7
第４次食育推進基本計画········137
ダイエット····················160
対決··························41
体験学習·······················89
対照群·························96
対処方法·······················51
代理強化·······················20
代理的体験·····················21
他記式·························67
多肢選択肢法···················68
タスク志向·····················25
妥当性························104
他人への報酬···················20
楽しく食べる子どもに～食から始
　まる健やかガイド～··········136
多変量解析·····················96

索引

多様な場··123
短期目標··74

●ち
地域介護予防活動支援事業·········182
地域づくり·······································61
地域における栄養教育·················164
地域包括ケアシステム·················182
地域包括支援センター·················178
チーム・ティーチング·················144
チェインジ・トーク·······················46
知識教育型学習·······························79
知的障害·····························195，197
中期目標··75
聴覚障害··196
長期目標··75
調査主題··68
調査的面接法···································35
朝食欠食··143
超スマート社会·······························58
調整期（試合期）···························203
直接強化··21
直面化··41
治療面接··36

●つ
通所型サービス·······························178

●て
ディーセント・ワーク·················170
低栄養··175
低栄養状態等に係わる食生活上の
　課題··176
抵抗··43
ディベート··································88，90
テーラーメイド栄養教育········15，16
適合性··25
適正体重··154
鉄欠乏性貧血···································154
添加物··118
伝達的ヘルスリテラシー···············26
電話調査法··67

●と
討議形式·····································85，87
動機づけ面接法···························46，47
道具的サポート·······························23
統合型学習··80
同情··40
トータルヘルスプロモーションプ
　ラン·······························167，171
特定健康診査・特定保健指導·····166
特定原材料··118
特定保健指導···································79
特定保健指導実施者············166，167

特定保健用食品·······························120
特別用途食品···································119
トクホ··120
閉ざされた質問·······················44，50
留め置き法··67
トランスセオレティカルモデル
······································21，46，72，188
トレーサビリティ···························117
トレーニング期（準備期）·········202

●な
内的照合枠··39
内的妥当性·································105，106
内発的強化··21
ナッジ··60

●に
二次データ··71
二次予防··14
日常生活動作···································190
日本人の食事摂取基準·················113
乳児期··133
乳汁栄養法··134
乳児用液体ミルク···························129
乳児用調製液状乳···························129
乳児用調製粉乳·······························129
乳幼児期·····································123，133
妊産婦のための食事バランスガイ
　ド··128
妊娠期·····································123，126
妊娠高血圧症候群···························126
妊娠前からはじめる妊産婦のため
　の食生活指針····················116，128
認知行動療法···································45
認知再構成··29
認知的方略··24
認知の歪み··43

●ね
ネットワークづくり·······················62

●の
ノーマリゼーション·······················196
望ましい積極的支援の例·············169

●は
バイアス··104
配食サービス···································178
ハイリスクアプローチ·····················5
パイロットスタディ·······················104
はげまし··44
バズセッション·······························88
パネルディスカッション···············88
早寝早起き朝ごはん·······················137
パリ協定··12

半構造化面接法·······························36
バンコク憲章······································5
反応効果··105
反応妨害法··29

●ひ
ピアエデュケーション···················89
非指示的カウンセリング·······36，37
否定的な感情···································49
批判的ヘルスリテラシー···············26
肥満·····························143，154，161
肥満傾向児·································143，160
評価基準··110
評価規準··156
評価結果··106
評価指標··110
評価的サポート·······························23
評価のデザイン·······························96
表現活動··85
費用効果分析···································107
費用効用分析···································108
標準的な健診・保健指導プログラ
　ム··177
評定尺度法··68
費用便益分析···································108
開かれた質問·······························44，50

●ふ
ファシリテーター···························89
フードガイド···································114
フードガイドピラミッド···············115
フードパントリー···························61
フードファディズム·······················89
フェイス項目···································68
フォーカスグループ·······················70
フォーカスグループインタビュー
··70
フォーラム··88
複雑性··25
プライマリ・ヘルスケア·················4
プリシード・プロシードモデル
··································26，27，66，72
プリシードモデル···························148
フレイル··175
ブレインストーミング··········53，90
プレゼンテーション·······················92
プレゼンテーションスキル···········92
プレママ・パパ教室·······················131
プログラム案···································79
プロセス志向···································25

●へ
ヘルスコミュニケーション···········26
ヘルスビリーフモデル··········18，72
ヘルスプロモーション·····················4

索引 215

ヘルスリテラシー…………26，56
偏食…………………139，143
変容のプロセス……………24

●ほ
保育所保育指針……………136
報酬………………………21
訪問型サービス……………178
保育所における食育に関する指針
………………………136
保健医療2035提言書………56
保健機能食品………………120
保健指導のプロセス………168
保健信念モデル……………18
ボディイメージ………160，162
母乳栄養……………………134
ポピュレーションアプローチ……5

●ま
マーケティングミックス……27
マイクロカウンセリング……44
マイプレート………………115
マスコミュニケーション……85，89
マッチング…………………105

●む
無関心期……………………22
無作為抽出…………………104
無条件の肯定的配慮………39

●め
明確化………………………50
メディアリテラシー………162
面接の組み立て……………49
面接の焦点づけ……………50
面接法…………………35，67
メンタルヘルスケア………169

●も
目標設定…………54，73，74
目標設定スキル……………149
目標宣言……………………31
モデリング……………20，21
モニタリング………………93
問題行動…………………33，73
問題志向型システム………192
問題志向型診療録…………192
問題焦点コーピング………31

●や
やせ…………………………154
やせ願望……………………155

●ゆ
郵送法………………………67

●よ
幼児期………………………133
幼児身体発育曲線…………137
幼稚園教育要領……………136
要約…………………………44
予防給付によるサービス……185
予防重視型システム………181

●ら
来談者中心…………………51
来談者中心療法…………36，46
ライフスキル………………148
ライフスタイル………13，123
ライフステージ………13，123
ライフデザイン……………56
ラウンドテーブルディスカッショ
ン………………………88
ラポール……………………45

●り
理学療法士（PT）…………197
罹患性の認知………………18
リテラシー…………………91
離乳…………………………135
離乳期………………………135
両価性…………………41，46
臨床的面接法………………35

●ろ
ロールプレイング…………90

●わ
ワークショップ……………89
ワーク・ライフ・バランス
……………14，165，170
わかりやすさ………………25
割引…………………………110

●数字・欧文
4つのP……………………28
6-6式討議…………………88
6W2H………………………77
6つの基礎食品群…………114

●A
ADL…………………………190

●B
BMI…………………………164
body mass index……………164

●C
CGA…………………………175

●D
DOHaD………………………126

●E
EBM…………………………107
EBN………………………16，107
Everybody's different………163
e-ラーニング………………91

●F
F2E…………………………61
Feeding America……………61
FGI…………………………70

●G
GLIM基準…………………175

●I
ICT…………………………59
Internet of Things…………58
IoT…………………………58

●J
JAS法………………………117

●P
PDCAサイクル……………3
POMR………………………192
POS…………………………192
problem oriented medical record
………………………192
problem oriented system………192

●Q
QALY（s）…………………108
QOL……………………5，187

●R
RED-S………………………203

●S
SDGs…………………………12
Smart Life Project…………121
SOAP形式…………………93
Society 5.0…………………58

●W
well-being…………………3，5
WHO…………………………4

【編者略歴】

坂本 達昭（さかもと たつあき）
- 2004年　東京農業大学応用生物科学部卒業
- 2013年　大阪市立大学大学院生活科学研究科後期博士課程修了
  仁愛大学人間生活学部健康栄養学科助教
- 2014年　仁愛大学人間生活学部健康栄養学科講師
- 2017年　熊本県立大学環境共生学部講師
- 2019年　熊本県立大学環境共生学部准教授

早見 直美（はやみ なおみ）
- 2005年　大阪市立大学生活科学部食品栄養科学科卒業
- 2007年　大阪大学大学院医学系研究科保健学専攻修士課程修了
- 2010年　シドニー大学大学院社会教育学部修士課程修了
  大阪市立大学大学院生活科学研究科特任助教
- 2014年　大阪市立大学大学院生活科学研究科助教
- 2017年　大阪市立大学大学院生活科学研究科博士（学術）学位授与
  大阪市立大学大学院生活科学研究科講師
- 2022年　大阪公立大学大学院生活科学研究科講師
- 2024年　大阪公立大学大学院生活科学研究科准教授

井上 広子（いのうえ ひろこ）
- 2001年　東京農業大学農学部卒業
- 2003年　東京農業大学大学院農学研究科修士課程修了
- 2006年　東京農業大学大学院後期博士課程修了
  静岡県立大学食品栄養科学部助手
- 2007年　静岡県立大学食品栄養科学部助教
- 2015年　東洋大学食環境科学部准教授
- 2021年　東洋大学食環境科学部教授

エッセンシャル栄養教育論 第5版　　ISBN978-4-263-70538-4

2006年 6 月10日　第1版第1刷発行
2009年 3 月20日　第2版第1刷発行
2013年 2 月10日　第2版第5刷（補訂）発行
2014年 3 月20日　第3版第1刷発行
2020年 3 月20日　第4版第1刷発行
2024年 9 月10日　第5版第1刷発行

編　者　坂 本 達 昭
　　　　井 上 広 子
　　　　早 見 直 美
発行者　白 石 泰 夫
発行所　医歯薬出版株式会社
〒113-8612　東京都文京区本駒込 1-7-10
TEL. (03)5395-7626（編集）・7616（販売）
FAX. (03)5395-7624（編集）・8563（販売）
https://www.ishiyaku.co.jp/
郵便振替番号 00190-5-13816

乱丁，落丁の際はお取り替えいたします　　印刷・あづま堂印刷／製本・榎本製本
© Ishiyaku Publishers, Inc., 2006, 2024. Printed in Japan

本書の複製権・翻訳権・翻案権・上映権・譲渡権・貸与権・公衆送信権（送信可能化権を含む）・口述権は，医歯薬出版(株)が保有します．

本書を無断で複製する行為（コピー，スキャン，デジタルデータ化など）は，「私的使用のための複製」などの著作権法上の限られた例外を除き禁じられています．また私的使用に該当する場合であっても，請負業者等の第三者に依頼し上記の行為を行うことは違法となります．

JCOPY ＜出版者著作権管理機構 委託出版物＞

本書をコピーやスキャン等により複製される場合は，そのつど事前に出版者著作権管理機構（電話 03-5244-5088，FAX 03-5244-5089，e-mail：info@jcopy.or.jp）の許諾を得てください．